Jessica Prescott und Vaughne Geary

Jetzt bist du Mama

Alles für dich und deine erste Zeit mit Baby

für die Mamas

Aus dem Englischen von Albine Straube

KNESEBECK

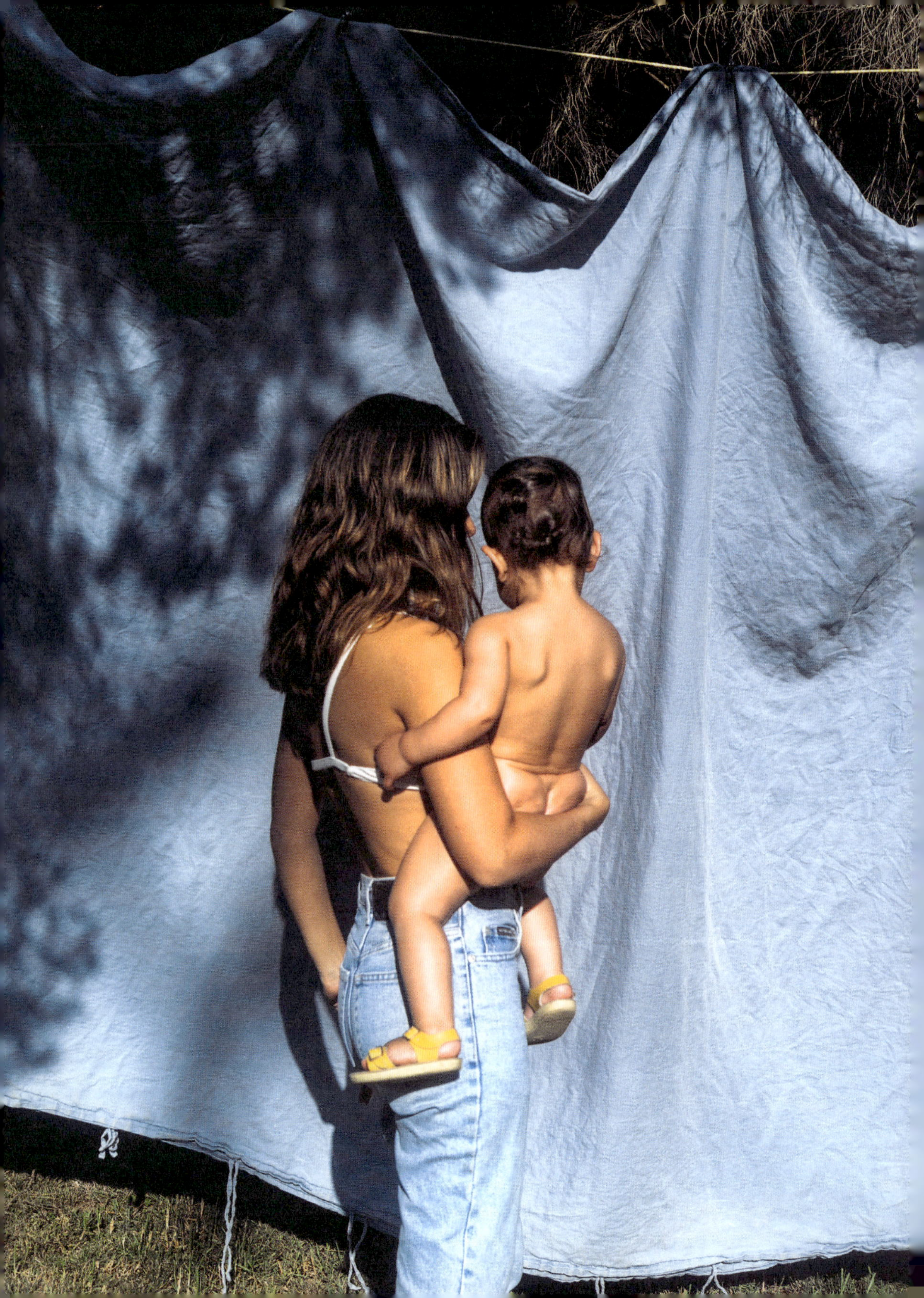

HAFTUNGSSAUSSCHLUSS

Dieses Buch ist kein medizinischer Ratgeber, und die darin beschriebenen Erklärungen und Praktiken können den gesundheitlichen, medizinischen, körperlichen, geistigen und emotionalen Zustand der Leser:innen nicht berücksichtigen. Dieses Buch sollte nicht als Ersatz für die Diagnose und Behandlung von Beschwerden jeglicher Art verwendet werden.

In diesem Buch werden hilfreiche und wissenschaftlich fundierte Informationen über die betreffenden Themen erläutert; weder die Autorinnen noch die Verleger:innen sind jedoch medizinisch ausgebildete Fachkräfte. Es wird daher empfohlen, sich für die Diagnose und Behandlung von Beschwerden an qualifiziertes, medizinisches Fachpersonal zu wenden.

Die Leser:innen sollten ihre eigenen, individuellen Umstände berücksichtigen, bevor sie die Ratschläge und Informationen in diesem Buch befolgen oder anwenden.

Die Autorinnen, die Übersetzerin und der Verlag übernehmen keine Haftung für Auswirkungen, die sich aus der Befolgung von Ratschlägen in diesem Buch oder in darin erwähnten Quellen ergeben.

In Dankbarkeit.

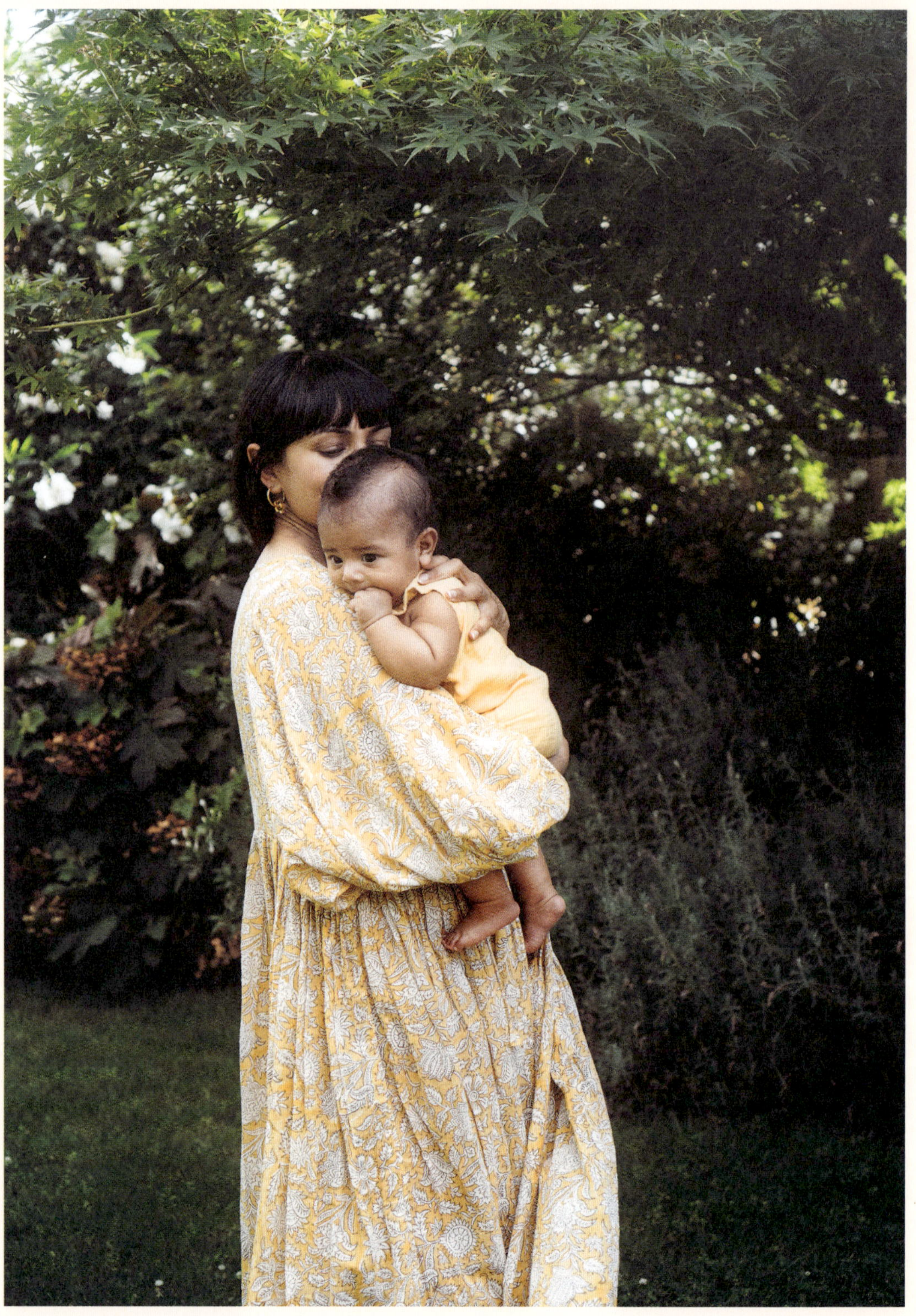

Inhalt

EINLEITUNG

Dem monumentalen Ereignis der Geburt ist wohl noch nie so wenig Beachtung geschenkt worden wie heute. Die Mutterrolle wird immer mehr kommerzialisiert, wodurch es uns oft wichtiger ist, wie es *aussieht*, wenn wir mit unserem Baby nach Hause kommen, als wie es sich *anfühlt*; das Pinterest-Kinderzimmer, der schicke Kinderwagen und ebensolche Outfits zählen mehr als emotionale Unterstützung und nahrhaftes Essen.

Wer ein Kind geboren hat, ist dem Druck ausgesetzt, möglichst schnell wieder zu alter Form zurückzufinden, nicht nur was das Körpergewicht, sondern auch was den Lebensstil angeht – und das, obwohl Körper, Geist und Seele während der Schwangerschaft und Geburt so viel durchgemacht haben. Hinzu kommt noch, dass in unserer Kultur wenig Verständnis dafür gezeigt wird, WIE VERDAMMT HART ES IST, Kinder großzuziehen.

Nichts ist mehr, wie es einmal war. Unser gesamtes Gleichgewicht hat sich verschoben. Trotzdem sagt man uns bei der gynäkologischen Routineuntersuchung sechs Wochen nach der Geburt, alles wäre gut genug verheilt (oder auch nicht), um wieder Sex zu haben; man bietet uns Verhütungsmittel an und überlässt uns unserem Schicksal.

Infolge der unzureichenden Betreuung im Wochenbett finden sich viele Menschen in ihrer Elternrolle schlecht zurecht, sie fühlen sich ausgelaugt und erschöpft, leiden unter Angst und Depressionen. Dies wiederum belastet ihre Beziehungen und ihr soziales und ökonomisches Netzwerk.

Aber es gibt auch Grund zur Hoffnung. Ein starker Gegentrend bricht mit der Erwartung, Frauen müssten so rasch wie möglich zu alter Form zurückfinden, und erkennt die dramatischen Veränderungen nach der Geburt an. Nicht mehr nur das Baby, sondern vor allem auch die Mutter wird ins Zentrum der Aufmerksamkeit gerückt, denn nur wenn es ihr gut geht, geht es auch den Menschen in ihrem Umfeld gut.

Überlieferte Weisheiten und jüngste neurologische, physiologische und ernährungswissenschaftliche Erkenntnisse können das Wochenbett zu einer Zeit der Erholung und sogar zum Grundstein für eine Monate und Jahre andauernde Blütezeit machen.

Wir haben aus nächster Nähe miterlebt, wie positiv sich gute Betreuung auf Mütter und ganze Communitys auswirkt. In diesem Buch geben wir dir viele Tipps und Werkzeuge, die wir in gut zehn Jahren als Wochenbett-Doulas, als Mutter (Jess) und als Heilpraktikerin und Ernährungsberaterin (Vaughne) angesammelt haben.

Wir gehen auf alles ein: wie du dich in der Schwangerschaft richtig vorbereitest, welche Vorräte du anlegen, worüber du vor der Geburt mit nahestehenden Personen sprechen solltest; wir beraten dich zu den Themen Stillen, Ernährung, Heilkräuter, Sex nach der Geburt, Kindererziehung und mehr. Kurz: Dies ist die Wochenbett-Bibel, die jede werdende Mutter braucht.

Mit diesem Buch möchten wir alle auf dem breiten und diversen Spektrum des Mutterseins beraten und unterstützen, und wir möchten für realistischere Vorstellungen sorgen. Es soll okay sein, Gefühle der Überforderung zu zeigen. Es soll als etwas Normales angesehen werden, dass neue Eltern mit enormen Herausforderungen konfrontiert sind. Und es soll nicht als letzter Ausweg, sondern als etwas Selbstverständliches betrachtet werden, wenn Eltern Hilfe und Unterstützung durch andere benötigen.

Obwohl ein Buch nicht auf alles vorbereiten kann, soll dir dieses hier – selbst, wenn gerade buchstäblich alles Kacke ist – Wissen, Mut und Zuversicht für deinen neuen Lebensabschnitt mitgeben. Wir möchten, dass du dich kräftig und gesund fühlst, damit du den Zauber im Alltäglichen finden und all die großen, kleinen und witzigen Momente genießen kannst, die dir deine Kinder Tag für Tag schenken.

Es ist an der Zeit, die Gesellschaft zu einem Umdenken zu mobilisieren, damit sie (werdende) Mütter besser unterstützt. Dies ist unser Beitrag.

»Wir Frauen wissen, dass wir bei einer Geburt mutig sein und uns dem Geschehen liebevoll hingeben müssen. Und auch nach einer Geburt, die uns immer von Grund auf verändert, brauchen wir eben diese Einstellung, um unsere Verletzlichkeit akzeptieren und uns auf den Weg der Genesung und der Mutterschaft begeben zu können.

Eine gute Selbstfürsorge im Wochenbett bedeutet nicht, streng vorgegebene Regeln zu befolgen. Im Goldenen Monat geht es im Wesentlichen darum, mithilfe von überlieferten Weisheiten und den Botschaften unseres Körpers zu begreifen, was nach einer Geburt vor sich geht – um sich dann mit diesem gesammelten Wissen von der Familie und der Gemeinschaft tragen zu lassen.«

JENNY ALLISON, *GOLDEN MONTH*,
BEATNIK PUBLISHING (ÜBERARBEITETE AUSGABE 2021)

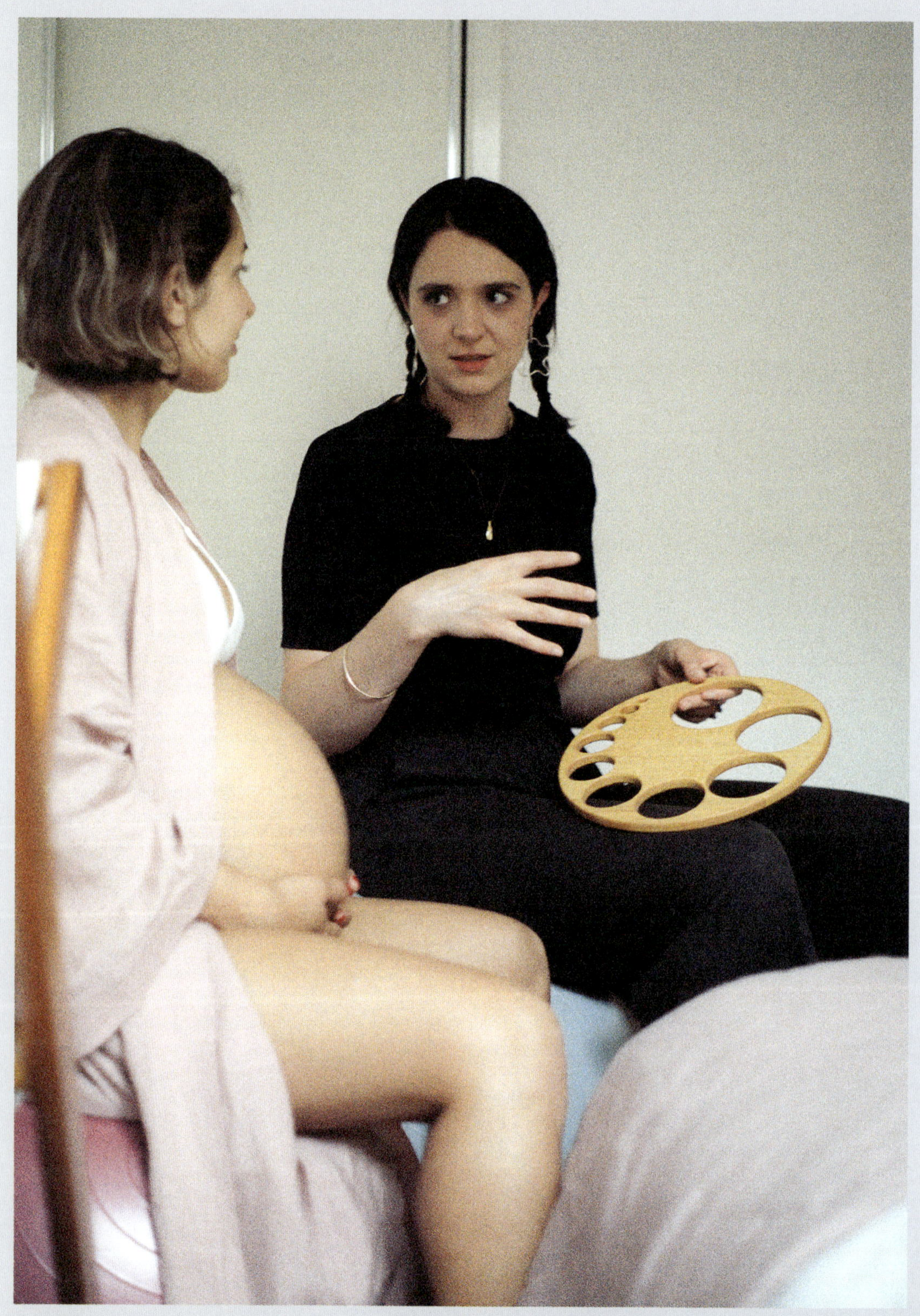

WAS SIND DOULAS, UND WAS MACHEN SIE?

Eine Doula ist eine Person, die Menschen bei den einschneidendsten Ereignissen ihres Lebens beisteht.

Während sich die Existenz von Geburtsdoulas gerade erst herumspricht, wissen viele noch nicht, dass es auch Doulas gibt, die Frauen im Wochenbett, bei Abtreibungen, Fehl- und Totgeburten begleiten.

Die Idee, sich bei der Geburt und im Wochenbett von einer Doula unterstützen zu lassen, hat in vielen Teilen der Welt lange Tradition. In dieser besonders sensiblen Lebensphase tut es Frauen gut, wenn sie sich bei jemandem fallen lassen können; wenn ihnen jemand unvoreingenommen zuhört, sich um sie kümmert, ihnen gesundes und kräftigendes Essen gibt und sie über ihre Möglichkeiten aufklärt.

Doulas können viele unterschiedliche Dinge anbieten. Viele von ihnen bringen Erfahrungen aus anderen sozialen Berufen wie Geburtshilfe, Naturheilkunde, Massage und Beratung mit. Wie sich eine Doula konkret um ihre jeweiligen Klient:innen kümmert, ist immer auf die individuellen Bedürfnisse der Person abgestimmt.

Noch während deiner Schwangerschaft wird deine Doula eine Beziehung zu dir und deinem:r Partner:in aufbauen. Sie wird eure persönlichen und soziokulturell geprägten Vorstellungen über die Geburt er- und hinterfragen, euch helfen, eure Vorlieben für die Geburt und das Wochenbett festzulegen, eure Termine mit anderen Betreuer:innen nachbesprechen und euch bei der Geburtsvorbereitung unterstützen.

Wenn es losgeht, kommt sie zu euch nach Hause oder ins Krankenhaus und begleitet euch bei der Geburt eures Babys.

In der Wochenbettzeit besucht euch eure Doula normalerweise zu Hause, dadurch fühlt sich ihre Fürsorge sehr ganzheitlich, einfach und vertraut an. Eine Doula unterstützt euch und euer Baby mit evidenzbasiertem Wissen und praktischer Hilfe, und sie bietet euch einen geschützten Raum, in dem ihr nicht nur die Geburt, sondern auch euer neues Dasein als Eltern mit all seinen Höhen und Tiefen besprechen könnt. Außerdem versorgt sie euch mit Informationen und Ressourcen zu Themen wie Babybetreuung, Stillen, psychische Gesundheit und Gemeinschaftsbildung, damit ihr Entscheidungen treffen könnt, die sich für eure Familie richtig anfühlen.

Wir sind beide Doulas, und wir haben Mama Goodness gegründet, weil es unser Anliegen ist, (werdenden) Müttern die Unterstützung zu geben, die sie verdienen. Mit diesem Buch möchten wir auch in anderen Teilen der Welt helfen, um – wenn auch nicht persönlich – für euch da sein zu können, wenn ihr die heilige Schwelle ins Elternsein überquert.

DIE SÄULEN DES WOCHENBETTS

In den Augen der meisten Wochenbett-Betreuer:innen gibt es sechs Grundpfeiler, die im vierten Trimester für optimales emotionales, physisches und spirituelles Wohlbefinden sorgen.

1 Ruhe

Von der »Cuarentena« in Mexiko bis zum »Monatssitzen« in China: Schon immer haben sich Frauen aus Familie und Dorf zusammengetan, um der neuen Mutter nach allem, was sie bei der Geburt geleistet hat, die nötige Ruhe zu verschaffen. Wir sollten dem Beispiel von solchen Kulturen, die den Wert von ausreichend Ruhe erkennen, folgen und neuen Müttern helfen, indem wir für sie die Hausarbeit erledigen, andere Kinder in der Familie betreuen, ihnen nahrhaftes Essen bringen und Zeit zum Schlafen verschaffen. So kann sich die Mutter ganz auf eines konzentrieren: die Bindung zu ihrem Baby. Auf physiologischer Ebene ist Ruhe wichtig, damit sich der Körper regenerieren und sich das Nervensystem und die Hormone nach Schwangerschaft und Geburt neu einstellen können. Jetzt ist *der* richtige Zeitpunkt, um Gesundheitsreserven aufzubauen und wiederherzustellen, damit das Wohlbefinden der neuen Mutter langfristig gesichert ist.

2 Nahrung

Sowohl aus Sicht der Naturheilkunde als auch von Kulturen, in denen man sich ganz selbstverständlich um Wöchnerinnen kümmert, ist Nahrung Medizin. Mithilfe von Makro- und Mikronährstoffen erzeugt der Körper Energie, reguliert den Stoffwechsel, produziert Hormone, sorgt für die Gesundheit des Fortpflanzungssystems und vieles mehr. Nach der Geburt verändert und regeneriert sich der Körper; die nötigen Nahrungsbausteine stellen dabei sicher, dass sich Mutter und Kind gut entwickeln. Wenn Mütter im Wochenbett kein hochwertiges, gesundheitsförderndes Essen zu sich nehmen, kann sich ihr Heilungsprozess verzögern, und die Krankheitsanfälligkeit steigt auch auf lange Sicht. Komplexe Kohlenhydrate, gesunde Fette und Proteine, ballaststoffreiches Obst und Gemüse, viel Flüssigkeit und therapeutische Kräuter und Gewürze sorgen für körperliche und geistige Erholung und lang anhaltende Gesundheit.

3 Wärme

Überall auf der Welt achtet man nach der Geburt besonders darauf, die Mutter warm zu halten, denn, ob Kaiserschnitt oder Vaginalentbindung: Durch den Blutverlust bei einer Geburt verschlechtert sich die Durchblutung, und die Körpertemperatur sinkt. Im frühen Wochenbett fördert Wärme die Produktion von Oxytocin und die Rückbildung der Gebärmutter. Dies wiederum verringert den Blutverlust und regt die Durchblutung und die Milchproduktion an. Außerdem geht man davon aus, dass Wärme im Unterleib und im ganzen Körper der Mutter dabei hilft, sich nach der intensiven, nach außen gerichteten Anstrengung der Geburt wieder nach innen zu wenden, zu reflektieren und sich auszuruhen. Mithilfe von dicken Socken, (Sitz-)Bädern, heißen Getränken und Speisen mit wärmenden Gewürzen bringst du Wärme in dein Wochenbett.

4

Berührung

Es ist wissenschaftlich belegt, dass Berührungen für Mensch und Tier von Geburt an überlebenswichtig sind. In den Tagen und Wochen nach der Geburt verändert sich der mütterliche Körper enorm, sowohl physisch als auch psychisch und hormonell. Das in der Schwangerschaft angestiegene Blut- und Flüssigkeitsvolumen verringert sich wieder, die Organe, Knochen, Muskeln und Bänder kehren in ihre optimale Position zurück, und die Mutter ist angesichts der vielen Veränderungen oft sehr empfindlich. Körperarbeit in Form von Massagen und Osteopathie sowie einfach nur Umarmungen beruhigen das Nervensystem, senken den Blutdruck und reduzieren Stresshormone. Erwünschte Berührungen durch eine:n Partner:in, Freund:in oder Therapeut:in aktivieren den Vagusnerv, der an der Freisetzung des »Liebeshormons« Oxytocin beteiligt ist. Viele Kulturen auf der ganzen Welt umhegen neue Mütter mit Körperarbeit, etwa der *Abhyanga*-Massage in Indien oder dem *Rebozo*-Ritual in Mexiko.

5

Gemeinschaft

Die Hilfe von nahestehenden, vertrauten Personen ist für neue Eltern essenziell, um sich gut zurechtzufinden. Eine gute Betreuung im Wochenbett erfordert viel Zeit, Arbeit und Engagement. Im Gegensatz zu Kulturen, in denen die Wochenbettzeit seit eh und je durch andere Frauen begleitet wird, hält sich in der westlichen Gesellschaft seit Generationen der Irrglaube, es wäre am besten, alles allein zu machen, und es käme einem Scheitern gleich, um Hilfe zu bitten – dabei ist Hilfe doch das Allerwichtigste. Da viele von uns weit weg von unseren Familien leben und oft nicht einmal die Nachbarn kennen, müssen wir uns unsere eigene Dorfgemeinschaft bauen. Viele Hände machen leichte Arbeit: Im frühen Wochenbett kann man zum Beispiel die Hilfe einer Doula, Hebamme oder von Familie und Freund:innen in Anspruch nehmen, die einen Koch- und Lieferplan erstellen. Später, wenn du deinen Wochenbett-Kokon verlässt und dein Kind heranwächst, wird auch deine Gemeinschaft größer und vielfältiger werden.

6

Natur

In unserer Hightech-Welt bleiben wir meistens drinnen und richten den Blick nach unten auf unsere Geräte, anstatt hinaufzuschauen und die Schönheit der Natur wahrzunehmen. Sobald man Kinder hat, muss man ein langsameres Tempo einlegen, und dabei fallen einem vielleicht auch die Parallelen zwischen dem Elternsein und der Natur auf. Man kann so viel vom Wechsel der Jahreszeiten lernen – sowohl jenem, der sich vor dem Fenster, als auch dem, der sich im neuen Leben als Mutter vollzieht. Alles folgt seinem eigenen, einzigartigen Zeitplan, und weder die Natur noch Kinder kann man zur Eile antreiben. Pflanzen, die in der Nahrung oder Medizin zum Einsatz kommen, können unglaublich heilsam sein und sowohl Eltern als auch Kinder mit wichtigen Nährstoffen versorgen. Die Wissenschaft liefert ständig neue Beweise dafür, wie sehr wir ein Teil der Natur sind, und es ist nicht schwer, ihr wieder näher zu kommen: mit Kräutertees, schönen Zimmerpflanzen oder dem Besuch von schönen Parks, Bächen, Wäldern, Seen oder dem Strand.

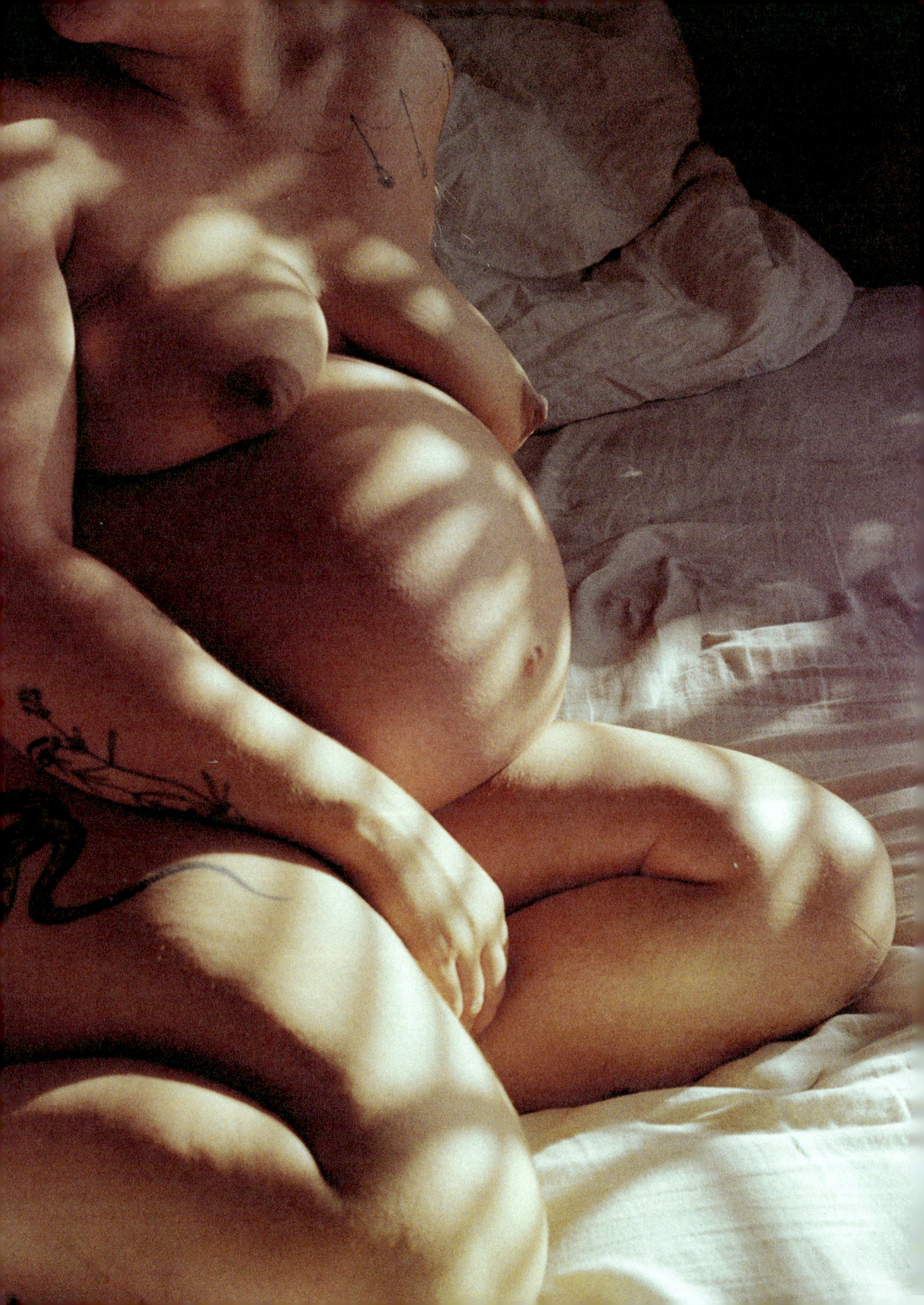

VORBEREITUNG AUF

KAPITEL EINS

DAS WOCHENBETT

»Die uralte Weisheit des Ayurveda besagt, dass die ersten 42 Tage nach der Geburt ein ›Kayakalpa‹ sind, eine heilige Zeit, in der ein Mensch einen unglaublich schnellen Heilungsprozess durchlaufen kann. Es ist ein einzigartiges Zeitfenster, das sich nur ein paar Mal im Leben öffnet. Wenn man darin gut versorgt wird, kann man bis weit in die Zukunft davon zehren. Wenn wir (werdende) Mütter bewusst, liebevoll und auf ihre individuellen Bedürfnisse abgestimmt versorgen, dienen wir nicht nur ihnen, sondern auch ihren Familien, der Gemeinschaft und letztlich der Welt.« – Christine Devlin Eck

Wenn dein Baby auf der Welt ist und du am Anfang deiner Reise als Elternteil stehst, ist selten alles so – oder so einfach –, wie du es dir vorgestellt hattest. Die ersten Tage mit einem Neugeborenen sind oft sehr verschwommen und voller Ungewissheit. Wie sich dein viertes Trimester auf dich auswirkt, hängt auch von deiner körperlichen und geistigen Vorbereitungsarbeit ab und von der Unterstützung, die du organisiert hast. Wenn du weißt, was dich erwartet, du dich mit weisen Frauen und helfenden Händen umgibst und du dir die Werkzeuge und das Wissen aneignest, die du für dein eigenes Wohlbefinden brauchst, dann kann das Wochenbett eine Zeit sein, aus der du erholt und gestärkt hervorgehst.

Während unserer Arbeit an diesem Buch haben wir in den sozialen Medien nachgefragt, welche Ratschläge die Menschen zum Thema Mutterschaft haben – wir wollten sichergehen, dass wir nichts übersehen. Die überwältigende Reaktion war: Plant für die Wochenbettzeit voraus! Die Geburtsvorbereitung ist zwar auch unglaublich wichtig, aber viele Menschen waren überhaupt nicht auf die Zeit danach vorbereitet. Sie sagten, wenn sie es nochmal machen könnten, hätten sie besser für die Zeit nach der Geburt vorgesorgt oder sich zumindest besser darüber informiert.

»Sich nur auf die Geburt und nicht auf das Wochenbett vorzubereiten, ist wie heiraten, ohne an die Ehe zu denken.«

NAOMI CHRISOULAKIS

Die Fragen und Schreibanregungen in diesem Kapitel sollen dir dabei helfen, über dein viertes Trimester und dein neues Leben als Mutter nachzudenken. Schnapp dir ein leeres Notizbuch und sei beim Schreiben ganz ehrlich zu dir selbst.

DEIN GEHIRN

Falls du gerade schwanger bist, hast du bestimmt schon bemerkt, dass du dich mental verändert hast. In der Schwangerschaft ist man oft emotionaler als sonst, man ist sehr müde und reagiert auf alles Mögliche empfindlich. Angesichts der vielen biologischen Prozesse in deinem Körper ist das nicht verwunderlich. Nicht nur die Organe verschieben sich und der Bauch wächst, um Platz für das neue Leben in dir zu machen; auch dein Gehirn ist einem starken Cocktail aus Hormonen (Östrogen, Progesteron und Oxytocin) und neurologischen Veränderungen ausgesetzt, die ermöglichen, dass dieses neue Leben in dir wächst, zur Welt kommt und von dir ernährt wird.

Mit dem Fortschreiten der Schwangerschaft wird man oft vergesslich – man verlegt nicht nur den Schlüssel oder kann einfachste Rechenaufgaben nicht mehr lösen, sondern vergisst auch Passwörter und PIN-Codes. Von der Gesellschaft werden diese Veränderungen oft belächelt, aber genauso wie die körperlichen sind auch diese mentalen Veränderungen von Mutter Natur so gewollt: Sie bereiten uns darauf vor, unser Baby zu schützen und eine gute Mutter zu sein. Das ist schließlich für das Überleben und Wohlergehen unserer Spezies genauso wichtig wie die Schwangerschaft und die Geburt selbst.

Der Bauch wächst, das Gehirn schrumpft

Wie sich das Gehirn während der Schwangerschaft verändert, ist noch nicht genau erforscht; man weiß aber, dass die graue Substanz in dieser Zeit abnimmt – das heißt: Das Gehirn schrumpft. Diese Veränderung ist so nachhaltig, dass man sie auch später bei jeder Frau, die ein Kind geboren hat, mittels MRT nachweisen kann. Die Reduktion der grauen Substanz dient vermutlich der Schärfung unserer sozialen Sinne, wodurch wir nonverbale Signale besser interpretieren und uns besser auf die Bedürfnisse unseres Babys einstellen können.

Gleichzeitig nimmt vom Beginn der Schwangerschaft bis zum Ende der ersten beiden Lebensjahre des Babys die Neuroplastizität des Gehirns zu. Es stellt neue Verbindungen her, du wirst also offener für Lernprozesse und Veränderungen. Während wir uns an die Bedürfnisse unseres Babys anpassen und unser Umfeld bewusster wahrnehmen, werden wir auch einfühlsamer, emotional intelligenter, widerstandsfähiger, ehrgeiziger und effizienter. Vielleicht entscheiden sich deshalb viele Frauen nach der Geburt ihrer Kinder für einen Berufswechsel.

Dr. Renee White erklärt: »Die Größe des Gehirns nimmt zwar insgesamt deutlich ab, doch bestimmte Gehirnregionen wachsen. Sobald sich der Embryo in die Plazenta einnistet, beginnt das Gehirn der Mutter, die ›mütterlichen Schaltkreise‹ zu verändern: Es reduziert die Anfälligkeit für Stress und Angst und verstärkt den Nestbautrieb und Beschützerinstinkt. Während der gesamten Schwangerschaft bereitet das Gehirn seine kognitiven Funktionen auf die Geburt des Kindes vor.

In den ersten Wochen nach der Geburt fühlt man sich wie benebelt. Studien haben aber gezeigt, dass sich das Gehirn dabei rasch vom Anfänger zum Experten für Babydinge entwickelt. Keine Angst, das neblige Gefühl vergeht wieder und weicht einem verbesserten Denkvermögen. Mit jeder Schwangerschaft durchläuft das Gehirn diesen Prozess erneut, sodass man irgendwann quasi zum Genie wird.«

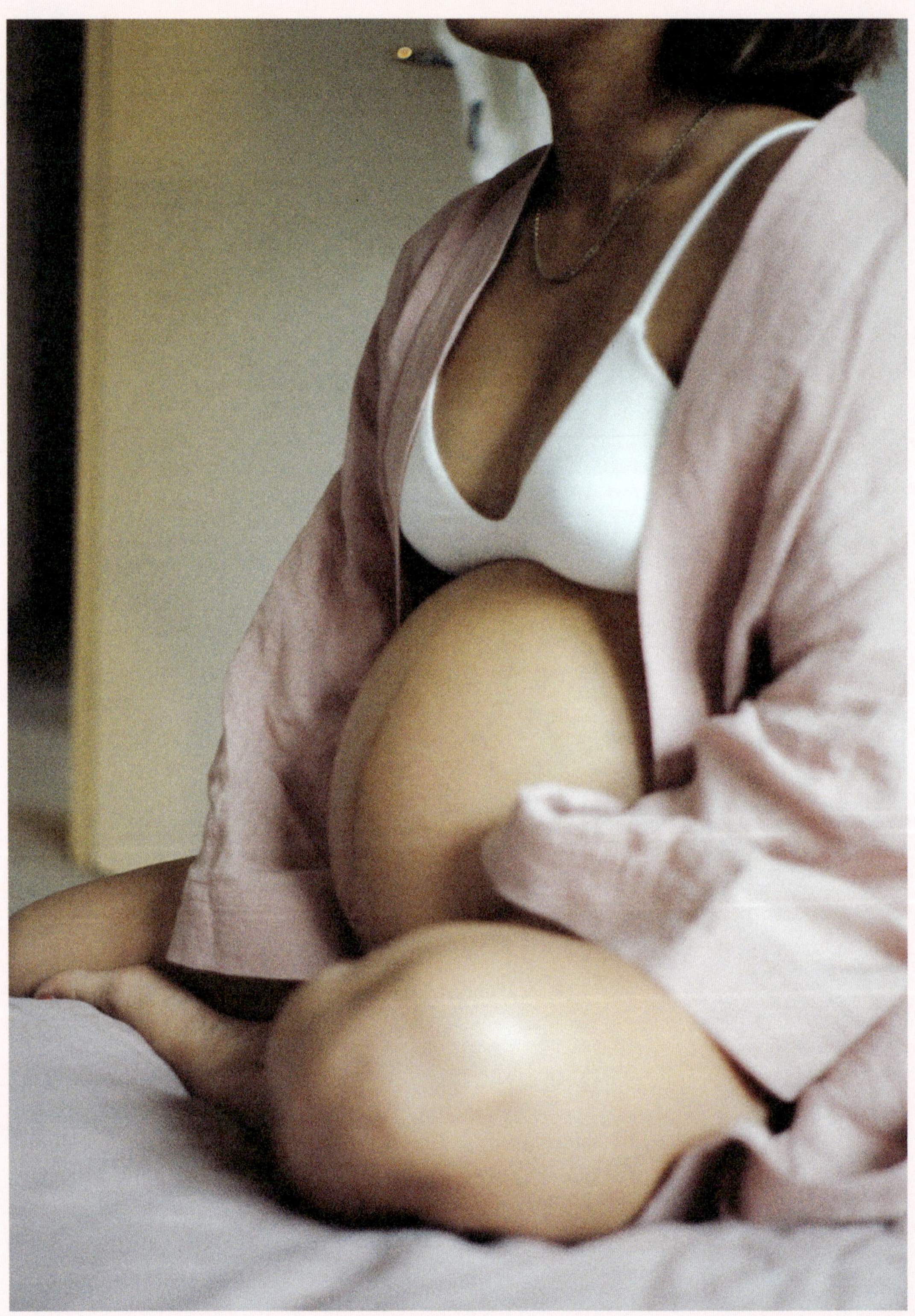

Oxytocin, das Liebeshormon

Während der Schwangerschaft kommt es in unserem Gehirn auch zu einer vermehrten Produktion und Aufnahme von Oxytocin, einem Hormon, das die zwischenmenschlichen Bindungen, die psychische Gesundheit, den Milchfluss und die Gebärmutterkontraktionen beeinflusst. Es fördert nicht nur die Bindung zwischen Mutter und Baby, sondern erhöht auch unser Wohlbefinden und hat schmerzlindernde Eigenschaften.

Oxytocin ist *das* Wochenbett-Hormon: Jede Mutter braucht es im Wochenbett, und jede:r ganzheitliche Geburts- und Wochenbett-Begleiter:in macht es sich zum Ziel, »das Oxytocin fließen zu lassen«, denn das Hormon schützt die Mutter-Kind-Dyade (Dyade = Zweierbeziehung). Je mehr unser Körper davon produziert, desto besser kümmern wir uns um unser Baby, und desto besser ist unsere Bindung zu ihm. Auch in seinem kleinen Körper wird dadurch mehr Oxytocin produziert, es ist zufriedener und baut seinerseits eine bessere Bindung zu seinen Bezugspersonen auf.

Cortisol, das Stresshormon

Cortisol ist ein bekannter Oxytocin-Killer: Stress, Schlafentzug, Hunger, Hausarbeit, ein weinendes Baby und Traumata hemmen die Produktion von Oxytocin. All diese Dinge lassen sich zwar nicht ganz vermeiden, aber wir können ihre Auswirkungen zumindest mithilfe von Oxytocin-Boostern abschwächen.

Oxytocin-Booster

Die Produktion von Oxytocin wird angeregt, wenn du dein Baby hältst, ihm in die Augen schaust, es stillst und Hautkontakt mit ihm hast; trotzdem solltest du auch noch weitere Oxytocin-Booster kennen. Dann kannst du das Hormon auch dann zum Fließen bringen, wenn du dich überfordert oder schlecht gelaunt fühlst oder wenn du glaubst, du wärst in einem Alptraum voller Windeln und schlafloser Nächte gelandet.

Was macht dich glücklich und zufrieden? Auf diese Frage gibt es keine falschen Antworten. Es sollte nur nichts sein, wovon du *meinst*, es *sollte* dich glücklich und zufrieden machen, sondern etwas, was das wirklich bewirkt. Wenn dich ein Serienmarathon mit deinem Baby auf dem Bauch glücklich macht – super! Wenn du lieber in der Badewanne eine Tasse Tee trinkst, auch gut. Andere Oxytocin-Booster können Yoga, Meditation, leichte Dehnübungen, Zeit im Freien, Blumen für zu Hause, mit dem:r Partner:in oder dem Haustier kuscheln, eine Lieblingsspeise, ein Lieblingslied oder -Podcast oder sogar ein wenig Kochen sein, wenn du darauf Lust hast.

Mach dir eine Liste und hole sie hervor, wenn Gemüter erregt sind, du dich beruhigen oder die Reset-Taste drücken musst.

Hautkontakt

Hautkontakt (man spricht auch von der Känguru-Methode) ist einer der besten Oxytocin-Booster. Viele Studien haben gezeigt, dass der Oxytocin-Spiegel von Mutter und Baby bei direktem Hautkontakt steigt. Dafür legst du dir dein nacktes Baby (eine Windel ist okay) auf die nackte Brust. Das regt die Oxytocin-Produktion an, und der Cortisol-Spiegel sinkt. Mütter mit höheren Oxytocin-Werten gehen besser auf ihre Babys ein, wodurch die Mutter-Kind-Dyade – sowohl bei leiblichen als auch bei nicht leiblichen Eltern – gestärkt wird. Warum erzählen wir dir das jetzt, schon bevor dein Baby da ist? Damit du dich auf die »goldene Stunde« vorbereiten kannst.

Die Vorbereitung auf die »goldene Stunde«

Mit der »goldenen Stunde« ist die erste Stunde im Leben deines Babys außerhalb der Gebärmutter gemeint, in der es, wenn möglich, ununterbrochen und mit direktem Haut-zu-Haut-Kontakt auf dir liegen sollte. Babys sind in dieser ersten Stunde nach der Geburt meist sehr aufmerksam und krabbeln manchmal sogar die Brust hoch (»Breast Crawl«, siehe Seite 50), um zum Stillen anzudocken. Danach sind sie oft sehr schläfrig, denn sie müssen sich von der Geburt erholen. Am besten ist es, möglichst lange direkten Hautkontakt mit deinem Baby zu haben, denn das unterstützt es nach Monaten im Mutterleib bei der Regulierung seiner Körpertemperatur und Atmung sowie seines Blutzuckerspiegels. Auf energetischer Ebene dient die Einhaltung der goldenen Stunde zum Schutz der gemeinsamen Energie von gebärender Person und Baby, die eng miteinander verbunden und voneinander abhängig sind.

Weltweit wird in vielen Krankenhäusern auf einen direkten Hautkontakt (zumindest) in der ersten Stunde nach der Geburt geachtet. Trotzdem solltest du das vorab lieber bei deinem Gesundheitsdienstleister abklären, und du solltest auch in deine »Geburtswunschliste« eintragen, dass du dein nacktes Baby möglichst unmittelbar nach der Geburt auf deine nackte Brust gelegt bekommen möchtest.

Natürlich gibt es auch Fälle, in denen das nicht sofort verwirklicht werden kann, bei Notfällen zum Beispiel. Falls du die »goldene Stunde« versäumst, solltest du später möglichst viel direkten Hautkontakt zum Baby suchen, sobald es möglich ist, da dies immer noch unzählige Vorteile sowohl für den Elternteil als auch das Baby hat.

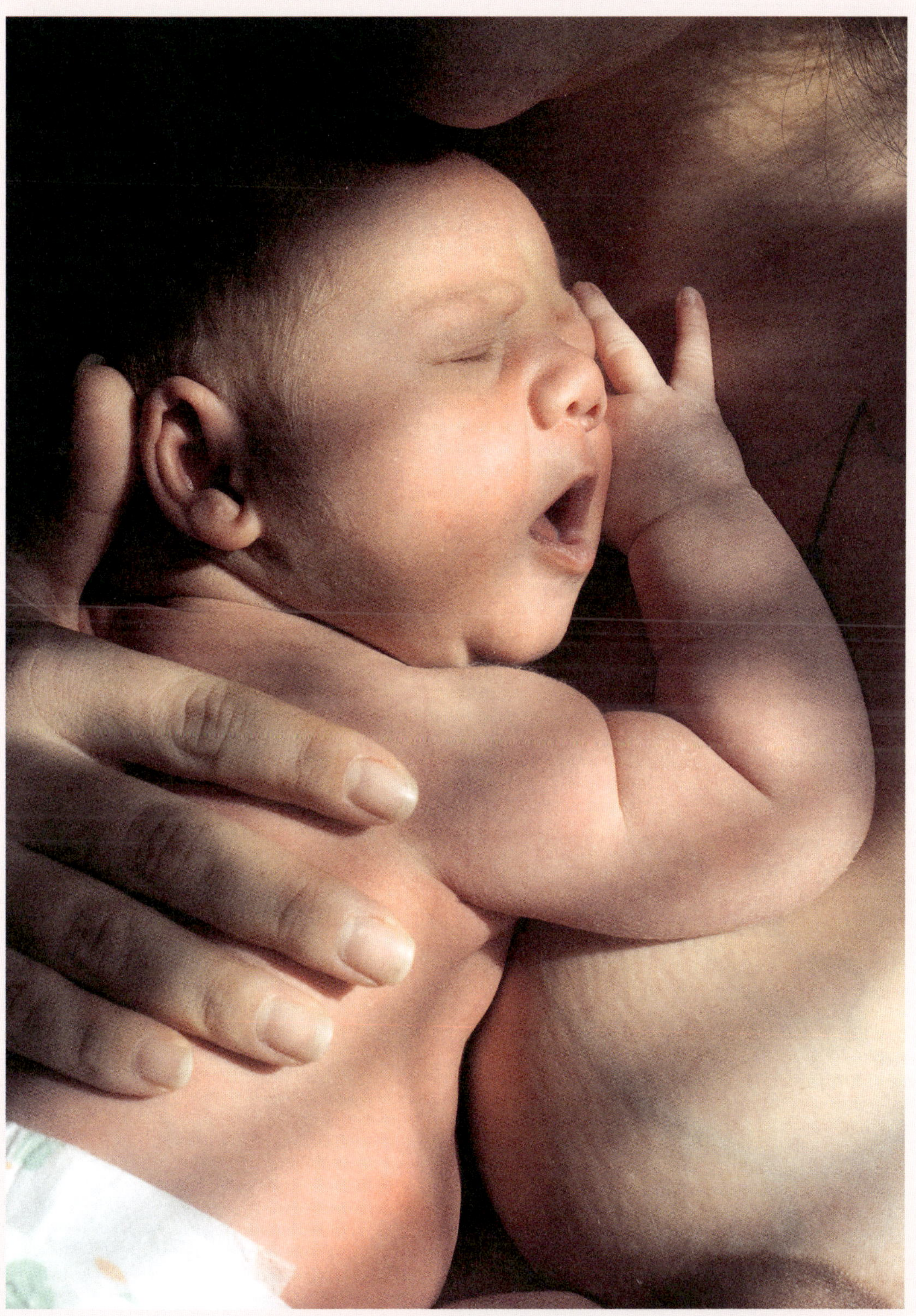

DEIN ICH

Matreszenz

Der Begriff »Matreszenz«, auch analog zur Pubertät »Muttertät« genannt, wurde von der Anthropologin Dana Raphael geprägt, um die Zeit des Mutterwerdens zu beschreiben. Er bezieht sich auf *alle* Veränderungen – neurologische, körperliche, geistige, hormonelle, spirituelle, soziale –, die eine Schwangerschaft und das Gebären eines Babys begleiten. Ähnlich wie die Adoleszenz als Übergang von der Kindheit zum Erwachsenenalter ist die Matreszenz eine Zeit des Wandels, in der wir oft neue Erkenntnisse über uns selbst gewinnen – diese sind oft schön, manchmal aber auch schmerzhaft und heilsam.

Nach der Geburt fühlen wir uns nicht nur verletzlich, sondern wir haben auch den brennenden Wunsch, für unser Kind die beste Version unserer selbst zu sein. Daraus entwickelt sich ein neues Identitätsgefühl, durch das wir unseren Platz in der Gesellschaft oft noch einmal hinterfragen. Wir fühlen uns zerrissen und in unserem ganzen Sein infrage gestellt, unsere Einstellung zum Rest der Welt wird nie mehr die gleiche sein.

Wie bei allen großen Übergängen im Leben brauchen wir in der Matreszenz die Unterstützung und Anerkennung von geliebten und vertrauten Personen. Hier ist es entscheidend, ein gutes Netzwerk zu haben: Die Menschen, die es bilden, sind dein Fels in der Brandung und dein Wegweiser.

»Es ist schon bereichernd, wenn man versteht, dass es die Matreszenz gibt und dass es einen Grund hat, warum sich der Übergang zum Muttersein so überwältigend anfühlt. Wenn man das dann auch noch als CHANCE wahrnimmt, sich mit dem eigenen Leben, seinen Überzeugungen und Werten, seinen Auffassungen darüber, was es heißt, Frau und Mutter zu sein, auseinanderzusetzen, dann verändert das dein Leben.«

NIKKI McCAHON

Vertrau auf deine Intuition

Wenn du bereits während der Schwangerschaft lernst, auf deine Intuition zu hören, wird dir das später als Mutter unglaublich helfen. Schon unsere Vorfahren haben sich seit jeher auf ihre Intuition, auch »sechster Sinn« oder »Bauchgefühl« genannt, verlassen. Die Intuition ist ein Schutzmechanismus, eine Art Kompass, den unser Gehirn mithilfe all unserer menschlichen Erfahrungen konstruiert hat. Er beruht nicht auf Logik, sondern man spürt und weiß Dinge einfach.

Jane Hardwicke Collings schreibt in ihrem Buch *Ten Moons*: »Vielleicht ist die mütterliche Intuition das Weiterbestehen der Verbindung zwischen Mutter und Kind, eine Art energetische Nabelschnur. In der Schwangerschaft wird die Intuition feinfühliger, genau wie der Geruchssinn. Wenn man übt, auf seinen Körper und seine Gefühle zu hören, stärkt man die Intuition.«

Du kannst deine Intuition während der Schwangerschaft pflegen, indem du Entscheidungen deinem Körper überlässt. Fragt man dich zum Beispiel, ob du Freund:innen treffen willst, dann achte darauf, wie dein Körper spontan reagiert. Sagt er ja oder nein? »Ja« kann sich wie ein angenehmes Prickeln, Ruhe oder Erleichterung anfühlen, wohingegen sich »Nein« in Angst, Nervosität oder einem innerlichen Sträuben äußert. Auf so eine spontane Reaktion ist oft mehr Verlass als auf unseren Verstand, der unsere Intuition durch das Denken an Verpflichtungen, vorgefasste Meinungen und Narrative verdrängt.

Das mag vielleicht abstrakt klingen, aber du wirst bald merken, wie gut es tut, nur dann ja zu sagen, wenn auch dein Körper ja sagt. Wenn du auf deine Gefühle hörst, wirst du nicht nur als Elternteil, sondern in jeder Lebenslage zuversichtlicher sein. Außerdem schützt dich das Vertrauen auf deine Intuition vor den unzähligen Ratschlägen, die Familienmitglieder, Freund:innen und andere Eltern parat haben. Manche davon können zwar hilfreich sein, aber sie können sich auch widersprechen. Daher ist es gut zu wissen, was sich für dich, tief in dir drin, richtig anfühlt.

Die Kunst, sich hinzugeben

»Sich hingeben« klingt vielleicht wie eine Kapitulation, aber im familiären Kontext denken wir dabei eher an ein Weich-Werden und Sich-Öffnen. Die Mutterschaft geht mit so vielen Dingen einher, die man nicht beeinflussen kann. Wenn du lernst, das zu akzeptieren, kannst du dich leichter damit abfinden.

Auch für deine Nerven und deine psychische Gesundheit ist es besser, wenn du lernst, bestimmte Dinge, die das Elternsein mit sich bringt, anzunehmen: Wenn dich etwa dein gerade sehr anhängliches Baby vom Aufräumen oder Staubsaugen abhält oder du es nicht zur geplanten Zeit aus dem Haus schaffst (wegen Windeldramen und Mittagsschläfchen oder Stilleinheiten, die länger dauern als erwartet, etc.).

Manchmal scheinen die Anforderungen des Elterndaseins gnadenlos hoch. Wenn du loslassen und dich dem Ist-Zustand hingeben kannst, fällt dir vieles nicht nur leichter, sondern du lernst dadurch auch eure einzigartige Mutter-Kind-Dyade besser kennen. Das wiederum fördert das Vertrauen zwischen dir und deinem Baby, und vielleicht findest du dadurch auch eine neue Einstellung zu deiner Elternrolle, mit der du vieles leichter bewältigen und mehr genießen kannst.

TAGEBUCH-FRAGEN

1. Fällt es dir schwer, etwas nicht beeinflussen zu können?
2. Wie würde dein:e Partner:in auf diese Frage antworten? ;-)
3. In welchen Lebensbereichen fällt es dir leicht loszulassen?

Hilfe annehmen lernen

Das ist vielleicht der schwierigste Teil der Selbstarbeit, zu der wir dich hier ermutigen wollen. Für viele ist Hilfe annehmen verbunden mit Scham, einem Gefühl von Wertlosigkeit und Angst vor dem Kontrollverlust, vor Ablehnung und davor, missverstanden zu werden. Angesichts der gesellschaftlichen Erwartungen an Mütter ist das kein Wunder. Die westliche Welt hat weitgehend den Bezug zur Idee der »Dorfgemeinschaft« verloren. Es erfordert Mut und Überwindung, sich helfen zu lassen – aber es ist wirklich wichtig, umso mehr, wenn man alleinerziehend ist oder Freund:innen und Familie weit weg wohnen. Damit du die Unterstützung bekommst, die du verdienst, musst du dir erst klarmachen, wie wichtig Hilfe durch andere ist.

Sollte dir das schwerfallen, dann denk daran, dass um Hilfe bitten kein Zeichen von Schwäche, sondern von Stärke ist; und dass du jede verfügbare Hilfe – ob bezahlt oder unbezahlt – verdienst.

Eine Doula, eine Reinigungskraft oder Essenslieferdienste sind Beispiele für bezahlte Hilfe. Unbezahlte Hilfe kann daraus bestehen, dass dir dein Netzwerk Essen bringt, Freund:innen dir die Wäsche falten oder mit deinem Hund Gassi gehen.

Am besten verabschiedest du dich von der Idee, dafür etwas zurückgeben zu müssen. Damit schaffst du Raum für deinen Heilungsprozess, die Bindung zu deinem Baby und für deine Erholung, damit du gestärkt in dein neues Dasein als Mutter übergehen kannst.

TAGEBUCH-FRAGEN

4. Fällt es dir schwer, um Hilfe zu bitten? Wenn ja, warum?
5. Wie könntest du um Hilfe bitten?
6. Wobei wirst du im Wochenbett vermutlich die meiste Hilfe brauchen?

Reflektieren und Trigger identifizieren

Selbst wenn deine Kindheit idyllisch war und du nahezu perfekte Eltern hattest, die nun die tollsten Großeltern sein werden, gibt es höchstwahrscheinlich Dinge, die du bei deinen Kindern anders machen möchtest. Viele von uns erkennen in unseren eigenen Eltern Qualitäten, die auch wir übernehmen und an unsere Kinder weitergeben, und andere, die wir überwinden und hinter uns lassen wollen.

Außerdem gibt es in der Vergangenheit der meisten von uns Erfahrungen, die wir verarbeiten und mit denen wir Frieden schließen sollten. Solange wir das nicht tun, ist unser Nervensystem anfällig für bestimmte »Trigger«. Trigger sind in unserer Erinnerung verankert und können sehr intensive Gefühlsreaktionen auslösen. Bestimmte Erlebnisse, Gerüche, Orte oder Verhaltensweisen können Trigger sein, die Frustration, Wut, Zorn, Ungehaltenheit oder sogar Dissoziation (innere Distanzierung) hervorrufen.

Wenn du die Schwangerschaft dazu nutzt, über deine Vergangenheit nachzudenken, deine Trigger zu identifizieren, dich in Selbstarbeit zu vertiefen und schwierige, aber vielleicht heilsame Gespräche zu führen, legst du die Basis für einen gut unterstützten Übergang ins Elterndasein.

Das ist nicht immer einfach, aber es ist wichtig, damit deine Kinder und du nicht an deinen unverarbeiteten Traumata leiden müsst. Professionelle Hilfe ist oft von unschätzbarem Wert. Man lernt dadurch, sich selbst besser zu verstehen und anzunehmen und seine Emotionen zu regulieren.

TAGEBUCH-FRAGEN

7. Wir alle haben bestimmte Trigger – was sind deine?
8. Wie geht es dir – körperlich und geistig –, wenn du mit einem Trigger konfrontiert wirst?
9. Kannst du dir erklären, woher diese Trigger kommen?

Emotionsregulation

Emotionsregulation ist die Fähigkeit, die eigenen Gefühle zu verstehen, zu beobachten und zu regulieren; sich zu beruhigen und noch mal von vorne anzufangen, wenn die Nerven angespannt sind. Sie basiert auf der Erkenntnis, dass es an einem selbst liegt, wie man auf Stressfaktoren und Trigger reagiert. Das Nervensystem des Menschen ist hochkomplex, und unter Stress fällt es vielen Menschen schwer, es zu kontrollieren, denn Stress beeinträchtigt das Denk- und Konzentrationsvermögen und unsere Fähigkeit, die Bedürfnisse anderer wahrzunehmen.

Viele lernen erst im Erwachsenenalter, wie sie ihre Emotionen regulieren können, weil es ihnen in ihrer Kindheit niemand vorgelebt hat (weil auch ihre Eltern und deren Eltern usw. niemand hatten, der es ihnen gezeigt hätte). Wenn die Eltern auf große Emotionen mit Wutanfällen oder innerlichem Rückzug reagiert haben, werden die Kinder das später wahrscheinlich auch tun. Bei manchen von uns hatte ein unabsichtlich zerbrochener Teller womöglich eine lange Schimpftirade zur Folge, während das gleiche Missgeschick in einer anderen Familie ohne großes Drama behoben wurde.

Es ist deshalb wichtig, dass du dir Strategien zurechtlegst, mit denen du deine Gefühle und Reaktionen kontrollieren kannst, denn das hat Vorbildwirkung für deine Kinder. So wie du im Flugzeug die Anweisung bekommst, die eigene Sauerstoffmaske zuerst aufzusetzen, bevor du anderen hilfst, bist du auch ein besserer Elternteil, wenn du zuerst lernst, deine eigenen Emotionen zu regulieren, bevor du einen anderen Menschen großziehst, der dich in so vielem nachahmen wird.

Alle wünschen sich ein ruhiges Baby – aber Babys kommen nicht mit angeborenen Emotionsregulationsstrategien auf die Welt. Sie müssen diese erst von uns lernen, durch Co-Regulation: Dein Baby stellt sich auf dein Nervensystem ein, es spürt deinen Herzschlag, deine Atmung, deine Körpersprache, deinen Gesichtsausdruck und Tonfall.

Die Regulation deiner eigenen Gefühle ist eines der größten Geschenke, die du deinen Kindern machen kannst, denn so wie du mit Stress und Konflikten umgehst – und damit sind auch die unvermeidlichen Wutanfälle gemeint, die selbst das ausgeglichenste Kind einmal haben wird –, werden auch deine Kinder ihr Leben lang damit umgehen.

Übungen zur Emotionsregulation

ATME TIEF EIN UND AUS

Wenn du mit einer schwierigen Situation oder einem Trigger konfrontiert wirst und du weißt, dass deine Reaktion unmittelbar bevorsteht, kann tiefes Ein- und Ausatmen dir ein wenig Abstand verschaffen. Durch bewusstes Atmen verlangsamt sich dein Herzschlag, deine Nerven beruhigen sich, und du wirst gelassener.

ACHTE AUF DAS, WAS DU SPÜRST

Richte deine Aufmerksamkeit nach innen und nimm wahr, was du körperlich spürst. Fühlst du eine Enge in der Brust? Sind deine Schultern verspannt? Fühlst du dich den Tränen nah? Oder platzt dir gleich der Kragen? Indem du deine Aufmerksamkeit auf deine körperlichen Empfindungen richtest, schaffst du noch mehr Abstand zwischen dem Trigger und deiner Reaktion.

BENENNE DEINE GEFÜHLE

Sobald du etwas Abstand gewonnen und deine körperlichen Empfindungen erkannt hast, wirst du deine Gefühle auch klarer benennen können. Bist du wütend? Hast du Angst? Schämst du dich? Bist du enttäuscht? Oft verbergen sich hinter einem Gefühl mehrere andere. Wenn du sie benennen kannst, weißt du auch besser, was los ist und warum du reagierst. Außerdem kannst du dich dann auch anderen besser mitteilen.

HALTE INNE UND DENK NACH

Wenn du erstmal gewohnt bist, innezuhalten, durchzuatmen und deine Reaktionen auf deine Umwelt bewusst wahrzunehmen, wirst du sehen, dass es ganz normal ist, tagtäglich vielen verschiedenen Gefühlen ausgesetzt zu sein. Mit der Zeit wird es dir immer besser gelingen, deine Gefühle zu regulieren und nicht zum Spielball deiner Trigger zu werden.

SEI NACHSICHTIG MIT DIR SELBST

Du wirst nicht immer alles richtig machen – keiner kann das! Hab Geduld, du tust dein Bestes, sei stolz auf alles, was du unternimmst, um deine Emotionen besser regulieren zu können! Mit dieser Arbeit beeinflusst und erneuerst du deine Beziehung zu dir selbst und zu den Menschen in deinem Umfeld.

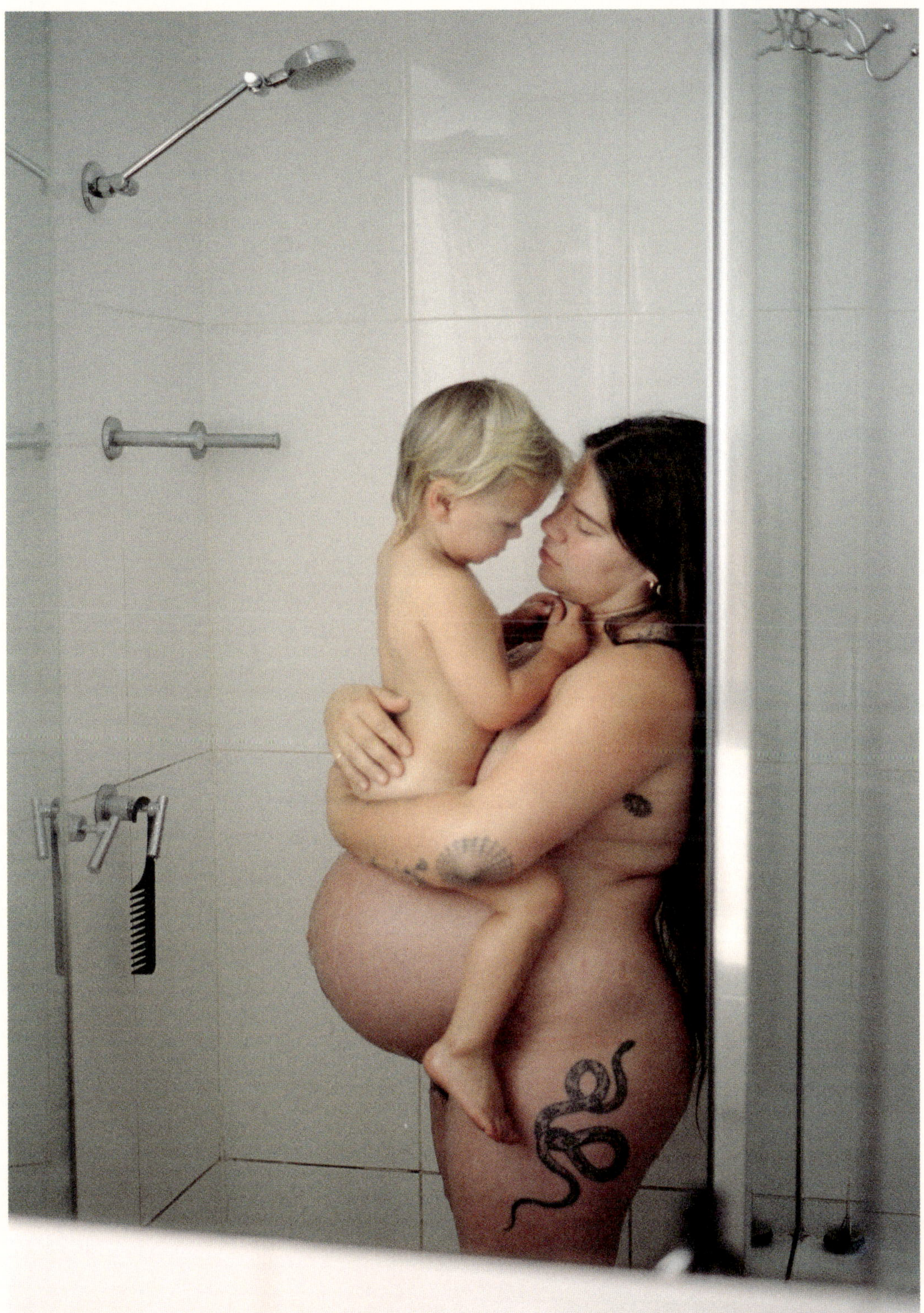

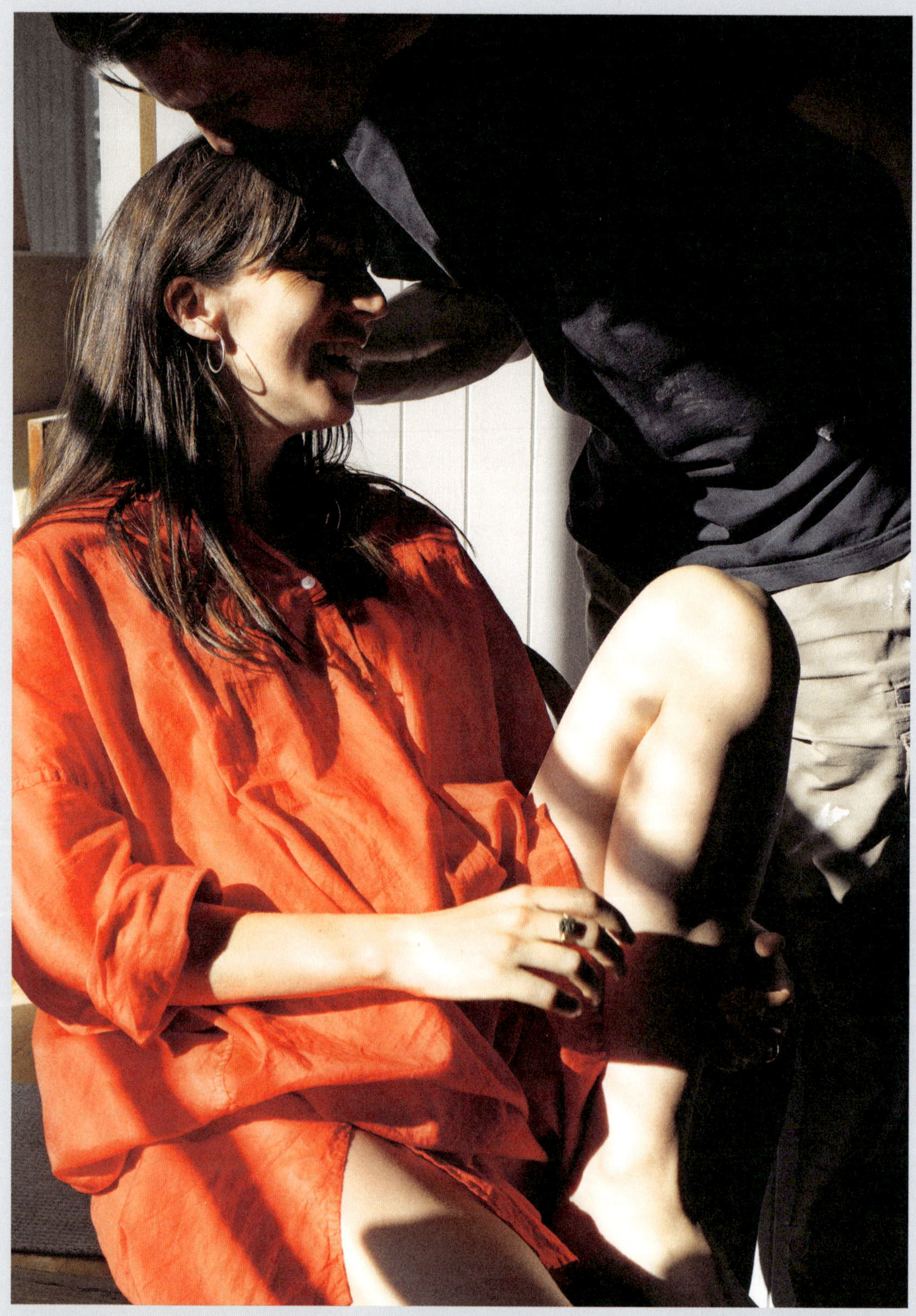

DEINE BEZUGSPERSONEN

Dein:e Partner:in

Wenn du mit deinem:r Partner:in ein Baby bekommst, wird das Elternsein eure Beziehung – egal wie stabil sie ist – unglaublich auf die Probe stellen. Es ist wunderschön, Kinder zu haben, aber für eine Beziehung gibt es auch kaum eine größere Belastung. Das ist nicht verwunderlich, wenn man bedenkt, dass man kaum schläft, das hormonelle Gleichgewicht sich verändert und man ununterbrochen von einem winzigen Menschlein zum Überleben gebraucht wird.

Bis jetzt wart ihr nur zu zweit. Durch euren Zuwachs wird sich eure Beziehung grundlegend verändern. Damit sie stark bleibt, müsst ihr vorab darüber reden, was ihr euch von eurem Elterndasein und voneinander erwartet.

Wie werdet ihr euch um euer eigenes geistiges und körperliches Wohlbefinden kümmern? Und wann könnt ihr Zeit miteinander verbringen? Eure Beziehung wird euch durch die anstrengenden Tage und Nächte tragen, die euch wie ein Nebel aus Milch und Windeln vorkommen werden.

Auch die stärkste Partnerschaft muss gepflegt werden. Es ist wichtig für euch beide, dass ihr euch täglich beachtet und unterstützt fühlt. Wenn ihr nicht offen miteinander redet, können eure Emotionen schnell überkochen, und durch die Erschöpfung urteilt man oft noch härter. Versucht, verständnisvoll zu sein. Ihr macht gerade eine enorme Wandlung durch, viele Liebespartner:innen fühlen sich in dieser Zeit einsam und überfordert.

Indem ihr vorausplant, wie ihr mit euren Bedürfnissen umgehen werdet und indem ihr ehrlich miteinander redet, könnt ihr viele unnötige Konflikte vermeiden. Ihr solltet nicht nur emotionale, sondern auch praktische Veränderungen besprechen. Wie werdet ihr das Finanzielle regeln? Wer wird staubsaugen und den Geschirrspüler ausräumen? Wer übernimmt das Kochen? Es ist ratsam, Aufgaben zu delegieren. Mütter müssen sich im frühen Wochenbett vor allem AUSRUHEN. Manchmal muss man die eigenen Erwartungen herunterschrauben, damit der Ton in der Beziehung ruhig und partnerschaftlich bleibt. Es muss nicht immer alles genau so gemacht werden, wie man es selbst machen würde.

Eine der nützlichsten Formulierungen, die wir durch Psychotherapie kennengelernt haben, lautet: »In meinem Kopf klingt das so …«. Viele Konflikte beruhen auf Missverständnissen: Wir schreiben unseren Partner:innen oft Absichten zu, die sie in Wirklichkeit nicht hatten. Wenn dein:e Partner:in etwas gesagt oder getan (oder nicht getan) hat, was dich traurig, wütend oder ungläubig macht, ebnet die Formulierung »In meinem Kopf klingt das so …« den Weg für Gespräche und hilft deinem Gegenüber, die Dinge aus deiner Perspektive zu sehen, ohne sich dabei angegriffen zu fühlen. Diese Formulierung hat auch uns schon vor großen Konflikten mit unseren Partner:innen bewahrt.

DISKUSSIONSFRAGEN

1. Worauf wollen du und dein:e Partner:in bei eurer Selbstfürsorge nicht verzichten?
2. Was stärkt eure Beziehung?
3. Worauf kannst du in der frühen Wochenbettzeit leicht verzichten?

Deine Kinder

Wenn du mit deinem zweiten Kind schwanger bist, hast du bestimmt schon den Spruch gehört: »Liebe teilt sich nicht, sie vervielfältigt sich.« Manchmal kann man sich schwer vorstellen, man könnte das zweite Baby genauso lieben wie das erste. Vielleicht fühlst du dich sogar schuldig oder machst dir Sorgen, wie sich dein(e) Kind(er) wohl in ihrer neuen Geschwisterrolle zurechtfinden werden. Wenn dein erstes Baby ziemlich unkompliziert war, kann man sich oft kaum ausmalen, es könnte mit dem zweiten anders sein – jeder Familienzuwachs führt aber früher oder später zu großen Emotionen.

Kinder reagieren auf Veränderungen genauso unterschiedlich wie Erwachsene, und sie haben genauso unterschiedliche emotionale Bedürfnisse. Manche kommen super zurecht und lieben ihr neues Geschwisterchen wie ihr eigenes Baby; andere ignorieren es erstmal oder fallen sogar in babyhaftes Verhalten zurück.

Viele Mütter sind traurig, weil sich die Beziehung zu ihrem ersten Kind verändert. Neugeborene haben ganz andere Bedürfnisse als ihre älteren Geschwister, und du kannst dich nicht um alle gleichzeitig kümmern. Aber für dein erstes Kind ist ein Geschwisterchen ein Geschenk – niemand anders in seinem Leben wird eine vergleichbare Beziehung zu ihm haben. Es kann helfen, dir das vor Augen zu halten, wenn du dich schuldig oder verunsichert fühlst. Denk daran: Dein erstes Kind gewinnt vielmehr ein Geschwisterchen hinzu, als dass es dich als Mutter verlieren würde. Dennoch kann es hilfreich sein, dein erstes Kind mit einigen der unten aufgeführten Tipps auf den Familienzuwachs vorzubereiten.

- Verbringe täglich mindestens zehn Minuten mit deinem älteren Kind (bzw. Kindern). Lies ihm ein Buch vor, während sich dein:e Partner:in um das Baby kümmert; spielt oder badet, plaudert oder kuschelt miteinander. Lass dein Kind, soweit das für dich möglich ist, entscheiden, was es mit dir tun möchte. Am wichtigsten ist, dass ihr ungestört seid – ohne Handy, das Baby oder Unterbrechungen.
- Sorge für regelmäßige Zeiten des Beisammenseins, z. B. beim Essen oder Schlafengehen, und stärkt eure Beziehung durch Insiderwitze, besondere Redensarten und liebevolle Berührung.
- Stelle einen speziellen Spielzeugkorb oder eine »Schatzkiste« bereit, mit der dein erstes Kind leise spielen kann, während du dich um dein Baby kümmerst. Sieh dir dazu auch unsere Tipps zu Sinnesboxen auf Seite 162 an.
- Sprich vor der Geburt oft über das Baby und ermuntere dein erstes Kind dazu, mit dem Baby in deinem Bauch zu sprechen.
- Lass dein erstes Kind an allem teilhaben: an der Namenssuche, der Einrichtung des Kinderzimmers und dem Besorgen von Kleidung und Windeln. Bitte dein Kind auch nach der Geburt, kleine Aufgaben wie das Zureichen einer Windel zu übernehmen. So fühlt es sich gebraucht und geschätzt.
- Kauf ein Spielzeug, das dein Kind gerne haben will, und gib es ihm im Namen des Babys als »Dankeschön, dass du meine große Schwester/mein großer Bruder bist«. Erlaube deinem Erstgeborenen, im Gegenzug auch ein »Geburtstagsgeschenk« für das Baby auszusuchen.
- Sag zu deinem Baby liebe Dinge über dein erstes Kind, sodass dieses dich hört, z. B.: »Du hast ja so ein Glück, dass ___ dein Bruder/deine Schwester ist.«
- Falls dein älteres Kind nach der Geburt länger in die Kita gehen soll, fang damit schon vorher an. Dann fühlt sich die Umstellung neben all den anderen Dingen, die zu Hause anders werden, nicht gar so einschneidend an.

Deine Freund:innen und Familie

Auch im Kreise seiner Liebsten kann man einsam sein, wenn keiner von ihnen versteht, welche enormen Veränderungen man durchmacht. Kinderlose Leute können es oft nicht nachvollziehen, auch wenn sie sich noch so bemühen; und die, die schon Eltern sind, vergessen oft vor lauter Erziehungsstress, wie empfindlich und verletzlich man sich in den ersten Tagen, Wochen und Monaten nach der Geburt fühlt.

Die Geburt eines Babys ruft viele Erwartungen und vorgefasste Meinungen wach. Oft sehen wir bei unserer Arbeit als Doulas, wie gerade nahestehende Menschen zu den größten Triggern neuer Mütter werden – vielleicht, weil sich die persönliche Identität als Mutter verändert. Möglicherweise respektieren manche Menschen auch nicht, wie du dich als Mutter verhältst oder dass du dich schonen willst; sie geben unaufgefordert Ratschläge oder wollen mit dem Neugeborenen kuscheln, wann immer es ihnen passt.

Die gute Nachricht ist, dass unerbetene Ratschläge fast nie etwas mit dir zu tun haben. Meistens wollen andere dadurch für *ihre eigenen* Entscheidungen Bestätigung finden. Wenn du es genauso machst wie sie, dann haben *sie* alles richtig gemacht. Hier solltest du dich auf deine Intuition stützen. Tu das, was sich für DICH richtig anfühlt. Was für andere funktioniert, muss nicht automatisch für dich funktionieren. Das ist okay, denn keine zwei Mütter, keine zwei Babys und keine zwei Mutter-Kind-Dyaden sind gleich.

Im Grunde wollen die anderen nur helfen, aber man muss ihnen beibringen, in welcher Form. Deshalb kann es für deine Wochenbettzeit einen Riesenunterschied machen, wenn du lernst, um Hilfe zu bitten und Grenzen zu setzen.

FÜR FREUND:INNEN UND FAMILIE: WIE MAN EIN:E GUTE:R BESUCHER:IN WIRD:

- Frag, ob du vorbeikommen darfst! Spontanbesuche sind in den ersten Wochen nicht ideal.
- Auch wenn du nur ganz leicht erkältet bist: Komm erst zu Besuch, wenn du ganz gesund bist.
- Nimm immer etwas zu essen mit: Sachen, die man leicht aufwärmen kann, und gesunde Snacks.
- Frag, ob du auf dem Weg irgendetwas einkaufen sollst: Klopapier, Kaffee, Windeln usw.
- Wasch dir gleich bei deiner Ankunft gründlich die Hände.
- So süß Neugeborene auch sind, gib ihnen keinen Kuss, denn ihr Immunsystem ist in diesem zarten Alter noch nicht ausgereift. Das ist besonders wichtig, wenn du einen Lippenherpes hast, denn das Herpesvirus kann für Neugeborene tödlich sein.
- Erwarte nicht, dass du das Baby halten darfst. Vielleicht muss es schlafen oder gestillt werden; die neuen Geräusche und Gerüche der aufgeregten Besucher:innen könnten es unruhig machen.
- Heb dir das Rauchen und Auftragen schwerer Parfüms für später auf.
- Vergewissere dich, dass die Mama etwas gegessen hat und ein warmes Getränk oder eine Wasserflasche neben sich hat.
- Spüle unauffällig das Geschirr, falls du schmutziges entdeckst. Übernimm weitere nützliche Hausarbeiten, z. B. den Müll rausbringen, die Wäsche falten etc.
- Biete an, die Blumen zu gießen, mit dem Hund Gassi zu gehen, mit älteren Kindern zu spielen usw.
- Stelle die neuen Eltern in den Mittelpunkt. Klammere deinen eigenen Stress aus, wenn du zu Besuch kommst, und halte Augen und Ohren offen, damit du das für die Eltern tun kannst, was sie gerade brauchen.
- Bleib nicht zu lange. Wenn ihr nicht gerade in eine große Saubermachaktion oder Gesprächsthemen vertieft seid, genügt eine Stunde.

Sanft Grenzen setzen

Nach der Geburt solltest du die ersten Wochen zu Hause hauptsächlich damit verbringen, dich auszuruhen, dein Baby zu stillen und eine gute Bindung mit ihm aufzubauen. So unterstützt du den Heilungs- und Regenerationsprozess und die Gewöhnung an euer neues Familienleben.

Manche Menschen wollen in den ersten Wochen nach der Geburt ganz für sich allein bleiben, während sich andere über die Gesellschaft von Familie und Freund:innen freuen. Auch ein noch so gut gemeinter Besuch kann stressig sein, wenn er zu lange dauert oder mit Still- und Schlafzeiten zusammenfällt. Du solltest dir vorab überlegen, ob es dir etwas ausmacht, im Beisein von Besucher:innen zu stillen, und wenn nicht, wie du damit umgehen möchtest. Die Gewöhnung ans Stillen und dass du dich damit wohlfühlst, ist wichtiger als der Besuch von entfernten Verwandten oder Freund:innen.

Für diese erste Zeit kann das Erstellen eines Koch- und Lieferplans Gold wert sein. Er steuert den endlosen Strom an Besucher:innen und gibt jenen, die kommen, die Gelegenheit, nahrhaftes Essen mitzubringen. Mit einem solchen Plan kannst du deine Bedürfnisse mitteilen, und du kannst auch noch andere Dinge wie mit dem Hund Gassi gehen, die Wäsche falten oder einkaufen gehen mit einschließen. Falls es dir noch immer schwerfällt, um Hilfe zu bitten (ja, das braucht Zeit), dann bitte eine:n Freund:in oder Doula, einen Koch- und Lieferplan für dich zu erstellen.

Grenzen setzen heißt nichts anderes, als deine Bedürfnisse klar und praktisch mitzuteilen. Meistens haben Menschen, die nicht gut mit Grenzen umgehen können, selbst keine klaren Grenzen. Das kann manchmal unangenehm sein, aber es ist trotzdem wichtig, dass du bei deinen Grenzen bleibst, denn du musst dir deine Energie gut einteilen, damit du dich gut erholen kannst.

Vielleicht hilft dir bei schwierigen Mitteilungen die »Sandwich-Technik«, bei der man eine unangenehme Botschaft zwischen zwei positive packt: Sie macht es den Empfänger:innen einfacher, sie zu verdauen.

Zum Beispiel: »Ich freue mich immer über deinen Besuch, aber es könnte sein, dass wir gerade ein Nickerchen machen, also ruf mich bitte vorher an. Wir freuen uns sehr auf dich.«

Auch die folgende Technik von Jenée Desmond-Harris könnte nützlich für dich sein.

Wie du deiner wertvollen Zeit und Energie den Vorrang gibst:

1. Dinge, die du tun musst.
2. Dinge, die du tun willst.
3. Dinge, von denen andere wollen, dass du sie tust.

Vielleicht kommst du nicht oft zu Punkt 3. Das ist okay. So fühlt es sich an, Grenzen zu haben.

Dein Unterstützer:innenkreis

Das folgende Diagramm soll dir dabei helfen, deinen Unterstützer:innenkreis zu bilden. Außerdem kann es dir Aufschluss darüber geben, wer euch besuchen darf und wer warten kann.

Wer genau sich wo in deinem Unterstützer:innenkreis befindet, ist wandelbar. Wenn du zum Beispiel Nachbar:innen oder Bekannte hast, die du (noch) nicht gut kennst, die dir aber etwas zu essen vorbeibringen, deine Wäsche aufhängen oder mit dem Hund Gassi gehen, wird dein Kreis unerwartet vergrößert.

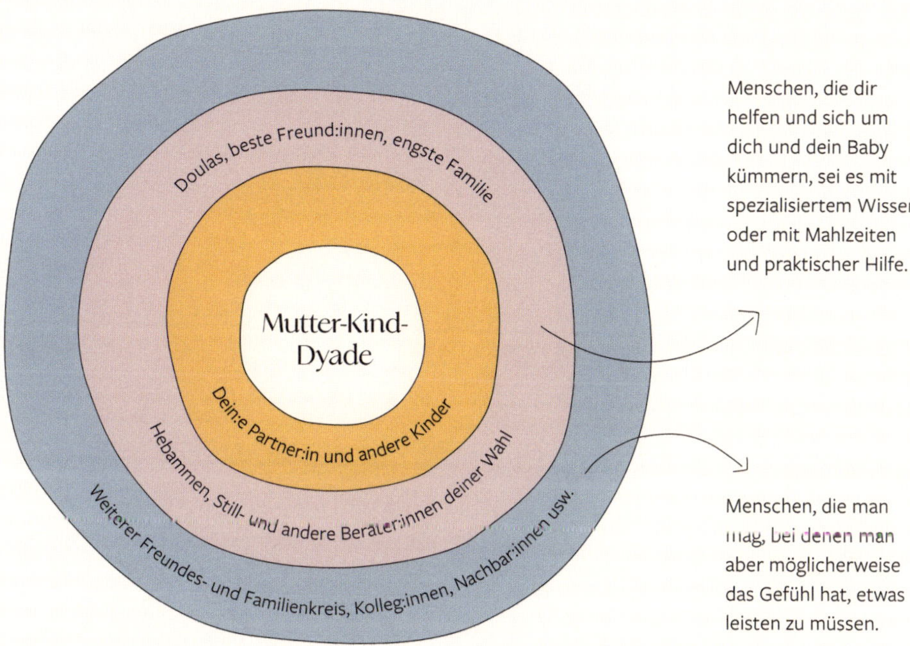

DIE SPRACHEN DER LIEBE™

Wann fühlst du dich geliebt? In Momenten der Zweisamkeit mit deinem:r Partner:in oder bei einer sanften Rückenmassage? Brauchst du liebe, ermutigende Worte, oder sollte dir dein:e Partner:in besser mit der Wäsche helfen? Oder ist all das nicht so wichtig wie Geschenke? Es könnte auch eine Kombination sein.

Die Sprachen der Liebe™ sind ein Konzept aus dem Buch von Gary Chapman: *Die fünf Sprachen der Liebe – Wie Kommunikation in der Partnerschaft gelingt*. Die meisten Menschen haben ein oder zwei dominante Sprachen der Liebe™. Vielen Beziehungspartner:innen ist oft nicht klar, dass sie nicht die gleiche Sprache der Liebe™ sprechen. Wir sollten aber wissen, wie unsere nächste Bezugsperson geliebt werden will. Dadurch können wir besser verstehen, was sie braucht, und das wiederum hilft uns dabei, ihr nahe zu bleiben und ihr zu zeigen, dass sie uns – auch in dem Wirrwarr des neuen Elterndaseins – wichtig ist.

Die Sprachen der Liebe™ lassen sich sowohl auf romantische als auch auf platonische und familiäre Beziehungen anwenden. Sie können uns dabei helfen, anderen unsere Liebe zu zeigen und die Beziehung nach einem Konflikt, oder wenn man sich haltlos fühlt, wiederherzustellen.

1

Lob und Anerkennung

Das sieht so aus: Komplimente, Wertschätzung, Bestätigung, Aufmunterung, liebevolle Nachrichten.

Beispiele im Wochenbett: »Du bist eine wundervolle Mutter/ein wundervoller Vater!«, »Danke fürs Wäschefalten!«, »Ich weiß, wie schwer es ist. Du machst das ganz toll!«, »Ich bin so stolz auf dich!«.

Hindernisse: Kritisieren; vergessen anzuerkennen, wie groß die Umstellung ist; vor lauter Erschöpfung und endlosen To-do-Listen vergessen, der anderen Person zu sagen, wie sehr man sie liebt und schätzt.

2

Zweisamkeit

Das sieht so aus: Ungestörte Zeit zu zweit, tiefgehende Gespräche, einander Aufmerksamkeit schenken.

Beispiele im Wochenbett: Beim Stillen dabei sein; gemeinsam ausgehen, die Lieblingssendung ansehen oder spazieren gehen; anrufen, um zu sehen, wie es der anderen Person geht.

Hindernisse: Durch Arbeit, Baby und Hausarbeit bleibt keine Zeit für Zweisamkeit; Ablenkung durch das Handy, während der:die Partner:in mit dir reden will; die Betreuung von mehreren Kindern weckt das Gefühl, aneinander vorbeizuleben.

3

Geschenke

Das sieht so aus: Durchdachte Geschenke zu besonderen Anlässen und »einfach so«.

Beispiele im Wochenbett: Ein Geschenk nach der anstrengenden Geburt; Mittagessen oder eine Lieblingsleckerei nach Hause bringen; Blumen oder ein »Self-Care«-Geschenk liefern lassen.

Hindernisse: Zu meinen, Geschenke müssten aufwendig sein, damit sie geschätzt werden; zu müde zu sein, um ein Geschenk zu organisieren; an Geschenke für das Baby, aber nicht für die Partnerin zu denken.

4

Hilfsbereitschaft

Das sieht so aus: Bei der Babypflege und Hausarbeit helfen; Dinge für die Partnerin tun, die sie zu schätzen weiß.

Beispiele im Wochenbett: Die Wäsche falten; das Baby wickeln; Essen kochen; das Baby oder ältere Kinder übernehmen, damit sich der andere Elternteil ausruhen kann; ein Bad für den stillenden Elternteil einlassen.

Hindernisse: Zu vergessen oder nicht zu beachten, dass man um Hilfe gebeten wurde; Müdigkeit; nicht zu fragen, wie man helfen kann; zuzulassen, dass ein Elternteil mehr Arbeit übernimmt als der andere.

5

Zärtlichkeit

Das sieht so aus: Umarmungen; Massagen; Hände halten; sanfte, nicht-sexuelle Berührungen; sexuelle Intimität.

Beispiele im Wochenbett: Auf der Couch kuscheln, wenn das Baby schläft; eine Fuß- oder Rückenmassage anbieten; liebevolle Zuneigung zeigen; ein Kuss im Vorübergehen, während die Partnerin stillt; beim Unterhalten das Gegenüber leicht am Arm berühren.

Hindernisse: Genug von Berührungen haben; der Heilungsprozess nach der Geburt; körperliche Erschöpfung; verminderte Libido.

DEIN NEST

Schaff dir einen Zufluchtsort

Wenn du ein Kind bekommst, ändern sich deine äußeren Umstände drastisch – du schläfst weniger, musst dich um dein Baby kümmern und dich in deinen Beziehungen und Rollen neu zurechtfinden. Hinzu kommt noch, dass dein Körper erst verheilen muss und du dich möglicherweise von Emotionen überwältigt fühlst. Bei all dem ist es hilfreich, wenn du und dein Baby einen Zufluchtsort habt, an dem ihr euch sicher, ruhig und zufrieden fühlt. Euer Schlafzimmer eignet sich dafür ganz wunderbar. Hier sind ein paar Ideen, die wir als Mutter und Wochenbett-Doulas gesammelt haben:

- Kauf dir die beste Matratze, die du dir leisten kannst (wir empfehlen eine Mindestbreite von 180 cm, wenn ihr alle im gleichen Bett schlafen wollt), und besorge dir Bettwäsche aus atmungsaktiver Baumwolle oder Leinen sowie zusätzliche Kissen als Stütze beim Stillen.
- Mach neben deinem Bett Platz für eine Wasserflasche, Snacks, Brustwarzensalbe usw. Wenn du für die wichtigsten Dinge einen bestimmten Platz reserviert hast (siehe Tipp zu einem Korb oder Caddy auf Seite 45), findest du sie in der Nacht leichter und hast weniger Stress wegen zu vieler herumliegender Sachen.
- Du kannst die Wände auch mit Kunst oder inspirierenden Fotos an den Wänden schmücken, einen Aroma-Diffuser aufstellen, beruhigende Musik auflegen oder mit Pflanzen oder Blumen die Natur ins Zimmer bringen.
- Wenn du zu jenen Menschen gehörst, die Sauberkeit und Ordnung brauchen, um sich gut zu fühlen, solltest du dieses Thema mit deinem:r Partner:in oder anderen Helfer:innen besprechen, denn dabei können sie dir leicht helfen und dein Wohlbefinden dadurch enorm steigern. Das gilt auch für alle anderen Bereiche des Hauses, in denen du stillen, dich ausruhen und dich zurückziehen möchtest.

Konkrete Dinge, die deinen Heilungsprozess unterstützen

Neben einer gut gefüllten Speisekammer und einem vollen Gefrierschrank (siehe folgende Seiten), gibt es noch eine Reihe von Dingen, die deine körperliche Regeneration unterstützen.

- Windeln für Erwachsene (für die erste Woche) und Wochenbett-Binden oder -Slips (für die Wochen danach)
- Körperöl (natürlich, pflanzlich)
- Stilleinlagen
- Kohlblätter oder heiße/kalte Umschläge für die Brust
- Kompressionsshorts oder Belly Binding
- Trinkflasche mit Strohhalm
- Kabelloses Nachtlicht oder Taschenlampe (für das Stillen und Wickeln in der Nacht)
- Wärmekissen oder Wärmflasche
- Dampfsitzbad mit Kräutern (siehe Seite 125)
- Kräuter-Dammkompressen (siehe Seite 122)
- Kräuter-Sitzbad (siehe Seite 123)
- Kräutertee
- Wiederverwendbarer Thermobecher oder Thermoskanne
- Brustwarzensalbe
- Still-BH oder Crop Top
- »Einhändige« Snacks – siehe Seite 231 für Rezepte
- Intimdusche
- (Viele) Kissen
- Pyjama oder Morgenrock, in dem du dich wohl fühlst
- Muttermilch-Auffangschalen aus Silikon
- Warme und bequeme Socken und Hausschuhe

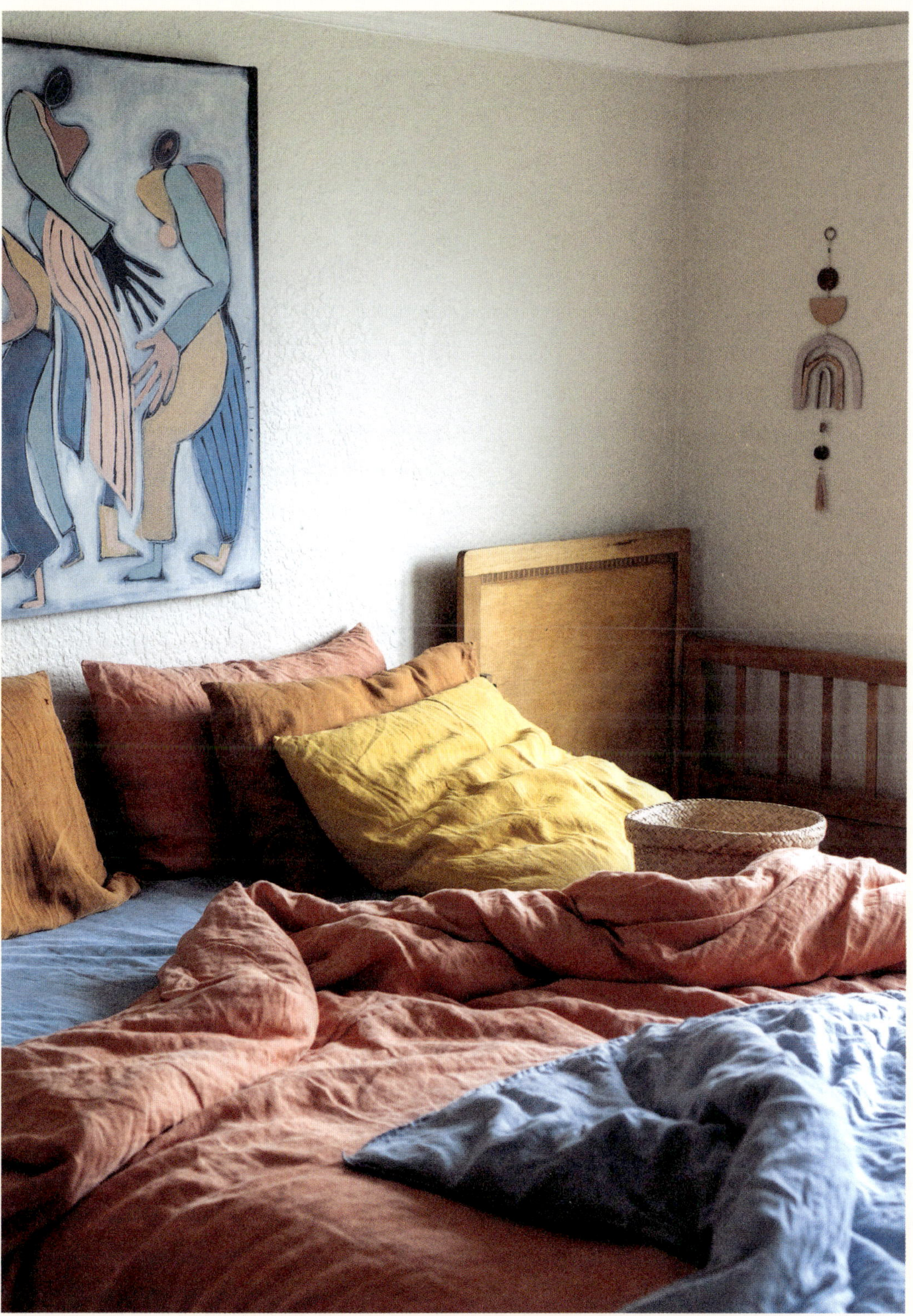

Deine Ernährung im Wochenbett

Ist die Mutter gut ernährt, ist ihr Baby das auch. Das klingt total logisch – aber was glaubst du, wie oft wir bei unseren Hausbesuchen Teller mit halb gegessenem Toast vorfinden? Es ist nicht leicht, sich selbst nach einer (fast) schlaflosen Nacht den Vorrang zu geben, aber du solltest dir vor Augen halten, dass man aus einem leeren Brunnen kein Wasser schöpfen kann. Mamas haben es verdient und die Pflicht, in der Wochenbettzeit gut zu essen, denn das Wohlbefinden und die Ernährung der Mutter wirkt sich auf alle anderen in ihrem Umfeld aus.

Es ist etwas Wunderschönes und Verbindendes, wenn Familien, Freund:innen, Nachbar:innen und neue Bekannte füreinander kochen; es ist ein Zeichen für die zunehmende Wertschätzung der Mutterrolle in unserer Gesellschaft. Essen verbindet, und in deiner Wochenbettzeit tust du dir selbst damit etwas Gutes. So würdigst du deinen schönen, Leben schenkenden Körper. Das hast du verdient. Essen ist nicht nur ein Brennstoff, sondern es nährt und heilt auch auf der seelischen Ebene.

Dein Körper muss sich in der Wochenbettzeit besonders regenerieren und anpassen, und indem du dich gesund und ausgewogen ernährst, unterstützt du ihn dabei. Das ist nicht schwer. Man muss nur ein bisschen vorausplanen, und wenn du dir ein paar einfache Gewohnheiten rund um die Nahrungszubereitung aneignest, ersparst du dir sogar einigen Aufwand. Genau deshalb schreiben wir dieses Buch: um dir konkrete und machbare Ratschläge für alle Facetten der Mutterschaft zu geben – nicht zuletzt dazu, wie man sich gut ernährt.

Auf der nächsten Doppelseite findest du eine Liste von nährstoffreichen Lebensmitteln, mit denen du deine Speisekammer füllen solltest, bevor dein Baby kommt. Sie enthalten viele Vitamine und Mineralien. Wenn du sie vorrätig hast, wird dir das die Essenszubereitung in den ersten Monaten der Mutterschaft sehr erleichtern. Es ist wissenschaftlich erwiesen, dass eine nährstoffreiche Ernährung über die Muttermilch an das Baby weitergegeben wird. Das fördert die körperliche und geistige Entwicklung des Neugeborenen.

Vaughne gibt den Mamas, die sie als Heilpraktikerin unterstützt, die folgenden Tipps für unkomplizierte (und nahrhafte) Essgewohnheiten. Eine Übersicht über spezifische Nährstoffe findest du außerdem in dem Kapitel über Ernährung und Heilkräuter (ab S. 112). Dort erfährst du, welche Nahrungsmittel für deine individuellen Bedürfnisse im Wochenbett und danach besonders wichtig sind.

FÜLLE DEINE GEFRIERTRUHE

Die letzten Wochen der Schwangerschaft, wenn du im Mutterschaftsurlaub bist, sind die perfekte Zeit, um deine Gefriertruhe mit wärmenden und nahrhaften Speisen zu füllen. Wenn dein Baby dann da ist, erspart dir das eine Menge Arbeit! Du kannst auch Freund:innen und Verwandte, die dir helfen wollen, bitten, Gerichte zum Einfrieren für dich zu kochen oder einen Koch- und Lieferplan zu erstellen. Mahlzeiten und Snacks, die sich gut zum Einfrieren eignen sind: Suppen, Eintöpfe, Brühen, Currys, im Schongarer zubereitete Fleisch-, Bohnen- und Gemüsegerichte, Frikadellen und Burgerpattys, Pastasoßen, Muffins, Kuchen und Bliss Balls.

ISS WÄRMENDE UND LEICHT VERDAULICHE SPEISEN

Dein Verdauungsapparat ist in den Wochen nach der Geburt empfindlicher, und dein Körper erholt sich von der Marathonarbeit, einen neuen Menschen entstehen und auf die Welt kommen zu lassen. In vielen Kulturen wird angenommen, dass der weibliche Körper nach der Geburt »ausgekühlt« ist und für die Genesung wärmende Speisen braucht. Auch aus naturheilkundlicher Sicht sind Speisen mit wärmenden Kräutern und Gewürzen sinnvoll: Sie fördern nicht nur die Milchproduktion, sondern auch die Verdauung und Aufnahme wichtiger Nährstoffe.

PROTEINE

Protein ist ein wichtiger Makronährstoff, der die Wiederherstellung von Muskeln und Zellen unterstützt, den Blutzuckerspiegel reguliert und für ein längeres Sättigungsgefühl sorgt. Jüngste Studien zeigen, dass voll stillende Mütter in den ersten sechs Monaten nach der Geburt täglich 1,7 bis 1,9 Gramm Protein pro Kilogramm Körpergewicht benötigen, um ihren eigenen Nährstoffbedarf und den ihres Babys zu decken. Das klingt nach viel, aber zum Glück enthalten viele köstliche Lebensmittel jede Menge Protein: Hülsenfrüchte (z. B. Bohnen), Nüsse, Samen und Nussbutter, Tempeh, Tofu, Milchprodukte, Geflügel, Fleisch und Fisch. Iss bei jeder Hauptmahlzeit eine handtellergroße Portion Eiweiß und bewahre für zwischendurch eiweißreiche Snacks in deiner Tasche, neben deinem Stillsessel und auf deinem Nachttisch auf.

FETTE

Während der Schwangerschaft sind Fette für das wachsende Gehirn und die neurologische Entwicklung deines Babys unglaublich wichtig. Aber wusstest du, dass die Zufuhr von genügend Fetten auch nach der Geburt wesentlich ist? Die Muttermilch besteht zu über 50 Prozent und das menschliche Gehirn zu etwa 60 Prozent aus Fett. Wir brauchen diesen Makronährstoff für ein gutes Denkvermögen und wesentliche Körperfunktionen. Beim Essen von fettreichen Lebensmitteln ist es nur wichtig, dass du auf Qualität und Vielfalt achtest. Gesunde Fette, z. B. solche mit hohem Omega-3-Gehalt, können erwiesenermaßen Entzündungen hemmen, das Thromboserisiko senken, die hormonelle Gesundheit unterstützen und die Aufnahme anderer Nährstoffe fördern. In frittierten oder gebackenen Fertigspeisen kommen oft Transfette und industriell hergestellte Pflanzenöle vor, die das Risiko von Entzündungen und Wochenbettdepressionen erhöhen. Die besten Fette, die man reichlich zu sich nehmen sollte, findet man in Nüssen, Samen, Avocados, Oliven, Fettfischen, Eiern und extra nativem Olivenöl.

KOHLENHYDRATE

Kohlenhydrate sind ein weiterer, wichtiger Makronährstoff, der dem Gehirn und den Muskeln aktiver, unausgeschlafener Mütter Energie liefert und für die Muttermilchproduktion Glukose bereitstellt, die in Laktose umgewandelt wird. Einfache Kohlenhydrate (oder Zucker) werden oft raffiniert und enthalten nicht genug Nährstoffe, Stärke und Ballaststoffe. Dadurch lösen sie einen abrupten Anstieg des Blutzuckers aus und versorgen den Körper weniger lang mit Energie. Solche Lebensmittel, z. B. Weißbrot, Kuchen, Lollis, Gebäck und zuckerhaltige Getränke, solltest du nur in Maßen zu dir nehmen. Komplexe Kohlenhydrate sorgen hingegen für länger anhaltende Energie. Die gesündesten komplexen Kohlenhydrate sind unraffinierte pflanzliche Lebensmittel mit hohem Ballaststoffgehalt, wie brauner Reis, stärkehaltiges Gemüse, Vollkornprodukte, Bohnen und andere Hülsenfrüchte. Damit dein Blutzuckerspiegel ausgeglichen bleibt, solltest du Kohlenhydrate mit einer Protein- und Fettquelle kombinieren, zum Beispiel Sauerteig-Toast mit Avocado und Ziegenfeta.

BALLASTSTOFFE

Nachdem dir dein Baby in der Schwangerschaft auf die Organe gedrückt hat, wird dein Verdauungssystem etwas Zeit brauchen, bis es wieder in einen gesunden Modus zurückfindet. Ausreichend Ballaststoffe erzeugen größere Stuhlmengen, die den Darm leichter passieren können und die Darmfunktion besser regulieren. Ballaststoffreiche Nahrungsmittel wie Gemüse, Obst, Vollkornprodukte, Nüsse, Samen und Hülsenfrüchte helfen auch bei der Regulierung des Blutzuckerspiegels, weil sie die Verdauung verlangsamen, die Lust auf Süßes hemmen und den Energiehaushalt stabilisieren. Auch unser Darmmikrobiom profitiert von Ballaststoffen, denn ein Teil davon enthält Präbiotika, die die guten Bakterien in unserem Darm unterstützen.

Deine Wochenbett-Speisekammer

GETREIDE UND MEHL

Ganze Körner oder Vollkornmehle sind am wenigsten raffiniert und enthalten die meisten Nährstoffe. Viele sind glutenfrei.

- Amaranth (Körner, gepufft)
- Bananenmehl aus grünen Bananen
- Buchweizen (Körner, Mehl)
- Dinkel
- Hafer (Schrot, Mehl – Haferflocken sind beim Kochen zeitsparender)
- Kokosmehl
- Maniokmehl
- Quinoa (Körner, Flocken, gepufft)
- Reis – weiß und braun (Körner, Flocken, gepufft)
- Roggen
- Wilder Reis

NÜSSE UND SAMEN

Nüsse sind eine wunderbare und gesunde Eiweiß- und Fettquelle. Sie halten dich satt und stabilisieren deinen Blutzucker- und Energiespiegel. Iss sie roh, trocken geröstet oder als Nussbutter ohne Zusatz von Zucker oder raffinierten Pflanzenölen.

- Cashewnüsse
- Chiasamen
- Hanfsamen
- Kokosnuss (Chips oder Flocken)
- Kürbiskerne
- Leinsamen
- Macadamianüsse
- Mandeln
- Paranüsse
- Pistazien
- Sesam
- Sonnenblumenkerne
- Walnüsse

BOHNEN UND HÜLSENFRÜCHTE

Bohnen werden am besten über Nacht mit 1 Teelöffel Backsoda (Natron) eingeweicht, damit Antinährstoffe wie Phytinsäure abgebaut und weniger Verdauungsprobleme verursacht werden.

- Cannellini-Bohnen
- Grüne (Le Puy-)Linsen
- Kichererbsen
- Limabohnen
- Mungbohnen (geschält und halbiert werden sie schneller weich)
- Rote Linsen
- Schwarze Beluga-Linsen
- Schwarze Bohnen

FLEISCH, EIER UND MILCHPRODUKTE

Wähle Bio-Qualität, Grasfütterung, Weidehaltung oder Wildfang, wo immer es finanziell möglich ist, denn diese Tiere bekommen im Gegensatz zur konventionellen Viehhaltung keine synthetischen Hormone und Antibiotika. In nachhaltigen Betrieben sind außerdem auch die Tierhaltungsstandards besser.

- Butter
- Eier
- Fisch – Sardinen, Makrelen, Sardellen, Lachs, Forellen
- Fleisch – Rindfleisch, Lamm, Wild, Huhn, Truthahn
- Hühner- oder Rinderbrühe oder Knochen für Brühe
- Leber
- Parmesan
- Ziegenkäse

FERMENTIERTE LEBENSMITTEL

Diese enthalten viele Probiotika, die das Wachstum von gesunden Darmbakterien fördern, sowie die Verdauung und den Abbau von in Nahrung und Nahrungsergänzungsmitteln enthaltenen Nährstoffen verbessern.

- Eingelegtes Gemüse
- Joghurt (wähle natürlichen Joghurt ohne Zuckerzusatz)

- Kefir
- Kimchi
- Kombucha
- Miso
- Sauerkraut

BUTTER UND ÖLE

Unraffinierte, kaltgepresste Öle sind am besten. Vermeide raffinierte pflanzliche Öle, denn sie können im Körper Entzündungen hervorrufen. Kaufe Milchprodukte von Tieren aus Weidehaltung.

- Avocadoöl
- Butter (wenn du Milchprodukte verträgst)
- Extra natives Olivenöl
- Ghee (Butterreinfett)
- Hanföl
- Kakaobutter
- Kokosöl
- Leinsamenöl
- Walnussöl

KRÄUTER UND GEWÜRZE

Viele Kräuter und Gewürze haben therapeutische Eigenschaften und unterstützen die Verdauung, Milchbildung und Regulierung des Blutzuckerspiegels. Sie können auch Entzündungen hemmen und wärmen.

- Anis
- Bockshornklee
- Cayennepfeffer
- Fenchel
- Gewürznelke
- Ingwer
- Kardamom
- Koriander
- Kreuzkümmel
- Kurkuma
- Muskatnuss
- Orangenschale
- Schwarzer Pfeffer
- Zimt

GETROCKNETE FRÜCHTE

Nimm ungeschwefelte Trockenfrüchte, denn Schwefel kann bei manchen Menschen zu Reaktionen wie Asthma, Kopfschmerzen, Hautausschlägen, Verdauungsstörungen und Übelkeit führen.

Vermeide die Zutaten E220, E221, E222, E223, E224, E225.

- Aprikosen
- Birnen
- Chinesische Datteln (Jujube)
- Feigen
- Goji-Beeren
- Medjool-Datteln (diese gibt es oft auch frisch gekühlt im Lebensmittelhandel)
- Pfirsiche
- Pflaumen

PFLANZENMILCH

Verzichte auf Pflanzenmilch mit raffinierten Pflanzenölen, Verdickungsmitteln und Zucker, denn diese können im Körper Entzündungen auslösen.

- Hafermilch
- Hanfmilch
- Kokosmilch
- Macadamiamilch
- Mandelmilch

SÜSSUNGSMITTEL

Diese Zuckeralternativen haben eine niedrigere Glykämische Last und halten dadurch den Blutzuckerspiegel stabiler. Sie liefern außerdem auch weitere Nährstoffe, die raffinierter, herkömmlicher Zucker nicht enthält. Verwende sie sparsam – ein bisschen genügt, um Speisen eine süße Note zu geben.

- 100 % reiner Ahornsirup (verzichte auf aromatisierten, zuckerhaltigen Sirup mit »Ahorngeschmack«)
- Honig aus der Region (roh, nicht pasteurisiert)
- Kokosblütenzucker (bessere Alternative zu konventionellem Zucker, da er präbiotisches Inulin enthält)
- Schwarze Melasse (pflanzenbasierte Eisenquelle)
- Stevia (grün, roh, in Bio-Qualität, um Zusatzstoffe zu vermeiden)

ANDERE ARTIKEL AUS DEM REFORMHAUS:

- **Nährhefe** – eine Vitamin-B12-Quelle auf pflanzlicher Basis, die man als Käseersatz auf Mahlzeiten streuen oder in Suppen und Eintöpfen als Würzmittel verwenden kann.
- **Algen** (Wakame, Kelp-Flocken, Lappentang, Nori-Blätter usw.) – eine pflanzliche Jodquelle zur Unterstützung der Schilddrüsengesundheit. Auf Speisen streuen oder eingelegtes Gemüse und Avocado damit einwickeln und als Snack genießen.
- **Flohsamenschalen und Ulmenrinde** – Ballaststoffquellen, die im Wochenbett bei Verstopfung helfen. In Kapselform einnehmen oder das Pulver in Wasser oder Smoothies auflösen.
- **Rohkakao & Kakao Nibs** – ein magnesium- und antioxidantienreiches Superfood, das man für Smoothies und gesunde gebackene oder rohe Schokoladen-Snacks verwenden kann.
- **Kollagen- und Gelatinepulver aus Weidehaltung** – diese enthalten Proteine und Aminosäuren, die für die Struktur, Stärke und Unversehrtheit von Bindegewebe wie Haut, Knochen, Knorpel und Blutgefäße wichtig sind. Man kann sie zu Smoothies, Haferflocken, gesunden gebackenen oder rohen Leckereien und Fruchtgummis hinzufügen (Gelatine ist ein Verdickungsmittel und daher eine perfekte, darmfreundliche Ergänzung zu gesundem Gelee und Panna Cotta).
- **Knochenbrühe** (frisch, als Pulver oder Konzentrat) – reich an Kollagen, Gelatine, Aminosäuren und Mineralien, die die Heilung im Wochenbett unterstützen. Genieße sie pur oder verwende sie für einen besseren Nährwert in Suppen, Eintöpfen, Aufläufen, Currys, Soßen und Bratensaft.

Heißer Tipp für die Lebensmittelaufbewahrung:

Bewahre deine Grundnahrungsmittel, Essensreste und Wasser in Glas- und Edelstahlbehältern auf. Verwende so wenig Plastikbehälter wie möglich und fülle Essen vor dem Erwärmen in eine Glas- oder Keramikschale um. Wenn Plastik erhitzt wird, kann es Chemikalien – insbesondere endokrine Disruptoren – an dein Essen abgeben und so deiner Gesundheit schaden. Wärme also zum Beispiel keine in Plastikbehältern aufbewahrten Suppen in der Mikrowelle auf und verwende beim Braten keine Pfannenwender aus Plastik. Auch bei Teflon-Beschichtung ist Vorsicht geboten. Das letzte Wort ist zwar noch nicht gesprochen, aber wir empfehlen, es zu vermeiden, wo es möglich ist. Weitere Informationen zur chemischen Belastung durch herkömmliche Reinigungs- und Kosmetikprodukte findest du auf Seite 43.

Heißer Tipp für den Lebensmitteleinkauf:

Es gibt viele Ressourcen, die dir bei der Auswahl von gesunden und umweltfreundlichen, aber auch leistbaren Lebensmitteln helfen.

Jedes Jahr veröffentlicht die US-amerikanische Environmental Working Group (EWG) die Listen »Clean Fifteen« und »Dirty Dozen« für einen allgemeinen Überblick, welche Obst- und Gemüsesorten aus konventioneller Landwirtschaft wenige oder viele Rückstände von Pestiziden aufweisen. In Europa sehen die landwirtschaftlichen Praktiken und der Pestizideinsatz zwar etwas anders aus, dennoch kann die Liste als grober Leitfaden dienen.

Kaufe Obst und Gemüse nach Möglichkeit von kleinen Bio-Bauernhöfen und Märkten. Damit tust du deiner Gesundheit und der regionalen Wirtschaft etwas Gutes, und manchmal ist das sogar billiger (und schmackhafter) als die Produkte aus dem Supermarkt!

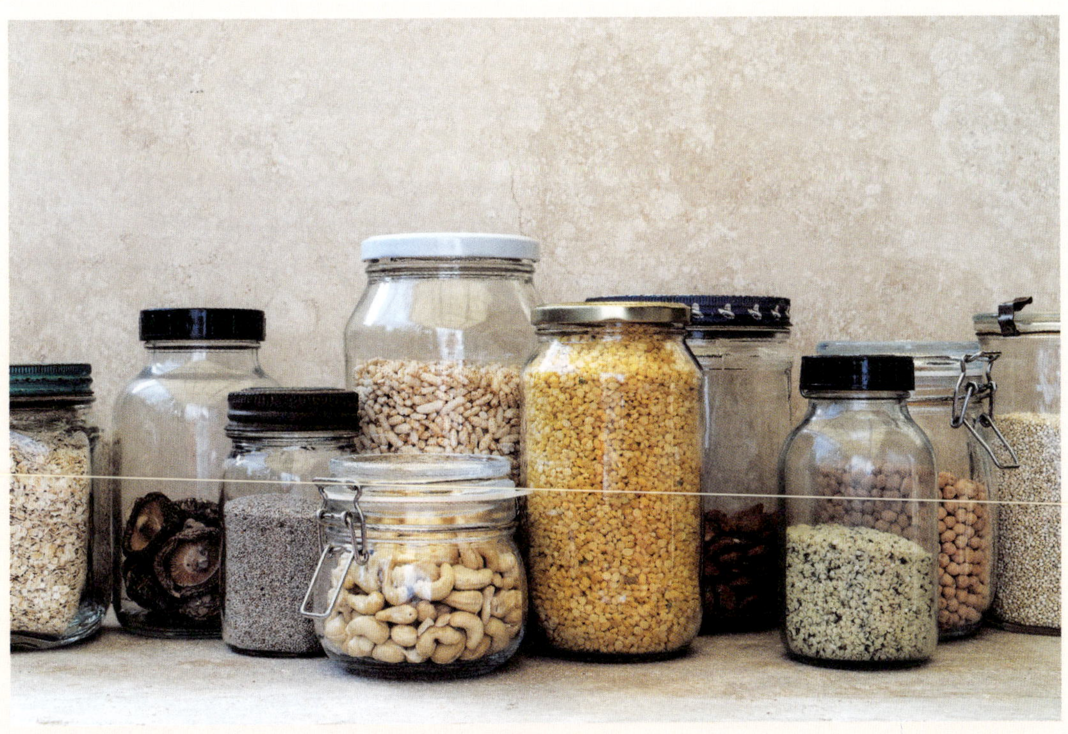

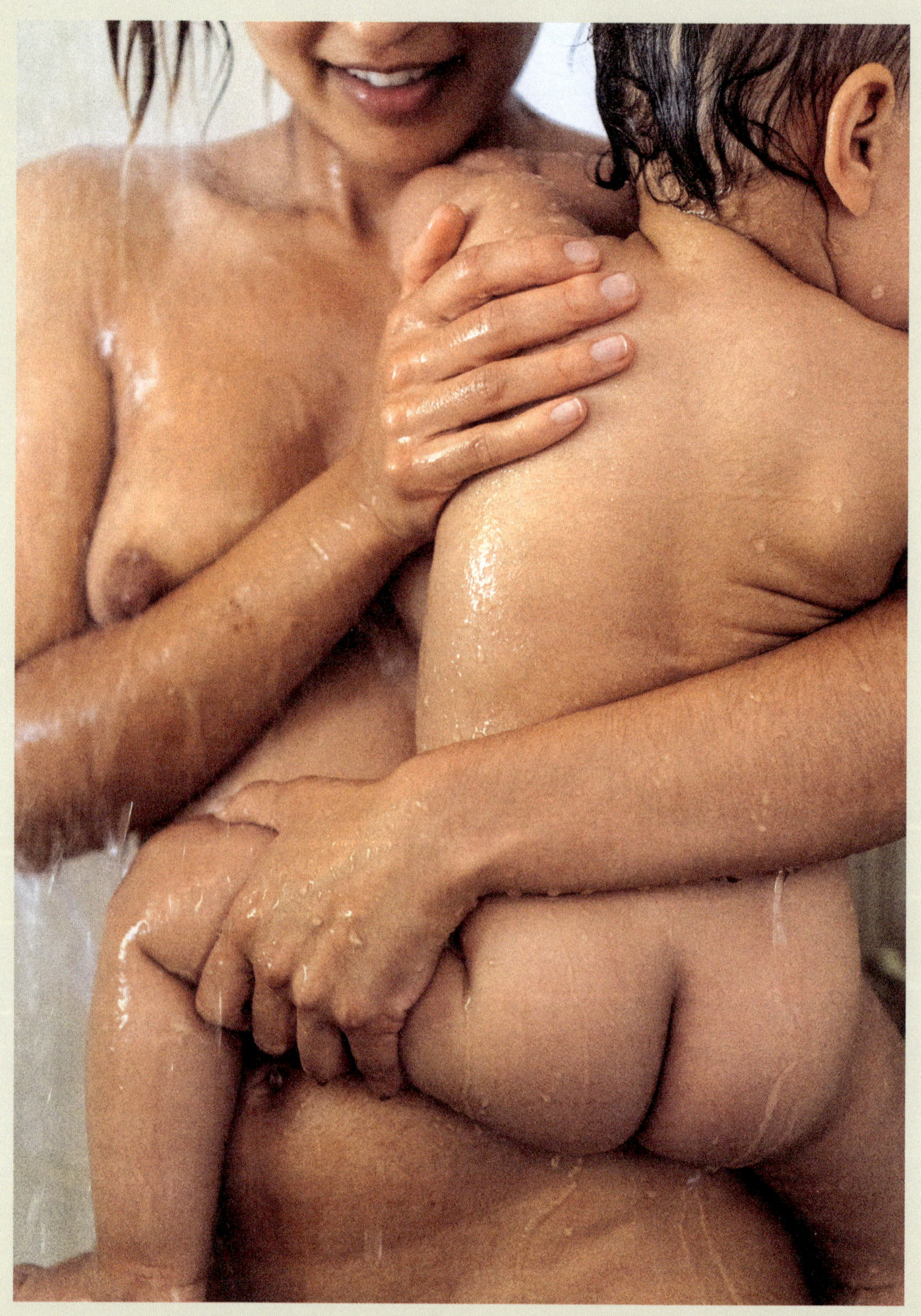

Chemikalien im Haushalt

Die Haut ist das größte Organ unseres Körpers und nimmt auf, was wir äußerlich auftragen: von Cremes bis hin zu Shampoo und Parfüm. Auch unser Atmungssystem reagiert hochempfindlich auf Chemikalien und Giftstoffe in der Umwelt. Wir atmen nicht nur Rauch und verschmutzte Luft ein, sondern auch Chemikalien, die wir für uns und unser Zuhause verwenden, z. B. Lufterfrischer, Badreiniger und Insektenspray.

Über 80 000 künstliche Chemikalien wurden nie auf ihre Auswirkungen auf die menschliche Gesundheit getestet. Viele davon kommen in konventionellen Haushalts- und Schönheitsprodukten vor, wodurch wir uns und unsere Kinder diesen Substanzen tagtäglich aussetzen.

Immer mehr Studien zeigen, wie sehr diese Chemikalien unserer Gesundheit schaden. Wenn wir ihnen dauerhaft ausgesetzt sind, können sie unserem Hormonhaushalt, unserer Fruchtbarkeit sowie unserem Immun- und Nervensystem schaden.

Synthetische Chemikalien wie Duft- und Konservierungsstoffe kommen überall vor, in Handseifen und Duschgels, Haarprodukten, Feuchtigkeits- und Sonnenschutzcremes, Make-up und Babypflegeprodukten, bis hin zu Wasch- und Reinigungsmitteln, Raumsprays, Kerzen usw.

Wenn man viele solcher Produkte verwendet, bedeutet das eine enorme Belastung für die natürlichen Entgiftungssysteme des Körpers und kann eine Reihe von Gesundheitsproblemen hervorrufen.

»Endokrin aktive Substanzen« (EAS) imitieren und beeinträchtigen die Wirkung von Hormonen. Sie schädigen das endokrine System – eine Reihe von Drüsen, die natürliche Hormone produzieren und ausscheiden – und können deine und die Fruchtbarkeit deiner Kinder, egal ob männlich oder weiblich, beeinträchtigen. Sie können auch andere gesundheitliche Probleme wie Asthma, Ekzeme, Hautreizungen und Allergien verursachen und erhöhen sogar nachweislich das Krebsrisiko.

Obwohl es jetzt Studien gibt, die viele dieser Chemikalien als unsicher ausweisen, werden sie noch immer in unzähligen Schönheitsprodukten verwendet. Einige der häufigsten Toxine sind:

Formaldehyd: Traditionell hat man es beim Einbalsamieren der Toten verwendet, heute findet es sich in Haarglättungspräparaten, Seifen und Nagellack. Das größte Toxizitätsrisiko besteht beim Einatmen, das zu Hautrötungen und Juckreiz sowie Reizungen von Augen, Nase und Rachen führen und das Krebsrisiko erhöhen kann.

Phthalate: Phthalate kommen in mehr als 70 Prozent aller Deodorants, Parfüms, Haar- und Hautpflegeprodukte vor und werden mit schwerwiegenden hormonellen Problemen wie veränderter Genitalentwicklung, niedriger Spermienzahl, Unfruchtbarkeit, einigen Krebsarten und mehr in Verbindung gebracht.

Weitere Chemikalien, die man vermeiden sollte: Handelsübliche Reinigungs- und Hygieneprodukte, die Bleichmittel, Ammoniak, Natriumhydroxid, Chlor, synthetische Duftstoffe, Aluminium, Parabene, Sulfate, Mineralöle, Nanopartikel, Polyethylenglykol (PEG) und/oder Petroleum enthalten.

Manche dieser Chemikalien werden auch bei der Herstellung von Bekleidung, Stoffen und Möbeln verwendet. Formaldehyd und Phthalate machen Stoffe beispielsweise weicher, knitterarm und formbeständig.

Vor allem Färbemittel können allergische Hautreaktionen oder Kontaktdermatitis hervorrufen. Um alle Rückstände von Chemikalien zu entfernen, empfehlen wir, alle neuen Kleidungsstücke und Stoffe vor dem Tragen zu waschen. Noch besser ist es, Secondhand-Kleidung zu kaufen und gebrauchte Baby- und Kinderkleidung weiterzureichen. Angesichts der Schädlichkeit von »Fast Fashion« ist das auch besser für die Umwelt. Um die chemische Belastung für dich und deine Familie zu reduzieren, wähle nach Möglichkeit ökologische und natürlich gefärbte Stoffe wie Leinen, Baumwolle und Hanf aus nachhaltiger Landwirtschaft.

Für die Recherche zu Hautpflege- und Haushaltsprodukten empfehlen sich Codecheck-Apps sowie einschlägige Zeitschriften und Websites, die Produkte auf ihre Inhaltsstoffe prüfen.

DEIN BABY

Durch die zunehmende Kommerzialisierung der Mutterschaft ist es oft nicht leicht zu entscheiden, was du für dein Baby wirklich brauchst. Wenn du dann aber mit deinem Baby nach Hause kommst, wirst du erkennen, dass dein Baby vor allem eines braucht: dich!

Natürlich gibt es praktische Erfindungen und Dinge, die dir das Leben in manchen Situationen leichter machen können, aber solange dein Baby nicht dringend ärztlich versorgt werden muss, braucht es hauptsächlich deinen Körper, deine Milch, deine Stimme, deine Wärme und deinen Geruch, damit es den Übergang vom Bauch in die Welt verkraften und gedeihen kann.

Wir haben eine Liste von Dingen zusammengestellt, die wir – aus unserer Erfahrung als Mutter und Doulas – in den ersten Wochen und Monaten für notwendig oder hilfreich halten.

UNBEDINGT NOTWENDIG:

- Autositz
- Baby-Bodys
- Baby-Feuchttücher
- Erste-Hilfe- und HLW-Kurs für Babys
- Erste-Hilfe-Kasten
- Kinderbett und/oder Körbchen und/oder Beistellbett
- Kinderwagen und/oder Babytragehilfe
- Spucktücher
- Strampler (mit umklappbaren Handschuhen)
- Wickeltücher
- Windelcreme (aus natürlichen Inhaltsstoffen)
- Windeln

VIELLEICHT HILFREICH:

- Baby-Badetuch
- Baby-Badewanne
- Baby-Nagelknipser
- Babynest
- Babyphon
- Baby-Schlafsack
- Fläschchen, Sterilisator und Bürste
- Luftbefeuchter
- Milchpumpe
- Mütze
- Pflegeprodukte für Babys (aus natürlichen Inhaltsstoffen)
- Säuglingsmilchnahrung
- Schnuller
- Socken
- Spannbettlaken (für das Babybett)
- Spielmatte
- Stillsessel
- Strampelhose
- Thermometer
- Weste und/oder Pullover
- White-Noise-Einschlafhilfe
- Windeleimer
- Wippe

Heißer Tipp Nr. 1: Besorge dir einen Korb, den du zu Hause überallhin mitnehmen kannst, dann hast du alles zur Hand. Befülle ihn mit Windeln, Feuchttüchern, Spucktuch, Handtuch oder Wickelunterlage, Wickeltuch, Brustwarzensalbe, zwei Garnituren Babykleidung, Trinkflasche und Snacks.

Heißer Tipp Nr. 2: Du brauchst nicht unbedingt einen Wickeltisch. Du kannst auch einfach eine Wickelunterlage auf eine Kommode, den Esstisch, die Couch oder den Wohnzimmerboden legen. Schnapp dir dazu den Korb mit deinen Siebensachen und schon geht's los!

Heißer Tipp Nr. 3: Du brauchst nicht unbedingt einen Wickelrucksack. Such dir einen bequemen Rucksack mit einer Seitentasche für deine Trinkflasche oder verwende eine Tasche, die du schon zu Hause hast, z. B. eine robuste Tragetasche mit Innentaschen. Gib einen Zugbeutel hinein, der mit Windeln, Feuchttüchern, einem Handtuch zum Windelwechseln und zwei Garnituren Babykleidung befüllt ist. Gib außerdem auch ein Spucktuch, Brustwarzensalbe, Wickeltuch, Babyspielsachen und deine Snacks in den Rucksack/die Tragetasche.

Heißer Tipp Nr. 4: Der Stokke Tripp Trapp® Hochstuhl wird nicht nur wegen seines Stils, sondern vor allem wegen seiner Funktionalität geschätzt, denn man kann ihn so verstellen, dass er für jede Körpergröße passt und auch die Füße stützt. Du kannst auch ein Newborn-Set daran befestigen, sodass du dein Baby z. B. beim Kochen und Essen dabeihaben kannst.

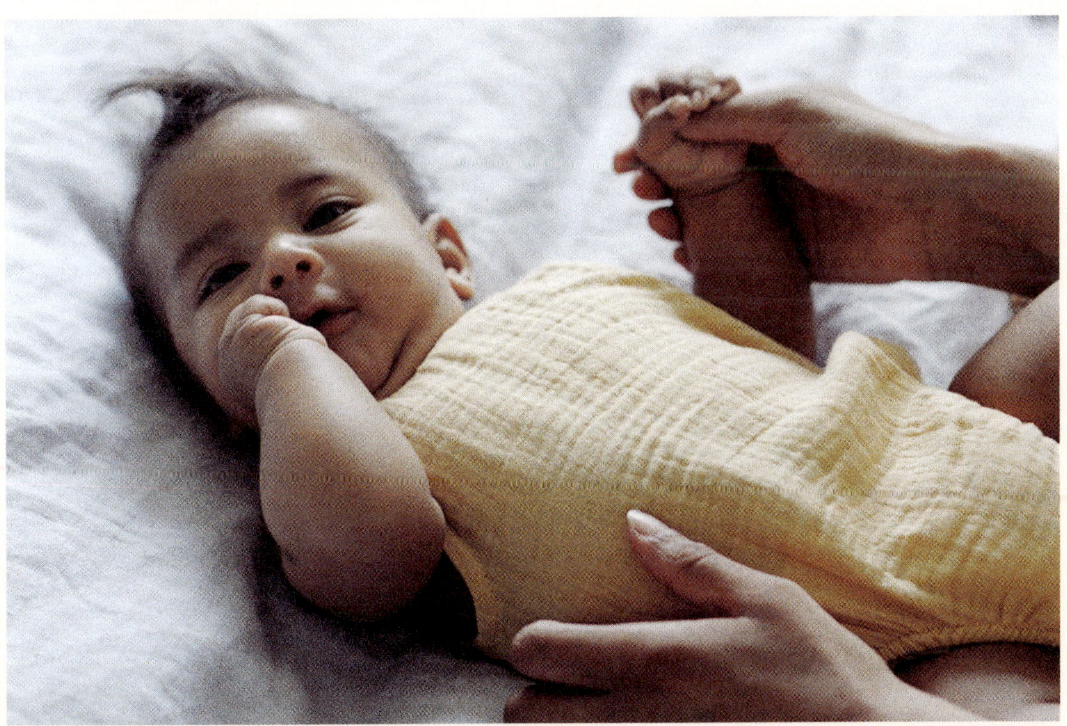

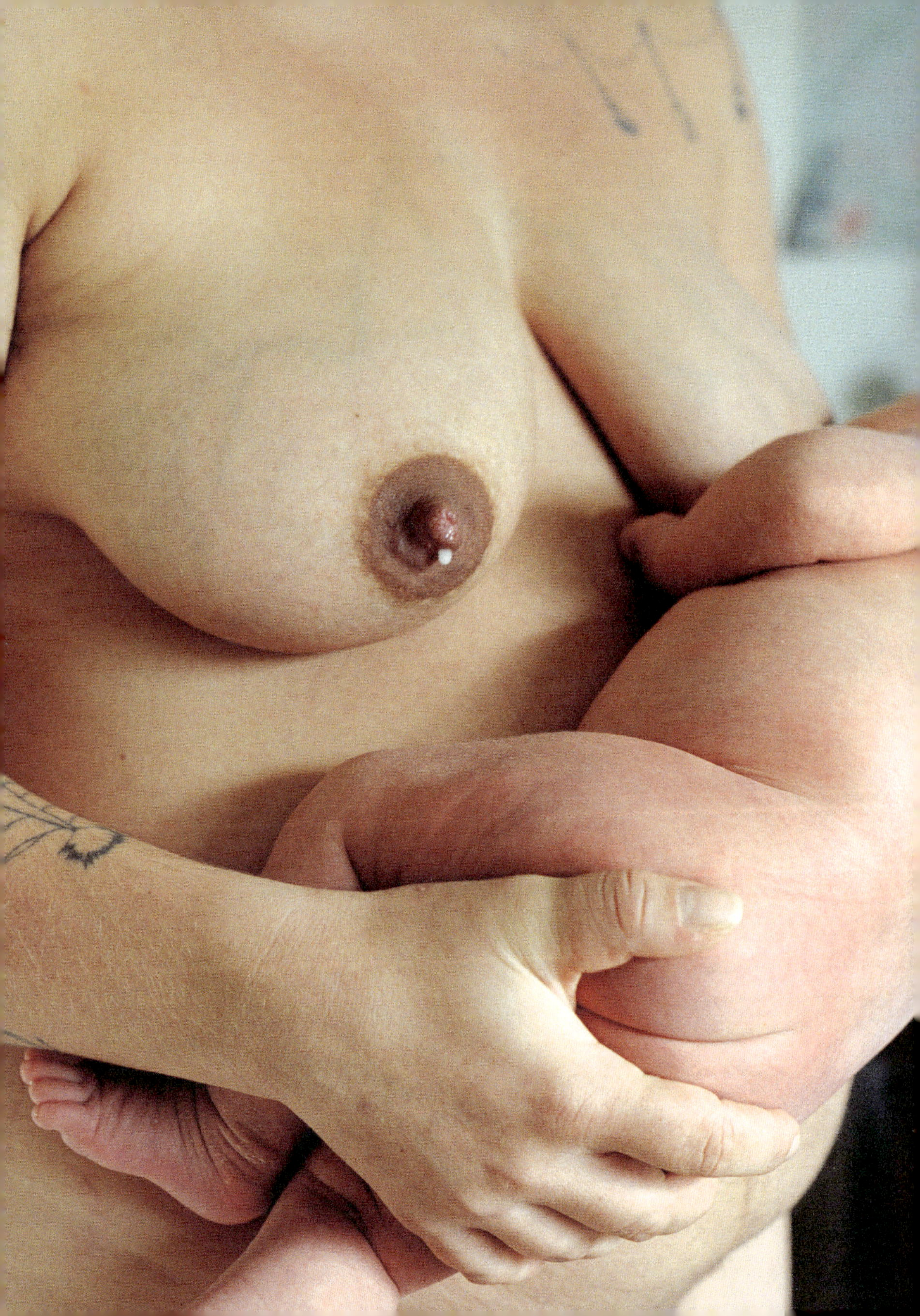

EIN LEITFADEN

KAPITEL ZWEI

FÜR DAS STILLEN

Wir sind uns unserer Grenzen bewusst, deshalb haben wir für dieses Kapitel mit Amy Sherer – einer staatlich geprüften Hebamme und IBCLC-Still- und Laktationsberaterin mit fast zwanzig Jahren Erfahrung – zusammengearbeitet und unsere Informationen von ihr überprüfen lassen. Sie ist der Ansicht, dass es grundlegende Probleme im Bereich der Schwangeren- und Stillberatung gibt, insbesondere was den Wissensstand der beteiligten Personen betrifft. Mit aktuellen Forschungsergebnissen und anschaulichen Anekdoten hat sie unser Wissen über das komplexe Thema Laktation und Stillen erweitert und vertieft.

Unser Brustgewebe ist ein äußerst intelligentes und komplexes System, das aus Drüsengewebe, Alveolen, Milchkanälen, Nervenendigungen, Bindegewebe, Fett, Blut und Lymphflüssigkeit besteht. Im Gegensatz zur landläufigen Meinung hängt die Milchproduktion nicht von der Brustgröße ab.

Unser Körper ist unglaublich intuitiv: Bei Brust- und Brustwarzenstimulation wird ein Signal an die Hypophyse gesendet, damit diese Prolaktin (das milchbildende Hormon) und Oxytocin (das Milchspendehormon) freisetzt. Dadurch wiederum bekommen die Brüste das Signal, mehr Milch zu produzieren und in den Mund des Babys freizugeben. Einfach clever!

Nichtsdestotrotz können die ersten Wochen, in denen man das Stillen erst lernt, schwieriger sein als die Geburt selbst. Wenn du aber die Anfangsschwierigkeiten einmal überwunden hast, kann das Stillen zu einer wunderbaren und lohnenden Erfahrung werden, die für dich und dein Baby in vielerlei Hinsicht gut ist.

Als Doulas begegnen wir oft Müttern, die voller Fragen und Zweifel zum Thema Stillen aus dem Krankenhaus kommen. Meistens ist es so, dass diesen Frauen von Hebammen und anderem Pflegepersonal im Krankenhaus widersprüchliche Ratschläge gegeben wurden, und sie nun nicht wissen, was sie tun und welchem Rat sie folgen sollen.

Amy Sherer zufolge liegt das daran, dass »es Jahre dauern kann, bis der aktuellste Stand der Forschung auf der institutionellen Ebene ankommt, wo er an Eltern weitergegeben wird – daher all die widersprüchlichen Informationen«.

Uns fällt auch regelmäßig auf, wie überrascht neue Mütter sind, dass ihre Neugeborenen so oft trinken wollen. Das ist ein Punkt, der für alle gilt: Egal, wie dein Baby zur Welt gekommen ist und wie viel Hilfe du hast: Neugeborene sind anspruchsvoll, und die meisten halten sich nicht an die Zeitpläne moderner Eltern.

Indem wir dir das sagen, wollen wir dir keine Angst machen, sondern dich vielmehr dazu ermutigen, dich mit Informationen und Unterstützung zu rüsten, damit du deine Stillzeit gut informiert und zuversichtlich antreten kannst.

Wir empfehlen dir, gegen Ende deiner Schwangerschaft ein Buch zum Thema Stillen zu lesen, wo du auch mehr darüber erfährst, was biologisch normale Verhaltensweisen bei Babys sind. So weißt du besser, was dich in Sachen Weinen, Unwohlsein und Stillen erwartet. Außerdem kannst du dadurch auch dem Ansturm gut gemeinter Ratschläge besser begegnen und nur jene annehmen, die sich für dich richtig anfühlen (Stichwort Intuition!). Es gibt viele gute Bücher – unsere Favoriten findest du am Ende des Buches unter »Weiterführende Literatur« (Seite 232).

Als wir in unserem weiteren Bekanntenkreis nachgefragt haben, welche Ratschläge für neue Eltern die wichtigsten sind, war die zweithäufigste Antwort (nach der Vorbereitung auf die Wochenbettzeit): Engagiere für die erste Woche zu Hause eine:n Stillberater:in. Amy rät allen, eine:n *aktuell zertifizierte:n* IBCLC-Still- und Laktationsberater:in zu suchen. Stillberatung wird sowohl privat als auch als Versicherungsleistung angeboten, und die meisten Länder haben örtliche Stillverbände und/oder kostenlose Hotlines. Stillberater:innen verfügen über das Wissen und die Erfahrung, mit der sie jede Mutter-Kind-Dyade ganzheitlich und individuell betrachten können. Oft sind sie auch ausgebildete Hebammen mit jahrelanger Erfahrung.

Was wir euch auf den folgenden Seiten mitgeben, kann ein gutes Buch zum Thema Stillen oder eine:n Stillberater:in keinesfalls ersetzen, aber es wird dir hoffentlich als Leitfaden und Mutmacher zur Seite stehen, wenn du lernst, dein winziges Wesen zu stillen.

Die drei wichtigsten Faktoren, die ein erfolgreiches Stillen beeinflussen, sind:

1. Hilfe und Ruhe
2. Aktueller und fundierter Wissensstand
3. Kulturelle Normen zum Thema Stillen

Die drei wichtigsten Faktoren, die eine anhaltende Milchproduktion beeinflussen, sind:

1. Milchentnahme (Stillen und/oder Abpumpen) und Brustwarzenstimulation (durch Saugen, Greifen, Kopfbewegungen, Anschmiegen etc.)
2. Hormone (diese sind von Person zu Person unterschiedlich)
3. Genug Ruhe, Flüssigkeitszufuhr, Ernährung und Hilfe

EINE TYPISCHE STILL-ZEITACHSE

SCHWANGERSCHAFT:

Das Brustgewebe wächst nur zweimal im Leben: Während der Pubertät und der Schwangerschaft, und in letzterer verändert es sich am meisten. Deine Brust wird nicht nur größer, auch Farbe und Form von Brustwarze und Warzenhof verändern sich (sie werden dunkler, damit sie das Baby leichter findet), und die Adern könnten sichtbarer werden. Wie sehr sich die Brüste verändern, hat allerdings kaum bis gar keinen Einfluss auf die Milchproduktion.

Die Kolostrumproduktion beginnt etwa ab der 16. Schwangerschaftswoche. Das Kolostrum ist eine nährstoffreiche Substanz mit geringem Volumen, die von Person zu Person unterschiedlich aussehen kann: von dick wie Honig bis wässrig und sogar unterschiedlich gefärbt. Das Kolostrum ist auf die Bedürfnisse deines Babys zugeschnitten und enthält den Immunplan für das ganze Leben deines Babys.

Vielleicht möchtest du mit einer medizinischen Betreuungsperson die Vorteile des Ausstreichens von Kolostrum besprechen. Das Ausstreichen vor der Geburt kann besonders für Frauen mit Schwangerschaftsdiabetes oder davor bestehender Diabetes nützlich sein. Ein guter Ausgangspunkt für allgemeine Informationen zu diesem Thema ist das Europäische Institut für Stillen und Laktation und dessen Online-Artikel »Präpartale Kolostrum-Gewinnung bei Schwangeren mit Diabetes mellitus«. Bei der Suche nach Rat zu diesem Thema ist es wichtig, dass deine medizinische Betreuungsperson auf dem neuesten Stand der Forschung und auch qualifiziert dafür ist zu entscheiden, ob das Ausstreichen für dich in deiner spezifischen Situation sicher ist.

GEBURT BIS 8 STUNDEN DANACH:

Im Idealfall sollte dein Baby dir sofort nach der Geburt auf die nackte Brust gelegt werden. Wenn das nicht möglich ist – zum Beispiel wegen eines Notfalls –, holst du den direkten Hautkontakt so bald wie möglich nach. Bitte deine medizinische Betreuungsperson um Hilfe, wenn du dich dabei unsicher fühlst.

Babys sind in der ersten Stunde nach der Geburt oft sehr aufmerksam; jetzt können sie sogar die Brust hochkrabbeln (»Breast Crawl«), um daran zu saugen.

Der »Breast Crawl«:

Dein Baby sollte dir unmittelbar nach der Geburt auf die nackte Brust gelegt werden. Die erste Stunde nach der Geburt ist die »goldene Stunde« – das Oxytocin ist dabei so hoch wie nie zuvor. Direkter Hautkontakt kurbelt die Produktion von Oxytocin noch weiter an, was wiederum die Produktion des Milch-Hormons Prolaktin fördert. Wenn die Umstände passen, kann dein Baby dann die Brust hochkrabbeln. Das bedeutet, dass dein Baby ganz allein zur Brust findet (die wie das Fruchtwasser riecht, in dem es bis dahin war). Es wird sich mit den Füßen hochdrücken, und das hilft wiederum deiner Gebärmutter, sich zusammenzuziehen und die Plazenta auszustoßen. Der menschliche Körper ist ein Wunderwerk.

8 BIS 24 STUNDEN NACH DER GEBURT:

In dieser Zeit sind Babys meist sehr schläfrig. Es ist nicht nötig, sie zum Stillen aufzuwecken, es sei denn, das letzte Mal ist mehr als 6 Stunden her, oder es ist medizinisch geboten (z. B. bei Frühgeborenen, sehr kleinen Babys oder wenn eine Blutzuckerüberwachung notwendig ist).

Stillsignale und Reflexe:

- **Such-Reflex** – dein Baby wendet dir den Kopf zu und versucht an allem zu saugen, was seine Wange berührt (in der Hoffnung, es ist die Brust).
- **Hand zum Mund** – »Vielleicht kommt da Milch raus?!«
- **Schmatzen und saugen** – dieses Signal ist umstritten, weil es nicht immer ein Zeichen von Hunger ist. Du kennst dein Baby am besten, und du wirst schon bald wissen, ob es schmatzt, weil es hungrig ist oder weil es Spaß daran hat.
- **Zunge herausstrecken** – auch hier übt dein Baby vielleicht nur, oder es ist ein Stillsignal.

24 BIS 48 STUNDEN NACH DER GEBURT:

Ab ungefähr 24 Stunden ist es wichtig, dass du dein Baby häufiger stillst.

Manche Stilleinheiten können sehr dicht beieinander liegen, oder eine Stilleinheit kann länger dauern, weil dein Baby auf beiden Seiten trinkt. Beachte dabei, dass manche Stilleinheiten dazu da sind, den Hunger zu befriedigen, während andere Trost und Sicherheit spenden. Dein Baby ist nämlich dabei, nach dem Übergang vom Fötus zum Baby sein eigenes Nervensystem zu regulieren. In diesem frühen Stadium hat es noch keine Vorstellung davon, dass es ein eigenständiges Wesen ist. Es braucht viel Zuwendung, um sich sicher zu fühlen. Für dein Baby ist es beruhigend, wenn es, so oft es will, saugen darf, und das wiederum fördert die Milchproduktion in deinen Brüsten. Das Saugen ist für das Baby außerdem auch eine Übung, die die Entwicklung des Gehirns und der Mundhöhle fördert.

2 BIS 3 TAGE NACH DER GEBURT:

Dein Baby trinkt nun vielleicht länger und regelmäßiger, oder es ist über längere Zeit hinweg unruhig und will die ganze Zeit trinken. Dein Kolostrum kann jetzt wässriger aussehen, es nimmt an Volumen, Wasser, Laktose und Fett zu. Man nennt das auch die »Übergangsmilch«.

Obwohl man in Büchern liest, dass Stillen nicht schmerzhaft ist und nicht wehtun sollte, können deine Brustwarzen anfangs wegen der plötzlichen Beanspruchung sehr empfindlich sein. Das geht vorüber. Wenn du aber Risse, Blasen, blutige Stellen oder Blutergüsse bemerkst, solltest du sicher gehen, dass du dein Baby richtig anlegst. Wenn deine Brustwarzen wund sind, kommt das wahrscheinlich davon, dass dein Baby nicht gut angelegt ist. Dadurch bekommt es unter Umständen nicht genug Milch, was auch deine Produktion beeinträchtigt.

Aus einem Buch oder dem Internet kann man nicht alles lernen: Wenn dir deine Intuition sagt, dass dein Baby nicht richtig angelegt ist, dann hol dir Hilfe von einem:r Stillberater:in. Probleme mit dem Stillen können zu einer Reihe von anderen Problemen führen, daher ist es wichtig, dass du dich gleich an jemanden wendest.

Gewichtszunahme und -abnahme:

Es ist normal, dass Babys in den Tagen vor dem Milcheinschuss bis zu 10 Prozent (manchmal etwas mehr) ihres Geburtsgewichts verlieren. Etwa 10 bis 14 Tage nach der Geburt sollten sie ihr Geburtsgewicht wieder erreicht haben und dann pro Tag etwa 20 bis 30 Gramm zunehmen. Manche Babys haben einen langsameren Start, oder ihre Gewichtszunahme weicht aus einem anderen Grund ab. Informationen und Tabellen über normale Gewichtszunahmen findest du auf der Website des Europäischen Instituts für Stillen und Laktation.

Stillen zu festen Zeiten oder nach Bedarf?

Das Festlegen von Stillzeiten kann sich negativ auf deine psychische Gesundheit auswirken und dich in Sorge versetzen, wenn dein Baby seine Trinkgewohnheiten ändert. In manchen Fällen kann es zwar notwendig sein, die Stillzeiten festzulegen – etwa, wenn dein Baby Gelbsucht hat oder generell nicht am Trinken interessiert ist –, aber im Allgemeinen solltest du so oft und lange stillen, wie es dein Baby braucht. Das nennt man »Stillen nach Bedarf«. Du solltest es auch bei jeder Stilleinheit auf beiden Seiten anlegen (es sei denn, dein:e Stillberater:in hat dir etwas anderes empfohlen). Denk daran, dass Babys die Uhr nicht kennen, in diesen ersten Lebenswochen handeln sie ganz instinktiv.

»Wir Erwachsene machen uns spontan einen Tee, trinken ein Glas Wasser, schnappen uns eine Süßigkeit oder einen Snack. Wir reagieren dabei auf unsere persönlichen Signale und sind in Sachen Tageszeit, Temperatur, Laune und Energie flexibel. Viele nehmen sich ein Glas Wasser mit ans Bett oder trinken tagsüber aus einer Wasserflasche. Ich kenne keinen einzigen Erwachsenen, der auf die Uhr sehen und sagen würde: ›Noch 30 Minuten, dann kann ich wieder etwas trinken oder mein Bonbon essen! Gleich ist es so weit!‹ Und dennoch erwarten wir von winzig kleinen Babys, sich an einen ebensolchen, künstlichen Zeitbegriff zu halten.«

– Emma Pickett, *The Dangerous Game of the Feeding Interval Obsession*

3 BIS 5 TAGE NACH DER GEBURT:

Dein Baby will möglicherweise weiterhin rund um die Uhr trinken. In dieser Zeit sind Babys oft eher vom Hunger getrieben als nur mehr vom Bedürfnis zu saugen. Man nennt das auch »Clusterfeeding«, und wenn du nicht darauf vorbereitet bist, denkst du womöglich, dass du nicht genug Milch hast. Aber halte durch, dein Baby weiß genau, was es tut.

Sobald die Milch einschießt, können sich deine Brüste sehr prall und fest anfühlen. Wenn dein Baby wegen des Milcheinschusses nicht gut andocken kann, solltest du vor dem Stillen etwas Milch ausstreichen. So kann dein Baby leichter andocken, und die Brustwarzen sind besser geschützt. Die Milch kann für etwa eine weitere Woche gelb sein, wenn sie noch Kolostrum enthält.

Nach dem Milcheinschuss, vor allem in den ersten zwei bis vier Wochen, will dein Baby wahrscheinlich weiterhin oft und lange trinken. Das ist ganz normal und natürlich, so gewöhnt sich dein Baby weiterhin an die Welt – es trinkt, um satt und um getröstet zu werden. Dein Baby wird oft an deiner Brust einschlafen, denn deine Milch enthält Melatonin und durch das Saugen wird außerdem das (für Ruhe und Verdauung verantwortliche) parasympathische Nervensystem aktiviert. Während man früher geglaubt hat, das Einschlafen an der Brust wäre eine »schlechte Angewohnheit«, ist heute wissenschaftlich belegt, dass es im Gegenteil eine biologische Normalität ist. Auch hier tut dein Baby genau das, was es tun soll.

Verbrauchte Windeln zählen:

Windeln zählen ist eine gute Methode, um sicherzugehen, dass dein Baby bekommt, was es braucht. Das, was rauskommt, verrät dir, wie viel reingeht. Für die ersten fünf Tage gibt es die allgemeine Faustregel: so viele Tage alt, so viele Windeln. Also z. B.
1. Tag = 1 × Urin und 1 × Stuhl,
2. Tag = 2 × Urin und 2 × Stuhl usw.

Die ersten paar Male ist der Stuhl pechschwarzes Mekonium. Mit der Veränderung der Milchzusammensetzung ändert sich auch die Ausscheidung: von grünlich und körnig wie Pesto bis hin zu zahlreichen, seltsam süßlich wohlriechenden gelben, wässrigen und körnigen Varianten (wie Senf oder Erdnusssauce). Ab dem fünften Tag musst du vielleicht bis zu 10 Mal täglich die Windeln wechseln – das geht ganz schön ins Geld. Aber keine Angst, der Stuhl wird mit der Zeit weniger und auch weniger wässrig. Das kann ein guter Zeitpunkt sein, um auf Stoffwindeln umzusteigen (aber nur, wenn du es verkraften kannst, so viel Wäsche zu waschen).

Wenn ein Baby Muttermilchersatz bekommt, ist die Verdauung langsamer und anders als bei Muttermilch, das Baby wird deshalb möglicherweise nicht so viel Stuhl haben.

5 TAGE BIS 6 MONATE NACH DER GEBURT:

Sobald sich deine Brüste entspannen, fragst du dich vielleicht, ob du jetzt weniger Milch hast. Aber keine Angst: Weder wie voll die Brust ist, noch wie viel Milch ausläuft, ist ein zuverlässiges Maß für die Milchmenge. Wenn dein Baby nach dem Trinken zufrieden ist und regelmäßig nasse Windeln und Stuhlgang hat, heißt das in der Regel, dass du genug Milch hast.

Auch, wie viel du abpumpst, ist kein zuverlässiger Indikator für die Milchmenge. Babys bekommen viel mehr Milch aus der Brust als Maschinen, denn Pumpen stimulieren im Gegensatz zum Baby die neuro-hormonellen Reaktionen in deinen Brüsten und im Gehirn nicht.

Das zuverlässigste Zeichen dafür, dass dein Kind Milch bekommt, ist hörbares, regelmäßiges Schlucken an der Brust. Das ist leichter zu hören, wenn du mehr Milch hast. Eventuell brauchst du eine professionelle Betreuungsperson, die dir beim Identifizieren des Geräusches helfen kann.

Vorausgesetzt, du bekommst die richtige Unterstützung, Ernährung und Ruhe und trinkst genug Wasser und Kräutertees, wird dein Körper weiterhin die einzige Nahrungsquelle für dein Baby sein, bis es etwa sechs Monate alt ist. Deine Milch enthält nämlich alle Nährstoffe und Komponenten, die dein Baby braucht, um sich optimal zu entwickeln. Toll, oder? Auch mit zunehmenden Alter macht das Stillen dein Baby nicht nur satt, sondern es tröstet es auch, lindert Schmerzen bei Krankheit und Zahnen, schafft Nähe und hilft beim Einschlafen. Muttermilch bleibt auch nach den ersten sechs Monaten nahrhaft und passt sich an die altersentsprechenden Bedürfnisse des Babys an.

Sie ist eine lebende Substanz, die je nach Tageszeit unterschiedliche Eigenschaften hat. In der Nacht enthält deine Muttermilch mehr Melatonin (das Schlafhormon), und tagsüber mehr Cortisol (das Wachhormon). Du wirst bemerken, dass das Geben der Brust bei kleinen und größeren Zwischenfällen oft der beste Trost ist: von Impfungen bis hin zum Hinfallen auf dem Spielplatz und allem, was dazwischen liegt.

NACH 6 MONATEN:

Dein Baby fängt an, neben der Muttermilch auch feste Nahrung auszuprobieren, wobei du das Angebot von fester Nahrung langsam steigerst und das Stillangebot langsam reduzierst.

Dein Körper produziert weiterhin Milch, die dank des »Backwash-Effekts« (Aufnahme von Speichel durch den Warzenhof) und des angeborenen Wunsches, dein Baby mit Küssen zu überhäufen, genau auf die immunologischen Bedürfnisse deines Babys zugeschnitten ist.

Wenn die Zeit gekommen ist, feste Nahrung einzuführen, findest du Tipps und Rezepte in Büchern und Apps zum Thema Baby und Essen.

»Wenn dein Baby an der Brust saugt, entsteht ein Vakuum, durch das der Speichel deines Babys, und mit ihm wichtige Informationen über dessen Immunstatus, ins Innere der Brustwarze gelangt. Der Speichel wird ›stromaufwärts‹ zu den Rezeptoren in deinen Brustdrüsen transportiert, die umgehend reagieren und genau jene Antikörper bilden, die dein Baby gerade braucht. Diese Antikörper bekommt dein Baby dann mit der frisch zubereiteten Milch. Das heißt, wenn du oder dein Baby ein Virus oder krankmachende Bakterien aufgeschnappt habt, bekommen die Rezeptoren in deinen Brustdrüsen den Auftrag, spezifische Antikörper zu bilden, mit denen sie bekämpft werden können. Die Antikörper werden dann über die Muttermilch an dein Baby weitergegeben. Und nicht nur das: Auch wenn du dein Baby küsst, nimmst du die Viren und krankmachenden Bakterien auf, mit denen dein Baby in Berührung gekommen ist. Dein Körper bildet dann Antikörper gegen diese Krankheitserreger und gibt sie über die Muttermilch an dein Baby weiter. Das perfekte Rezept: verordnet und geliefert.«

CARLEY MENDES, OH BABY SCHOOL OF HOLISTIC NUTRITION

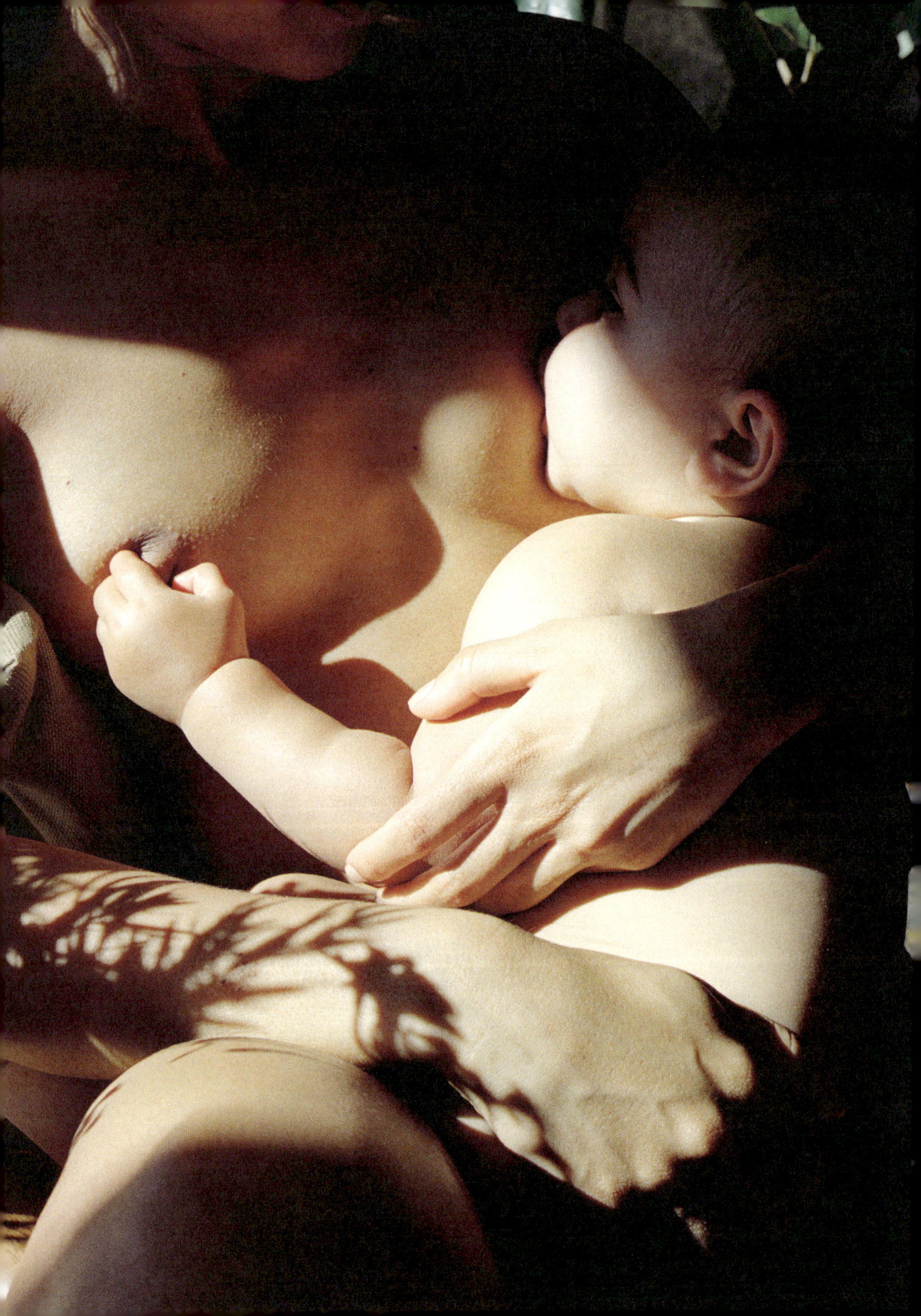

TIPPS FÜR HÄUFIGE STILLSCHWIERIGKEITEN

Zu wenig Milch

In der Regel ist zu wenig Milch vorhanden, wenn nicht richtig oder nicht oft genug angelegt wurde. Es kann aber auch andere Gründe geben, z. B. eine zurückliegende Brustoperation oder eine hormonelle Erkrankung. Zu wenig Ruhe und Entspannung, schlechte Ernährung und unzureichende Flüssigkeitszufuhr (ja, das wiederholen wir oft, aber diese Dinge sind wirklich wichtig!) können die Milchproduktion ebenfalls beeinträchtigen. Untersuchungen haben gezeigt, dass Frauen oft auch wegen fehlender Unterstützung nicht mit dem Stillen weitermachen.

Weil ein Zuwenig an Milch viele verschiedene Gründe haben kann, ist es wichtig, dass ein:e Stillberater:in die Situation ganzheitlich betrachtet. Oft werden Maßnahmen wie Zufüttern mit Milchnahrung oder Abpumpen nach dem Stillen eingeführt, ohne vorab die eigentliche Ursache des Problems gefunden zu haben. Durch den vergrößerten Abstand zwischen Mutter und Baby verändert sich das Trinkverhalten des Babys an der Brust. Die »Zufütterfalle« reduziert die Milchproduktion oft noch mehr und kann die Saugfähigkeit des Babys beeinträchtigen.

Zu viel Milch

Bei zu viel Milch verschluckt sich das Baby oft, es muss würgen, husten, schnappt nach Luft und unterbricht das Trinken häufig. Um mit dem Milchschwall zurechtzukommen, ändern manche Babys ihre Trinktechnik, was zu wunden Brustwarzen führen kann. Andere Babys machen beim Trinken klickende Geräusche, die dann fälschlicherweise auf ein zu kurzes Zungenbändchen oder auf Luftschlucken zurückgeführt werden können. In extremen Fällen kommt es bei einem Milchüberschuss zur Brustverweigerung oder zu einer Laktose-Überlastung (nicht dasselbe wie eine Laktose-Intoleranz).

Bei einem Milchüberschuss ist meist auch der Milchspendereflex zu stark. Dies ist durch eine zu starke Aktivierung des Hormons Oxytocin bedingt (das Kontraktionen in der Gebärmutter und in der Brust verursacht), wenn das Baby an der Brust saugt. Dadurch spritzt die Milch aus der Brust. Das kann aber auch ohne einen Milchüberschuss vorkommen.

Es kann belastend sein, zu viel Milch und einen zu starken Milchspendereflex zu haben, besonders dann, wenn das Baby deshalb nicht gerne trinkt. Bei diesem Stillproblem ist eine frühzeitige Intervention erforderlich. Bis dahin kannst du versuchen, in einer zurückgelehnten Position zu stillen. Dadurch fließt die Milch nicht ganz so schnell (es kann aber für Frauen mit größeren Brüsten auch schwierig sein). Damit das Baby die Brust nicht verweigert, ist es wichtig sicherzustellen, dass es die Brustwarze weit in den Mund nimmt und Trinkpausen bekommt.

Brustdrüsenschwellung

In den Tagen nach der Geburt schwellen die Brüste aufgrund des erhöhten Blut- und Lymphflusses an. Sie können aber auch dann anschwellen, wenn nicht genug Milch abfließt. Eine Brustdrüsenschwellung kann sehr schmerzhaft sein und verhindern, dass das Baby richtig andockt, was wiederum zu wunden Brustwarzen und schwerwiegenderen Stillproblemen führen kann. In der Regel ist ein tieferliegendes Problem der Grund für eine plötzliche oder anhaltende Brustdrüsenschwellung. Diese kann auch zu einer Brustentzündung (Mastitis) und zu verstopften Milchgängen führen. Brustdrüsenschwellungen oder Milchstaus können die Milchproduktion auch hemmen, denn der Körper verfügt über einen intelligenten Kontrollmechanismus, der verhindert, dass sich die Brust immer weiter füllt. Sanftes Ausstreichen oder Abpumpen auf niedriger Stufe vor jedem Stillen kann bei Brustdrüsenschwellungen helfen. Dadurch kann dein Baby leichter andocken, und du hast weniger Schmerzen.

Du kannst auch unter der Dusche ausstreichen. Da du natürlich nicht vor jedem Stillen duschen kannst, empfehlen wir eine Schüssel mit sehr warmem Wasser und Waschlappen oder ein Wärmekissen. Wärme in Kombination mit Ausstreichen öffnet die Gefäße in der Brust und bringt Blut, Lymphe und Milch zum Fließen. Nach dem Stillen sorgen kalte Weißkohlblätter, in ein Tuch gewickeltes Eis oder eine kalte Kompresse im BH für große Linderung. Im deutschsprachigen Raum werden für den gleichen Zweck auch oft Quarkwickel angewendet.

Wunde Brustwarzen

Risse, Blasen und blutende Brustwarzen werden meistens durch ein falsches Saugmuster verursacht (das wiederum durch eine Brustdrüsenschwellung, falsches Anlegen oder in seltenen Fällen ein zu kurzes Zungenbändchen ausgelöst wird). Aber auch die falsche Verwendung von Milchpumpen oder seltenere medizinische Probleme wie Dermatitis oder Soor können Gründe dafür sein.

Die einfachste Maßnahme zur Linderung von wunden Brustwarzen ist das korrekte Anlegen. Manchmal brauchen wir Hilfe, um für unser Baby und unsere Brüste die richtige Stillposition zu finden. Deshalb raten wir dazu, in der ersten Woche nach der Geburt eine:n Stillberater:in zu buchen. Was bei anderen funktioniert, funktioniert vielleicht nicht bei dir, und auch was bei früheren Babys funktioniert hat, könnte bei dem jetzigen oder einem zukünftigen Baby nicht funktionieren.

Ein:e Stillberater:in wird sich bei wunden Brustwarzen drei Hauptfaktoren ansehen (die sich in unterschiedlichen Kombinationen gegenseitig verstärken können):

1. Baby-Faktoren: Saugverhalten, Besonderheiten im Mundbereich und Eigenschaften, die das Trinkverhalten des Babys beeinflussen.
2. Mutter-Faktoren: dermatologische Probleme oder die falsche Verwendung einer Pumpe.
3. Dein Nervensystem – dein Schmerzempfinden, deine Traumavorgeschichte und dein Gemütszustand.

Es gibt zwar eine Reihe von Produkten, die kurzfristig Linderung bringen können (z. B. Silberhütchen, Brustwarzensalbe und Hydrogel-Brustauflagen), aber diese beheben die eigentliche Ursache nicht.

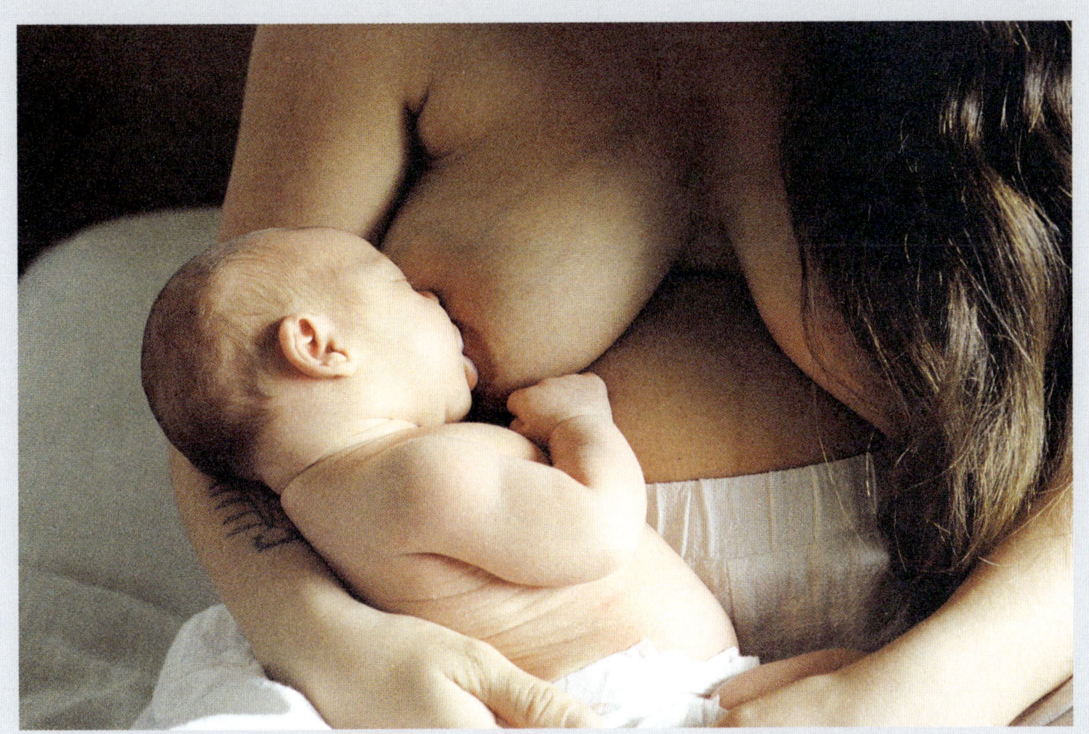

Vasospasmus

Ein Vasospasmus tritt auf, wenn sich die Blutgefäße in der Brustwarze verengen, was zu milden bis starken Schmerzen führt. Kälte, Brustwarzenstimulation (z. B. in der Dusche) und Stillen führen meist zu einer Verschlimmerung.

Ein Vasospasmus ist durch scharfe, stechende oder brennende Schmerzen bis tief in die Brust und den Brustkorb charakterisiert und kann mit Brust- oder Brustwarzensoor verwechselt werden. In manchen Fällen wird die Brustwarze weiß oder blau. Um Heilung herbeizuführen, muss die Grundursache behoben werden: das Saugverhalten an der Brust. Auch das Meiden von Kälte und das Erwärmen der Brustwarzen können helfen. Es gibt starke Hinweise darauf, dass Magnesium, Fisch- oder Ölkapseln (die essenzielle Fettsäuren enthalten) oder Nachtkerzenöl (das gamma-Linolensäure enthält) die Entspannung der Blutgefäße verbessern können. In extremen Fällen müssen Blutdruckmedikamente verschrieben werden, damit die Schmerzen beim Stillen aufhören.

Flach- oder Hohlwarzen

Es ist unfair, Brustwarzen nach ihrem Aussehen zu beurteilen. Ähnlich wie bei zu kurzen Zungenbändchen ist allein das Vorhandensein einer Flach- oder Hohlwarze kein Zeichen dafür, dass das Baby nicht richtig andocken kann. Frauen mit Flach- oder Hohlwarzen könnten allerdings zusätzliche Unterstützung am Beginn der Stillzeit benötigen. In diesem Fall ist ein frühzeitiges Eingreifen und manchmal auch das Verwenden von Stillhütchen hilfreich.

Ein Hinweis zu Stillhütchen:

Stillhütchen sind aus Silikon hergestellt und haben die Form einer Brustwarze. Sie werden über die Brustwarze und den Brustwarzenhof gelegt. Ursprünglich wurden sie für Flach- oder Hohlwarzen entwickelt, damit das Baby besser andocken kann. Stillhütchen können eine kurz- oder langfristige Lösung für Babys sein, die Schwierigkeiten mit dem Andocken haben.

Sie bilden aber auch eine Barriere zwischen Mutter und Baby und können dadurch die Milchbildung beeinflussen. Deshalb sollte man vor der Verwendung unbedingt eine qualifizierte Person zu Rate ziehen.

Obwohl sie dafür nicht entwickelt wurden, werden Stillhütchen oft bei wunden Brustwarzen verwendet.

Amy rät zu Folgendem, wenn du bei wunden Brustwarzen Stillhütchen verwenden möchtest:

1. Stelle sicher, dass sie korrekt angebracht sind. Das ist sehr wichtig, damit sie nicht abrutschen und die Brustwarze noch mehr beschädigen. Die meisten Stillhütchen müssen umgekehrt werden und an der Basis der Brustwarzen ein Vakuum erzeugen, damit die Milch leicht zum Baby fließt. Lies dazu die Anleitung des Herstellers.
2. Stelle sicher, dass das Baby richtig über dem Hütchen andockt, damit die Brustwarze nicht noch mehr beschädigt wird und die Milch richtig in den Mund des Babys fließen kann.
3. Vereinbare einen Termin mit einem:r IBCLC-Stillberater:in, um tiefer liegende Probleme zu beheben und weitere Probleme zu vermeiden, die sich aus der Verwendung von Stillhütchen ergeben können.

Verstopfte Milchgänge und Mastitis

Bei einem verstopften Milchgang ist der Milchfluss in einem Teil der Brust behindert. Dadurch entsteht ein empfindlicher Knoten oder eine harte Stelle in der Brust. Dort, wo die Milch aus der Brustwarze hervortreten sollte, kann auch ein weißer Fleck oder ein weißes Bläschen an der Brustwarze entstehen. Verstopfte Milchgänge können das Risiko von Mastitis erhöhen.

Bei Mastitis ist ein Bereich der Brust geschwollen und entzündet. Die Symptome ähneln oft jenen von verstopften Milchgängen, zusätzlich ist aber auch eine gerötete Stelle auf der Brust zu sehen, und es kommt zu Fieber und Gliederschmerzen.

Am Anfang könntest du glauben, du hättest die Grippe bekommen. Verstopfte Milchgänge, weiße Bläschen und Mastitis können verschiedene Ursachen haben, etwa ein angeschlagenes Immunsystem, unzureichende Entleerung der Brust (übersprungene Stilleinheiten, schlechtes Anlegen) oder eine bakterielle Infektion an wunden Brustwarzen. Bleibt eine Mastitis unbehandelt, kann sich ein Abszess oder eine Systemerkrankung entwickeln.

Ganzheitliche Maßnahmen bei einer Infektion und zur Vorbeugung vor weiteren Entzündungen:

- Trink tagsüber ausreichend Wasser, damit die Muttermilch gut fließen kann.
- Kamillen- und Zitronenmelissentees unterstützen die Entspannung deines Nervensystems und fördern den Milchspendereflex.
- Echinacea-Tinktur zur Unterstützung des Immunsystems und für die Lymphdrainage der Brust: Nimm in der akuten Phase tagsüber alle zwei Stunden 2 Pipettentropfen/2 ml und nimm nach dem Verschwinden der Symptome für weitere zwei Tage 3 × täglich 2 Pipettentropfen/2 ml.
- Vitamin C zur Unterstützung deines Immunsystems: Nimm täglich 3000 bis 5000 mg (das ist auch in der Stillzeit unbedenklich). Für eine bessere Aufnahme teilst du die Dosis auf 1000 mg alle vier Stunden auf.
- Sonnenblumenlecithin (GVO-frei) kann die Muttermilch dünner und somit weniger klebrig machen, wodurch sie leichter aus dem Milchgang kommt. Nimm bei einer akuten Infektion bis zu 4000 mg pro Tag, alle vier Stunden 1000 mg.
- In extremen Fällen können Antibiotika erforderlich sein.
- Sollte die Mastitis immer wieder auftreten, empfehlen wir, eine:n IBCLC-Stillberater:in zu Rate zu ziehen, die dir dabei hilft, die Grundursache zu finden und zu verhindern, dass ein dauerhaftes Problem entsteht.

Dysphorischer Milchspendereflex (D-MER)

Der Dysphorische Milchspendereflex (D-MER) ist ein sehr seltenes, aber unangenehmes Phänomen, bei dem die stillende Person genau vor dem Beginn des Milchflusses unter negativen Gefühlen wie Angst, Unruhe und Traurigkeit leidet. Bis jetzt ist dieses Phänomen noch wenig erforscht, aber es wird angenommen, dass es mit der Dopaminaktivität im Zusammenhang mit dem Milchspendereflex zu tun hat. Die Symptome können für manche mild, für andere unerträglich sein. Es ist wichtig, sich an eine:n IBCLC-Stillberater:in zu wenden, der:die den Schweregrad der Situation einschätzt.

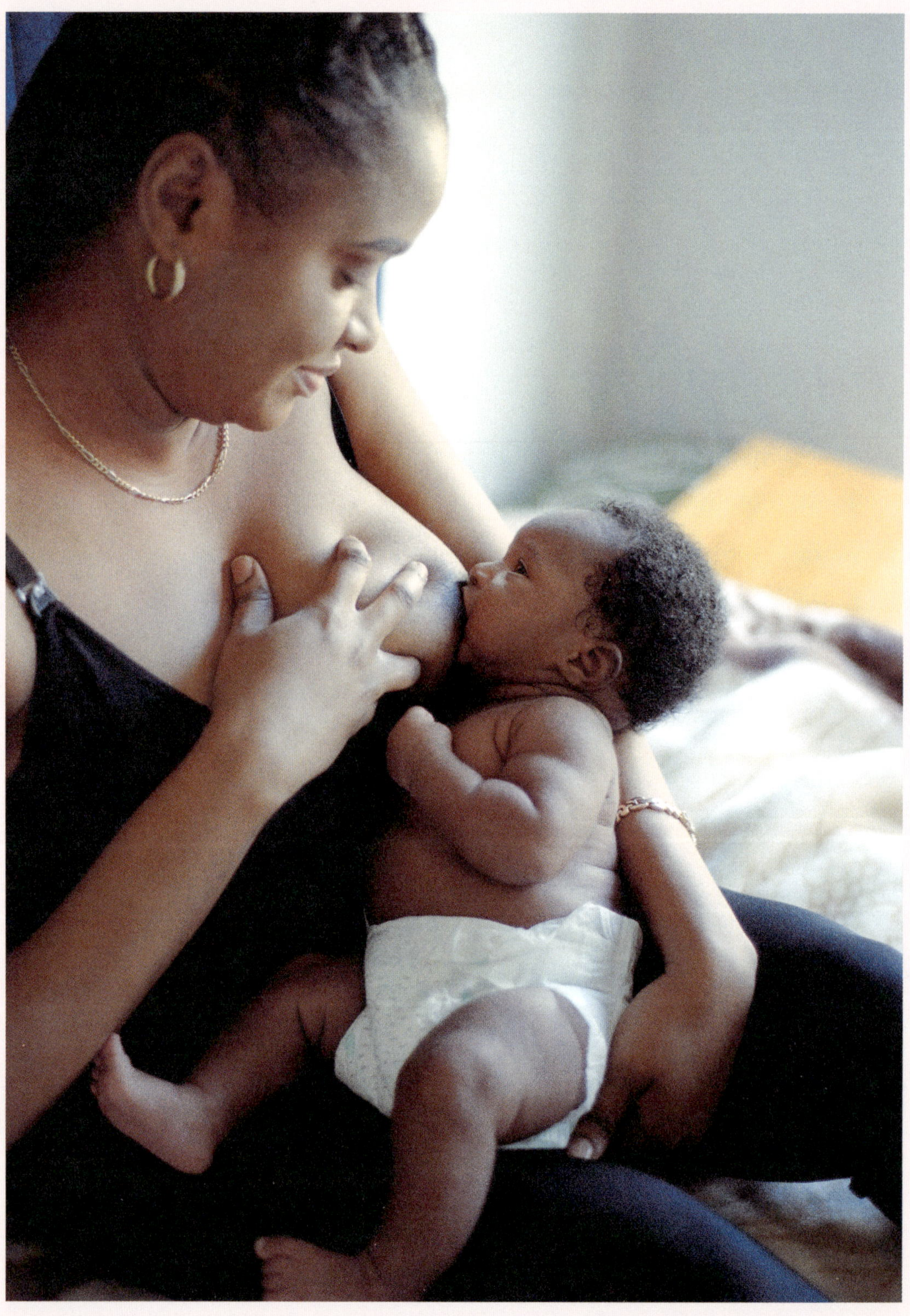

Verdauungsprobleme und Allergien

Das ist ein RIESIGES Thema, für das wir hier einfach nicht genug Platz haben und bei dem sich auch der Stand der Forschung rasch ändert.

Wenn dein Baby Reflux- oder Kolik-Symptome hat oder du glaubst, dass es etwas, was du gegessen hast, nicht verträgt, raten wir dir, eine:n IBCLC-Stillberater:in zu kontaktieren. Er:Sie kann dir dabei helfen herauszufinden, ob dein Baby alltägliche Schwierigkeiten hat oder ob es ein Problem gibt, das medizinische Hilfe erfordert. Ganzheitliche Ärzt:innen, Heilpraktiker:innen oder Ernährungsberater:innen können dich bei der Erkennung und Behandlung möglicher Unverträglichkeiten und Allergien unterstützen.

Und was ist mit Milchnahrung?

Beim Stillen gibt es kein Patentrezept für alle. Häufig treten Schwierigkeiten auf, und es ist wichtig, Dinge zu ändern, wenn etwas nicht gut funktioniert.

Als Doulas ist es uns wichtig, dass unsere Leser:innen GUT INFORMIERTE Entscheidungen treffen. Wir wollen nicht, dass du abstillst, nur weil das Patriarchat es so will; wenn aber deine psychische Gesundheit in Gefahr ist, solltest du sehr wohl Veränderungen in Betracht ziehen.

Manchmal genügen Veränderungen wie: mehr Wasser trinken, das Baby mithilfe von Stillberater:innen anders anlegen, Essen kommen lassen (Koch- und Lieferplan!), die Hausarbeit aufschieben, den älteren Kindern mehr Bildschirmzeit geben und die Community auf den Plan rufen. Solche Veränderungen fühlen sich nur deshalb nicht einfach an, weil unsere Gesellschaft nicht darauf ausgerichtet ist, stillende Mütter zu unterstützen; und das, obwohl Mütter im ersten Lebensjahr ihres Kindes etwa 1800 Stunden lang stillen.

Es kann aber auch sein, dass solche Veränderungen nicht genügen und du das Stillen teilweise oder ganz ersetzen musst. Wenn das Stillen deine psychische Gesundheit beeinträchtigt, du dich überfordert fühlst oder Angst oder Depressionen im Anmarsch sind, dann kann ein Umstieg auf Spendermilch oder Milchnahrung sinnvoll sein. Wir sind schon vielen Müttern mit Stillproblemen begegnet, deren Angst vor einer Unterversorgung des Babys mithilfe von Spendermilch oder zusätzlicher Milchnahrung verflogen ist – wodurch sie wieder mehr Milch produzierten. In anderen Fällen kann Spendermilch oder Milchnahrung zu großer Erleichterung und der Erkenntnis führen, dass man nicht mehr stillen möchte.

Falls du immer gedacht hattest, du würdest dein Kind stillen, bis es sich selbst abstillt, oder falls du über das Verwenden von Milchnahrung geurteilt hast, bevor du selbst in diese Lage kamst, könntest du dich hin- und hergerissen fühlen.

Erinnere dich an den Trick, auf deinen Körper zu hören und dich auf deine Intuition zu verlassen. Was sagt sie dir? Erfüllt dich der Gedanke an das Stillen mit Grauen, oder sehnst du dich danach? Spürst du eine Abneigung gegen Milchnahrung oder verschafft dir der Gedanke daran Erleichterung? Dein Körper weiß die Antwort. Es braucht Zeit, sich mit ihm in Einklang zu bringen, aber er führt dich nicht in die Irre.

Wie auch immer du dich entscheidest: Vergiss nicht, dass Milchnahrung alle wichtigen Nährstoffe enthält, die dein Baby braucht, und auch wenn Stillen wundervoll ist, wenn man es kann und will, ist die Gesundheit und Zufriedenheit von Mutter und Kind dennoch das Allerwichtigste.

GALAKTAGOGA

Galakta-WAS?

Galaktagoga sind milchtreibende und das Stillen unterstützende Lebensmittel und Kräuter, die schon seit Ewigkeiten überall auf der Welt verwendet werden. Oft werden sie den Wöchnerinnen von Hebammen, Doulas und Stillberater:innen gegeben, um die Milchbildung zu fördern.

Zu ihrer Wirkungsweise gibt es immer mehr Forschungsergebnisse. Auch wenn ihre Verwendung hauptsächlich auf anekdotischer Evidenz beruht, deuten Studien darauf hin, dass sie auf die hormonelle Signalkette einwirken, wodurch unter anderem mehr Prolaktin produziert wird.

Es ist wichtig zu wissen, dass Galaktagoga nicht in vollem Umfang wirken, wenn nicht genug Milch von der Brust abfließt. Für Frauen, die zu viel Milch haben, empfiehlt es sich außerdem, Galaktagoga enthaltende Lebensmittel zu meiden. Es kann auch zu viel des Guten geben!

Galaktagoga sind sehr nährstoffreich. Wir empfehlen dir, sie während deiner Stillzeit zu kombinieren, um nahrhafte Mahlzeiten zuzubereiten.

Milchfördernde Lebensmittel, die wir lieben:

- Haferflocken
- Leinsamen
- Dunkles Blattgemüse
- Kichererbsen
- Knoblauch
- Brennnessel
- Fenchelsamen und -knolle
- Bockshornklee
- Kreuzkümmel
- Dill
- Nüsse und Nussbutter
- Grüne Papaya

ABSTILLEN

Für manche ist das Abstillen ein ganz einfacher und natürlicher Prozess, bei dem sie hier und da eine Stillmahlzeit auslassen, bis sie eines Tages bemerken, dass es schon drei Tage her ist, seit ihr Kind an der Brust getrunken hat. Andere stillen eher abrupt und geplant ab; hoffentlich aber so schnell oder langsam, wie es sich für sie richtig anfühlt, und wenn sie bereit sind, die Stillbeziehung zu beenden.

Am Anfang kann es durch die verminderte Milchproduktion und die daraus resultierende Abnahme von Prolaktin und Oxytocin zu Stimmungsschwankungen, Traurigkeit, Angst und Verlustschmerz kommen. Hab deshalb Nachsicht mit dir selbst. Iss so viel Schokolade du willst, leg dich in die Badewanne, mach lange Spaziergänge in der Natur oder mach es dir im Bett gemütlich. Tu das, was dir guttut, damit das Oxytocin weiter fließen kann. Denk daran, wie toll es ist, dass du dein Baby bis jetzt ernährt hast. Auch nach dem Beenden der Stillzeit wird die Bindung zwischen dir und deinem Kind immer stärker werden. Dein Kind wird wachsen und die Welt entdecken, und du wirst sein sicherer Hafen bleiben, wo es – auch ohne Brust im Mund – Geborgenheit und viele Kuscheleinheiten finden wird.

Ein paar Tipps für einen reibungslosen Übergang:

Für dich:

- Abstilltee. Eine Mischung aus getrocknetem Salbei, Pfefferminze und Petersilie hilft, die Milchproduktion zu verringern.
- Mach, was immer du brauchst, damit das Oxytocin weiterfließt! Sieh dir nochmal deine Oxytocin-Booster auf Seite 17 an.
- Mach ein Kunstwerk über die Stillzeit – allein oder mit deinen Kindern.
- Lass dir eventuell einen Muttermilchschmuck anfertigen.
- Damit die Brust weniger spannt, kannst du Milch ausstreichen. Unter der Dusche geht das am besten. Auch kalte Umschläge oder Weißkohlblätter im BH helfen.

Für dein Baby:

- Sprich mit ihm über die Veränderung. Wenn du und dein Kind euch für die Abstillzeit trennen müsst, erkläre ihm dann, dass es keine Milch mehr geben wird, wenn ihr euch wiederseht.
- Besorge deinem Kind eine besondere Trinkflasche, vielleicht in seiner Lieblingsfarbe oder mit seinen Lieblingsfiguren darauf. Sag ihm, dass es aus dieser Flasche trinken kann, wenn es Lust auf Muttermilch hat.
- Klebe Pflaster auf deine Brustwarzen, damit es sehen kann, dass es keine Milch mehr gibt.
- Trage beim gemeinsamen Kuscheln eine Kette, mit der dein Kind stattdessen spielen kann.

Ihr könnt auch eine gemeinsame Zeremonie abhalten – z. B. einen Kuchen backen oder einen Baum pflanzen –, um das Ende eurer Stillbeziehung zu markieren. Sprich dabei mit deinem Kind über eure gemeinsame Stillzeit, wie sehr du sie genossen hast, warum du jetzt bereit bist, sie zu beenden, und danke deinem Kind fürs Mitmachen.

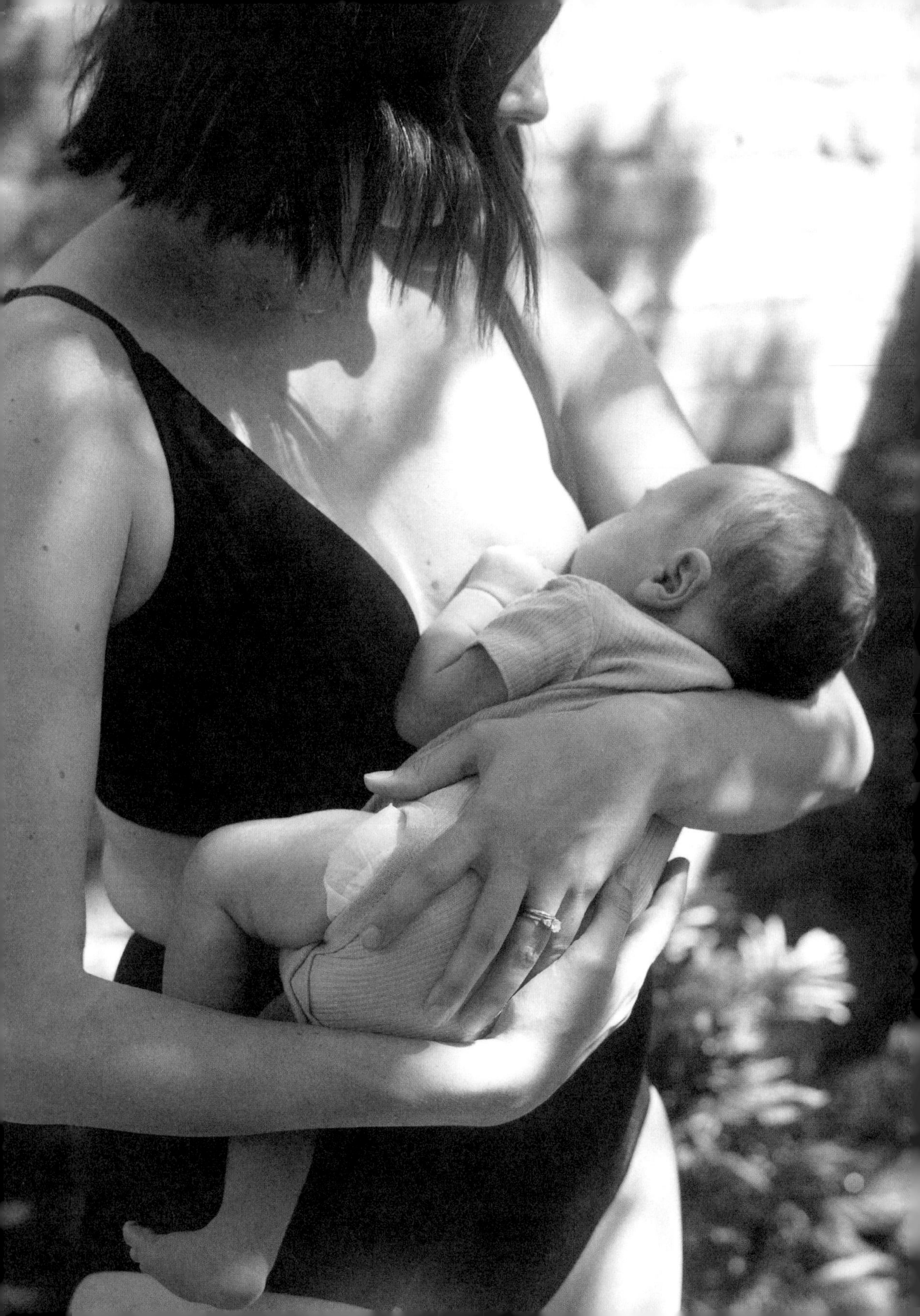

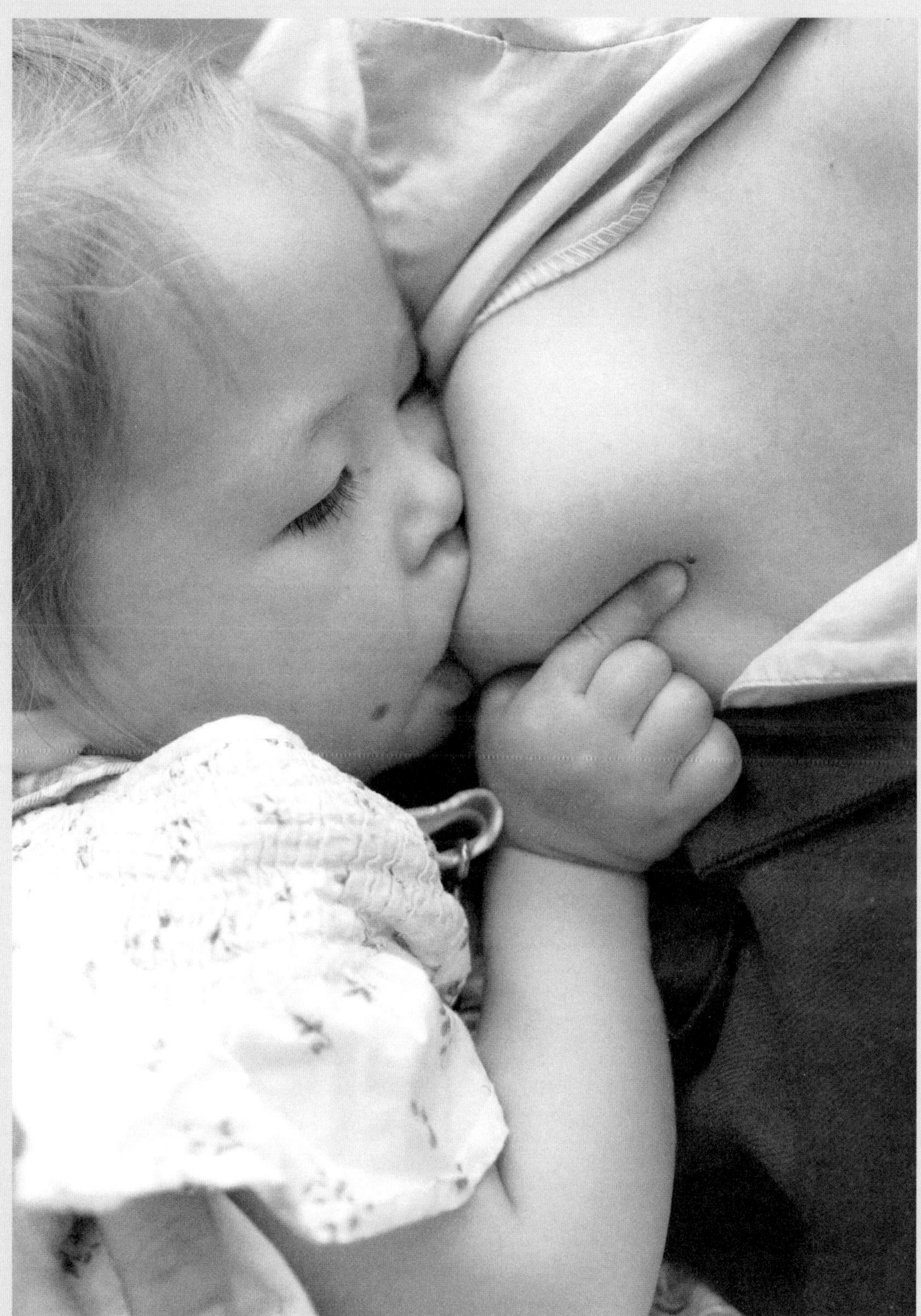

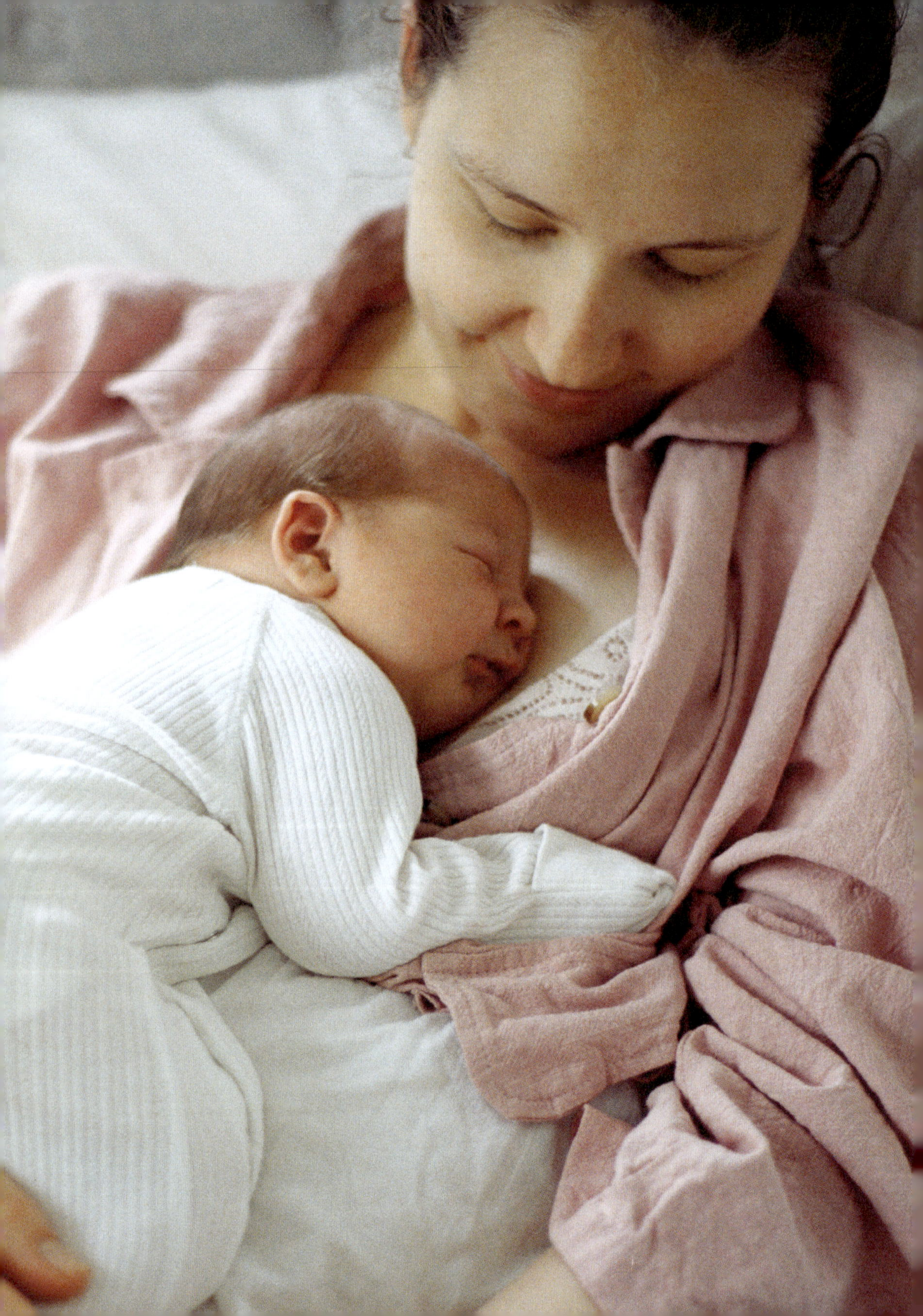

DAS VIERTE

KAPITEL DREI

TRIMESTER

Jetzt ist dein Baby da. Was für ein Ritt, oder?! Bestimmt tut dir alles weh, du bist müde, fährst auf einer emotionalen Berg- und Talbahn und hast das Gefühl, dein Leben steht Kopf. Nichts kann dich wirklich auf die ersten Tage zu Hause mit deinem Baby vorbereiten. Du lernst nicht nur dein Baby, sondern auch dein neues Ich kennen, denn mit der Geburt eines Babys wird auch eine Mutter geboren.

Das Beste, was du jetzt machen kannst, ist, dich ganz den Bedürfnissen deines Babys zu widmen, dich auszuruhen und dich noch mehr auszuruhen. Was viele Mütter an Letzterem hindert, sind die Schuldgefühle, die mit »Nichtstun« einhergehen. Ruhe und Erholung werden in unserer Gesellschaft nicht großgeschrieben, aber sie sind das Beste, was du für dich und dein Baby tun kannst. Dein Körper bekommt dadurch Zeit, sich von der Marathonleistung der Geburt zu erholen; du kannst dich an das Stillen gewöhnen und dir Zeit nehmen, um eine gute Bindung mit deinem Baby aufzubauen.

Vielleicht wirst du irgendwann unruhig oder beginnst, dich zu langweilen, und wahrscheinlich wirst du irgendwann einen Energieschub haben, durch den du mehr tust, als gut für dich ist. Das ist ganz normal und nicht anders zu erwarten: Du befindest dich schließlich in einer Übergangsphase von deinem früheren, schnelleren Lebensstil zu einem langsameren, von deinem Baby vorgegebenen Rhythmus.

In dem Buch *Klarheit & Verbindung* von Yung Pueblo gibt es dazu weise Worte: »Manchmal musst du langsamer werden, um Kraft für später zu sammeln. In der heutigen Zeit geht alles so schnell, man spürt den Druck, mithalten zu müssen. Wenn du außer Acht lässt, was die anderen tun, und dich mit deiner natürlichen Geschwindigkeit bewegst, wirst du bessere Entscheidungen treffen und dich ausgeglichener fühlen.«

Das Schwierigste an der Geburt ist das erste Jahr danach. Es ist das Jahr der Mühsal – wenn die Seele einer Frau die Mutter in ihr gebären muss. Die emotionalen Geburtswehen des Mutterwerdens sind viel stärker als die körperlichen Schmerzen bei der Geburt; das Herz trennt sich von Angst und Egoismus und schafft Raum für Aufopferung und Liebe. Es ist eine persönliche und stille Seelengeburt, nicht weniger heilig als die Geburt des Kindes selbst, vielleicht sogar mehr.

JOY KUSEK

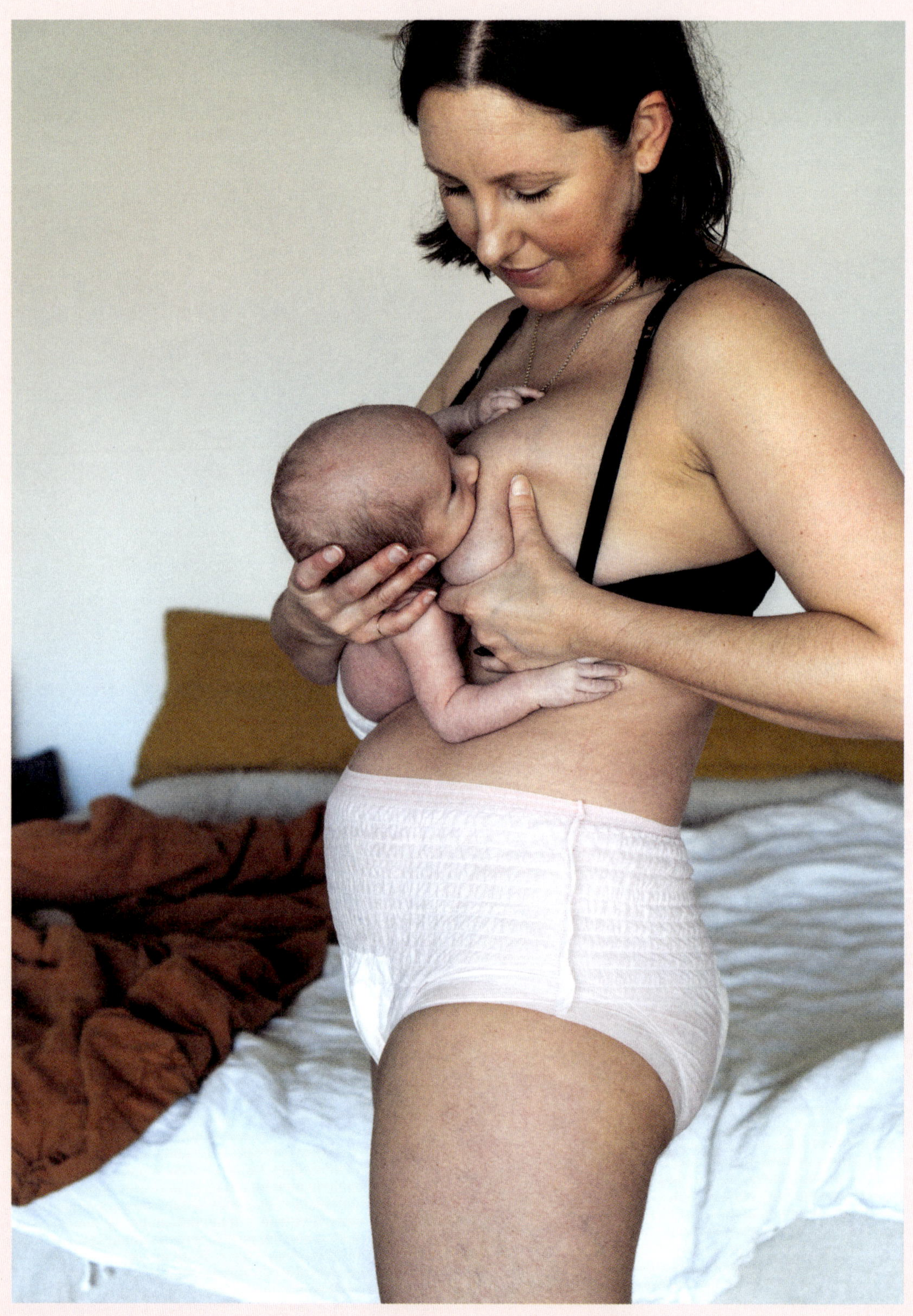

PRAKTISCHE WOCHENBETT-TIPPS

Die Heilung der Scheide

Eine vaginale Geburt bringt in den Tagen und Wochen nach der Geburt eine Flut an intensiven Empfindungen im Intimbereich mit sich. Vagina, Vulva, Damm (der Bereich zwischen Vagina und After) und Rektum waren in der Austreibungsphase der Geburt enormem Druck ausgesetzt und wurden weit gedehnt (was möglicherweise Risse oder Abschürfungen zur Folge hatte), als der Kopf und Körper deines Babys herauskamen.

Was der Körper leistet, um ein Baby zu gebären, grenzt an ein Wunder, es ist aber auch eine Marathonleistung, die bei Frauen das Gefühl hinterlassen kann, sie hätten den höchsten Berg der Welt erklommen.

Es kann wehtun und empfindlich und geschwollen sein: In jeder Zelle und Faser deines Gewebes und deiner Muskeln vollzieht sich jetzt ein umfangreicher Heilungsprozess. Dieser schreitet üblicherweise recht schnell voran – auch daran zeigt sich, wie unglaublich gut unser Körper auf den physiologischen Prozess der Geburt eingestellt ist.

Manche Mütter müssen sich noch von Abschürfungen, Rissen, einem Dammschnitt oder einer instrumentellen Entbindung mit Zange oder Saugglocke erholen. Egal wie du dein Baby zur Welt gebracht hast, dein Intimbereich wird wahrscheinlich für ein paar Tage oder Wochen etwas schmerzen. Wir alle haben ein unterschiedliches Schmerzempfinden, daher ist es wichtig, mit deiner ärztlichen Betreuungsperson zu sprechen, wenn die Symptome länger als ein paar Wochen anhalten oder wenn du große Schmerzen, Beschwerden, Schwellungen oder Fieber bekommst.

Tipps für die Schmerzlinderung da unten:

- Ice, Ice, Baby. Bis zu einer Woche nach der Geburt kann ein in ein Tuch gewickelter Eisbeutel gegen Schwellungen und Blutergüsse an Vagina und Damm helfen. Danach ist es wichtig, die Region mit Wärme zu versorgen, z. B. mit warmen Wickeln oder einem Bad.
- Die Kraft der Kräuter kann Wunder wirken. Rezepte für Kräuter-Dammkompressen und Kräuter-Sitzbäder findest du auf den Seiten 122 und 123.
- Ein Sitzbad kann die Schmerzen im Intimbereich lindern. Du kannst es in der Badewanne machen, falls du eine hast, oder einen speziellen WC-Einsatz dafür verwenden. (Siehe Rezept auf Seite 123).
- Eine (je nach Vorliebe) mit warmem oder kaltem Wasser gefüllte Intimdusche hilft, den Damm zu reinigen und die Schmerzen zu lindern. Die Flüssigkeit für das oben genannte Kräuter-Sitzbad in der Intimdusche wirkt zusätzlich adstringierend, beruhigend und antibakteriell.
- Leg dich in die Badewanne – lass warmes Wasser ein und füge 2 Tassen Epsomsalz (Magnesiumsulfat) hinzu, das wirkt abschwellend und desinfizierend und fördert den Heilungsprozess.
- Wenn du einen Dammschnitt hattest, massiere die Naht, wenn die Wunde gut verheilt ist. Frage deine Hebamme oder ärztliche Betreuungsperson, wann das der Fall ist, damit die Naht nicht aufbricht.

Die Heilung nach einem Kaiserschnitt

Eine »Bauchgeburt« ist eine große Bauchoperation, die nicht immer einen komplikationslosen Heilungsprozess nach sich zieht. Obwohl du dein Baby schneller zu Gesicht bekommst als bei einer vaginalen Geburt, dauern Krankenhausaufenthalt und Genesungszeit oft länger. Sowohl körperlich als auch emotional musst du dich sehr schonen, während deine inneren und äußeren Wunden heilen. Das geht auch mit einer Einschränkung deiner Bewegungsfreiheit einher: für die ersten sechs Wochen nach der Geburt solltest du aufs Autofahren und schweres Heben verzichten.

Im Krankenhaus werden deine Betreuer:innen auf Blutverlust und Anzeichen einer Infektion achten und dir helfen, so rasch wie möglich wieder aufzustehen und dich zu bewegen – das ist wichtig, um das erhöhte Thromboserisiko nach einer Operation zu senken. Du solltest detaillierte Anweisungen bekommen, wie du die Narbe richtig pflegst und sicherstellst, dass du keine Schmerzen hast. Dazu gehört in den ersten paar Tagen nach der Geburt auch die Einnahme von Schmerzmitteln und manchmal von Antibiotika.

Sowohl im Krankenhaus als auch zu Hause wirst du viele der üblichen Wochenbettsymptome haben, etwa den Wochenfluss und Nachwehen, bei denen sich die Gebärmutter zusammenzieht und verkleinert. Für dein Wohlergehen und das deines Kindes ist es wichtig, dass du es dir nach der Operation so gemütlich wie möglich machst, damit Oxytocin und Prolaktin fließen können. Außerdem solltest du wissen, dass die Medikamente, die während einer Kaiserschnitt-OP verabreicht werden, die Produktion von Prolaktin und Oxytocin beeinträchtigen und dadurch den Milcheinschuss verzögern können.

Tipps für dein Wohlbefinden nach einer Bauchgeburt:

- Stütze deinen Bauch. Nach einer Bauchoperation kann es weh tun, zu lachen oder zu niesen. Halte ein Kissen oder ein zusammengerolltes Handtuch bereit, das du dir auf den Bauch halten kannst, wenn du glaubst, dir platzt gleich die Naht auf.
- Nimm deine Schmerzmittel. Du hast eine große Bauchoperation hinter dir, die starke Beschwerden hervorrufen kann. Du brauchst hier nicht die Märtyrerin zu spielen. Nimm die verschriebenen Schmerzmittel und LEG DICH UM HIMMELS WILLEN HIN!
- Vorsichtige Bewegung ist nach einer Operation wichtig, um das Thromboserisiko zu minimieren und den ersten Stuhlgang nach der Geburt zu fördern. In den ersten paar Tagen reicht es, von einem Zimmer zum anderen zu gehen. Wenn du etwas zu Kräften gekommen bist, kann ein kurzer, langsamer Spaziergang im Freien wohltuend sein. Übertreib es nicht. Einmal um den Häuserblock ist in den ersten paar Wochen nach der Geburt ausreichend.
- Bitte um Hilfe. Nochmals: Du brauchst hier nicht die Märtyrerin zu spielen. Wenn du jemanden kennst, der schon mal eine größere OP hatte, weißt du, wie viel Hilfe und Unterstützung man danach braucht. Ein Kaiserschnitt ist da keine Ausnahme und durch die Hilfe anderer kannst du dich auf deine Heilung, Erholung und die Bindung zu deinem Baby konzentrieren.
- Bei einem Kaiserschnitt verliert man etwa doppelt so viel Blut wie bei einer vaginalen Geburt. Nimm daher viel kollagen-, eisen-, und Vitamin-C-reiche Nahrung zu dir, um deinen Eisenspiegel zu erhöhen und die Heilungsprozesse in Haut, Gewebe und Muskeln zu fördern.
- Massiere die Narbe, wenn die Wunde geschlossen und verheilt ist. Frag deine Hebamme oder ärztliche Fachperson, wann das ohne Risiko möglich ist.

Hämorrhoiden

Hämorrhoiden sind Venenschwellungen im oder um den After, die in der Schwangerschaft und vor allem nach vaginalen Geburten sehr häufig vorkommen. Sie können sich innen (meist schmerzlos) oder außen (oft schmerzhaft) befinden und werden durch den Druck verursacht, der während der Schwangerschaft und Geburt auf die Venen im Mastdarm ausgeübt wird. Zu den Symptomen zählen Juckreiz, Schmerzen, Blut nach dem Stuhlgang (oft auf dem Klopapier zu sehen) und Schwellungen in und um den After. Mit der richtigen Hilfe können Hämorrhoiden schrumpfen und verschwinden. Hier sind einige Möglichkeiten zur Vorbeugung und Minimierung:

- Ernähre dich ballaststoffreich mit viel Gemüse, Obst und Vollkornprodukten. Diese machen den Stuhl weich, dadurch musst du dich beim großen Geschäft weniger anstrengen.
- Nimm viel Flüssigkeit zu dir! Trink tagsüber viel Wasser und Kräutertee, damit der Stuhl weich wird.
- Hamamelis-Destillat (alkoholfrei) ist ein entzündungshemmendes Adstringens, das schmerzlindernd und abschwellend wirkt. Gib die Flüssigkeit auf ein Wattepad und betupfe die Hämorrhoiden mehrmals am Tag bzw. nach jedem Stuhlgang damit. Bewahre das Destillat im Kühlschrank auf, dann beruhigt es noch mehr.
- Ein 15 Minuten langes Sitzbad nach dem Stuhlgang wirkt unglaublich beruhigend. Mach das bis zu dreimal täglich und füge für einen therapeutischen Zusatznutzen noch 1 Tasse Epsomsalz hinzu.
- Vermeide ballaststoffarme Ernährung, die deine Verdauung verlangsamt. Dazu zählen weißes Brot, Pommes frites, Backwaren und zuckerhaltige Süßigkeiten.

Analfissuren

Analfissuren – das klingt heftig, sie kommen aber sehr häufig vor. Es sind schmerzhafte Einrisse um den After (ähnlich wie bei aufgesprungenen Lippen), die durch Verstopfung oder chronischen Durchfall, aber auch durch den Druck auf den Mastdarm bei der Geburt verursacht werden. Die Symptome sind ähnlich wie bei Hämorrhoiden, die Schmerzen treten allerdings am häufigsten gleich nach dem Stuhlgang auf. Wenn sie richtig behandelt werden, verheilen Analfissuren meist innerhalb von vier bis sechs Wochen. Die meisten Empfehlungen für Hämorrhoiden sind auch auf Analfissuren anwendbar – mit Ausnahme des Hamamelis-Destillats und anderer adstringierender, alkoholbasierter Tücher, denn die würden wehtun.

Rektusdiastase

Eine Rektusdiastase ist das Auseinanderweichen der geraden Bauchmuskeln, im Wochenbett sind mehr als 50 Prozent aller neuen Mütter davon betroffen. In der Schwangerschaft wird das Bindegewebe, das die geraden Bauchmuskeln (»Sixpack«-Muskeln) zusammenhält, dünner und dehnt sich, um Platz für das Baby und die Gebärmutter zu machen. Das ist ein normaler Vorgang, und kleinere Auseinanderweichungen verschwinden in den ersten zwei Monaten nach der Geburt oft wieder von selbst. Bei größeren Auseinanderweichungen bemerken Frauen oft beim Aufheben ihres Kindes oder beim Aufsetzen aus der Liegeposition eine Aufwölbung zwischen ihren Bauchmuskeln. In schweren oder unbehandelten Fällen kann eine Rektusdiastase Rückenschmerzen, schlechte Körperhaltung, Beckenbodeninstabilität, Blähungen, Leistenbrüche und Schmerzen beim Geschlechtsverkehr verursachen. Die Situation sollte von einem:r qualifizierten Physiotherapeut:in für den Beckenboden eingeschätzt werden, der:die einen Therapieplan für dich erstellt. Die Genesung dauert normalerweise drei bis sechs Monate, je nach Größe der Auseinanderweichung und anderen Faktoren.

BLUT, SCHWEISS UND TRÄNEN

Blut

Erinnerst du dich noch an die Windeln für Erwachsene auf der Besorgungsliste im ersten Kapitel? In den Tagen nach der Geburt kommt aus deiner Gebärmutter eine unfassbare Menge an Blut und Glibber (Schleim, Fruchtwasser und Gebärmuttergewebe) – man nennt das den Wochenfluss. Diese Blutung kann mit Schmerzen einhergehen, weil sich die Gebärmutter zusammenzieht – das sind die »Nachwehen«. Oft spürt man sie besonders beim Stillen, weil die Stillhormone dazu beitragen, dass die Gebärmutter auf ihre ursprüngliche Größe zusammenschrumpft. Auch der Abgang von Blutklumpen ist normal; falls diese allerdings größer als ein Golfball sind, solltest du deine ärztliche Betreuungsperson darauf hinweisen. Das gilt auch für übermäßig starke Blutungen und seltsame Gerüche, die auf eine Infektion hindeuten können.

Der starke Wochenfluss dauert in der Regel bis zu fünf Tage, danach sollte er leicht genug sein, um auf Binden oder Slips umzusteigen. In den ersten sechs Wochen sollte nichts in die Vagina eingeführt werden (z. B. Menstruationstassen, Tampons, Penisse oder Sexspielzeug), egal ob du eine vaginale oder eine Kaiserschnittgeburt hattest, denn das könnte Infektionen verursachen.

Die Blutungen können, während die Gebärmutter verheilt, bis zu sechs Wochen lang anhalten und mal stärker und mal schwächer sein. Oft werden sie stärker, wenn man zu lange auf den Beinen war: So sagt dir dein Körper, dass du dich hinlegen und ausruhen sollst.

Schweiß

Am überraschendsten in der Wochenbettzeit ist vielleicht die enorme Menge an Schweiß, die man produziert. Während der Schwangerschaft nimmt das Blutvolumen signifikant zu, wodurch der Körper auch mehr Wasser einlagert.

Nach der Geburt teilen die für die Wassereinlagerung verantwortlichen Hormone deinem Körper mit, dass er die überschüssige Flüssigkeit jetzt ausscheiden kann. Das passiert auf natürliche Weise über die Haut, oft nachts, wodurch du schweißgebadet aufwachst. Immer wieder weisen wir dich in diesem Buch darauf hin,

Tipps bei starkem Schwitzen:

- Schlaf auf Handtüchern, damit du nicht mitten in der Nacht die Bettwäsche wechseln musst.
- Dusche in der Früh warm oder kalt.
- Nimm viel Flüssigkeit zu dir (Wasser und Kräutertees).
- Trage Kleidung aus natürlichen, atmungsaktiven Fasern (Baumwolle, Bambus, Leinen).
- Sorge durch Lüften für Frischluft.
- Halte durch, das vergeht nach ein paar Wochen.

dass du viel trinken sollst, und das ist ein weiterer Grund dafür. Wenn du viel Wasser trinkst, regst du den Körper dazu an, überschüssige Flüssigkeit über den Harn auszuscheiden anstatt durch Schwitzen.

Wenn du stillst, könntest du auch bemerken, dass deine Achselhöhlen stärker riechen als sonst. Dadurch stellt der Körper sicher, dass dein Baby seine Nahrungsquelle finden kann (dich!). Ist doch cool, oder?!

Sche!sse und P!sse

Der erste Stuhlgang im Wochenbett kann furchterregend sein. Im Fall einer vaginalen Geburt hat sich da unten alles unvorstellbar weit ausgedehnt. Selbst wenn du nicht genäht werden musstest, schmerzt und brennt der Bereich um Damm und After, und du hast wahrscheinlich Hämorrhoiden. Vielleicht hast du auch schon seit einer Woche keinen Stuhlgang mehr gehabt. Das kommt daher, dass sich Verdauungssystem und Hormone neu einstellen; eine Verlangsamung der Darmfunktion ist außerdem auch eine häufige Nebenwirkung von Medikamenten, die bei der Geburt verabreicht wurden. Das gilt natürlich auch für alle, die eine Kaiserschnitt-Geburt hatten.

Tipps für den Gang zur Toilette:

- Iss viel ballaststoffreiche Nahrung: frisches Obst und gekochtes Gemüse (vorzugsweise mit Schale, da diese unlösliche Ballaststoffe enthält, die den Stuhl aufquellen lassen und weich machen). Andere stuhlfördernde Ballaststoffquellen sind: Chia- und Leinsamen, Flohsamenschalen und Ulmenrinde (sie müssen in Wasser eingeweicht werden, sonst können sie das Problem verschlimmern). Porridge mit unserem würzigen Digestionskompott (Seite 191) bringt die Verdauung wunderbar in Schwung.
- TRINK VIEL! Das gute, alte H_2O hilft, den Darm zu rehydrieren. Dadurch wird dein Stuhl weicher und kann leichter ausgeschieden werden. Außerdem kannst du so öfter Harn lassen, das ist wichtig zur Vermeidung einer Harnwegsinfektion (HWI).
- Entspanne den Beckenboden, damit auch Darm und Blase entspannt sind. Wenn du damit Probleme hast, sprich deine ärztliche Betreuungsperson darauf an. Wir empfehlen dir dringend, eine:n Physiotherapeut:in oder Spezialist:in für den Beckenboden aufzusuchen. (Das gilt auch dann, wenn bei dir Harn- oder Stuhlinkontinenz auftritt.)
- Bringe deine Füße beim Stuhlgang in eine erhöhte Position, etwa auf zwei Rollen Klopapier oder einen niedrigen Hocker. Das ist die optimale Position, in der der Stuhl leichter kommt.
- Übe mit deinen sauberen Händen oder einem Pad leichten Druck auf den Damm aus und atme den Stuhl sanft aus, genau wie bei den Wehen. Versuche nicht zu pressen, denn das kann Hämorrhoiden verursachen oder sie verschlimmern. Wenn du eine Kaiserschnitt-Wunde hast, verwende ein zusammengerolltes Handtuch und übe damit leichten Druck auf Narbe und Bauchmuskeln aus.
- Verwende nach dem Stuhlgang eine mit warmem, salzigem Wasser gefüllte Intimdusche oder ein Hand-Bidet, um Damm und After schonend zu reinigen. Besonders bei Hämorrhoiden gelingt so das Saubermachen besser. Tupfe dich danach mit einem sauberen Handtuch trocken.
- Nimm eventuell Verdauungsenzyme, die bei der Aufspaltung von Nahrung und der Verdauung wichtiger Nährstoffe helfen, sowie Magnesiumcitrat, das Wasser in den Dickdarm bringt und den Stuhlgang fördert.
- Das Pipimachen kann wegen der Schrammen, Nähte und Risse, die bis zu ein paar Wochen zum Verheilen brauchen, verdammt brennen. Wenn du während des Harnlassens warmes Wasser aus einer Intimdusche auf die betroffene Zone sprühst, tut es viel weniger weh.

Tränen

Vaughnes persönliche Heldin Aviva Romm sagt: »Zu keinem anderen Zeitpunkt im Leben fällt der Hormonspiegel so rasant ab wie im Wochenbett.«

In der Schwangerschaft erreichen unser Östrogen- und Progesteronspiegel nie zuvor erreichte Höchststände. Bei der Geburt produziert unser Körper einen Cocktail aus Hormonen (Adrenalin und Oxytocin), die danach absinken. Hinzu kommt noch der Anstieg von Prolaktin, und somit ist es wenig überraschend, wenn sich drei bis fünf Tage nach der Geburt ein Gefühl einstellt, das sich wie Turbo-PMS anfühlt (oder, wenn deine wilden Jahre so waren wie unsere: wie ein Gefühlskater nach Partys) – das ist der »Baby Blues«.

Dabei kann es zu riesigen emotionalen Schwankungen kommen. Viele neue Mütter fühlen sich durch den rasanten Hormonabfall in ihrem Körper weinerlich und ängstlich, sie fragen sich, ob mit ihnen etwas nicht stimmt. Selbst diejenigen, die darüber Bescheid wissen, müssen oft daran erinnert werden, dass ihre Gefühle vollkommen normal sind.

Tipps für wenn die Tränen kommen:

- Sei beruhigt, das ist ganz normal, und es geht vorbei. Wann immer es gerade schwer für dich ist, Mutter zu sein, ist der Spruch »auch das wird vorübergehen« ein perfektes Mantra. Sollten Angst oder Traurigkeit lange anhalten oder erdrückend werden, dann wende dich an eine qualifizierte ärztliche Fachperson.
- Du kannst negative Gefühle besser und schneller überwinden, wenn du sie mit einer Vertrauensperson (die nicht verharmlost, was du durchmachst) besprichst.
- Sieh oder höre dir Dinge an, bei denen du Freudentränen weinen musst. Freudentränen und Tränen der Traurigkeit produzieren zwar unterschiedliche Hormone, aber manchmal genügt einfach eine große emotionale Entladung, damit wir wieder ins Lot kommen.
- Sieh dir nochmal deine Liste mit Oxytocin-Boostern auf Seite 17 an. Sie sind für jede Person anders, denn wir alle haben andere Fröhlichmacher.
- Blütenessenzen. Wir finden Rescura-Tropfen genial. Bei Mama Goodness haben wir unsere eigene Blütenessenz-Mischung hergestellt: Zen Drops. Sie sind mit Rescura-Tropfen vergleichbar, nur sind sie auf die speziellen Bedürfnisse von Müttern abgestimmt. Wir versenden weltweit, du kannst aber auch eine Mischung bei Alexis Smart finden oder dir eine von deinem:r Heilpraktiker:in zubereiten lassen.

Auch dein Baby wird weinen

Mit den Worten von Abi Davis und Robin Kramer: »Kinder verfügen nicht über die nötigen sprachlichen Mittel, um ihren Schmerz, Hunger oder ihr Unbehagen mitzuteilen. Also weinen sie.«

Vielleicht hast du die gesellschaftlich geprägte Auffassung verinnerlicht, du müsstest wissen, was das Weinen deines Babys bedeutet, und bist entmutigt, wenn du es nicht weißt. Wir verraten dir jetzt mal ein kleines Geheimnis: Die meisten anderen Eltern wissen es auch nicht, zumindest nicht am Anfang.

»Bedürfnisweinen« bedeutet, dass das Baby weint, weil es etwas braucht. Es kann hungrig, durstig oder müde sein; eine nasse Windel haben, kuscheln wollen; es könnte ihm zu warm oder zu kalt sein, oder das supersüße Outfit ist leider total unbequem.

Wenn man all diese Dinge schnell überprüft, kann man bei dieser Art von Weinen meist schnell Abhilfe schaffen. Wenn nichts davon hilft, dann könnte es auch einfach weinen, um Stress abzubauen. Dann ist das Beste, was du tun kannst, es nah am Körper zu halten und weinen zu lassen.

Babys bekommen absolut alles mit, was um sie herum vorgeht, auch, wie du dich fühlst. In der Geborgenheit deiner liebevollen Arme können sie durch Weinen herauslassen, was an diesem Tag zu viel war – sei es Reizüberflutung, dass sie unsere Gefühle gespürt haben oder sogar dass sie das Trauma der Geburt verarbeiten müssen. Viele Babys werden abends zwischen 16 und 23 Uhr schwierig und gereizt, und sie weinen viel. Man spricht auch von der »abendlichen Unruhe«. Lange anhaltendes Weinen kann selbst den ruhigsten Elternteil an den Rand der Verzweiflung bringen. Es entsteht die paradoxe Situation, dass man selbst ruhig bleiben sollte, damit sich das Baby beruhigt, dies aber fast unmöglich scheint, weil das Baby nicht aufhört zu weinen.

Man könnte meinen, es wäre eine gute Idee, das Baby in den Kinderwagen zu legen und spazieren zu gehen. Aber wenn es Stress abbauen muss, kann das die Reizüberflutung nur noch vergrößern. Die Geborgenheit deiner Arme – wenn möglich mit direktem Hautkontakt – und ein ruhiger, dunkler Raum, in dem es sich sicher fühlt, helfen am besten, um seine Gefühle zu verarbeiten und sich wieder zu beruhigen. Sprich mit deinem Baby, sag ihm, du weißt, es war ein schwerer Tag, das ist okay, jetzt bist du bei ihm, ihr seid in Sicherheit, es kann alles rauslassen. Wenn dir das Weinen deines Babys zu viel wird, können Ohrstöpsel die Lautstärke drosseln. Wenn der Rückzug in ein ruhiges Zimmer oder stundenlanges Halten keine Option sind, kann dein Baby in einer Tragehilfe nah bei dir sein, und du hast trotzdem die Freiheit, dich um andere Kinder oder den Haushalt zu kümmern.

Weinende Babys brauchen liebevolle Zuneigung. Das Schütteln eines Babys kann zu schweren und irreversiblen Hirnschäden und sogar zum Tod führen. Wenn das unaufhörliche Weinen ein Trigger für dich ist und du spürst, dass du wütend und frustriert wirst, ist es besser, wenn du das Baby deinem:r Partner:in übergibst oder es an einem sicheren Ort ablegst und weggehst. Atme tief durch und versuche, wieder ruhig zu werden. Trink ein Glas eiskaltes Wasser, ruf, wenn nötig, eine:n Freund:in an, und kehre zu deinem Baby zurück, wenn du dich beruhigt hast.

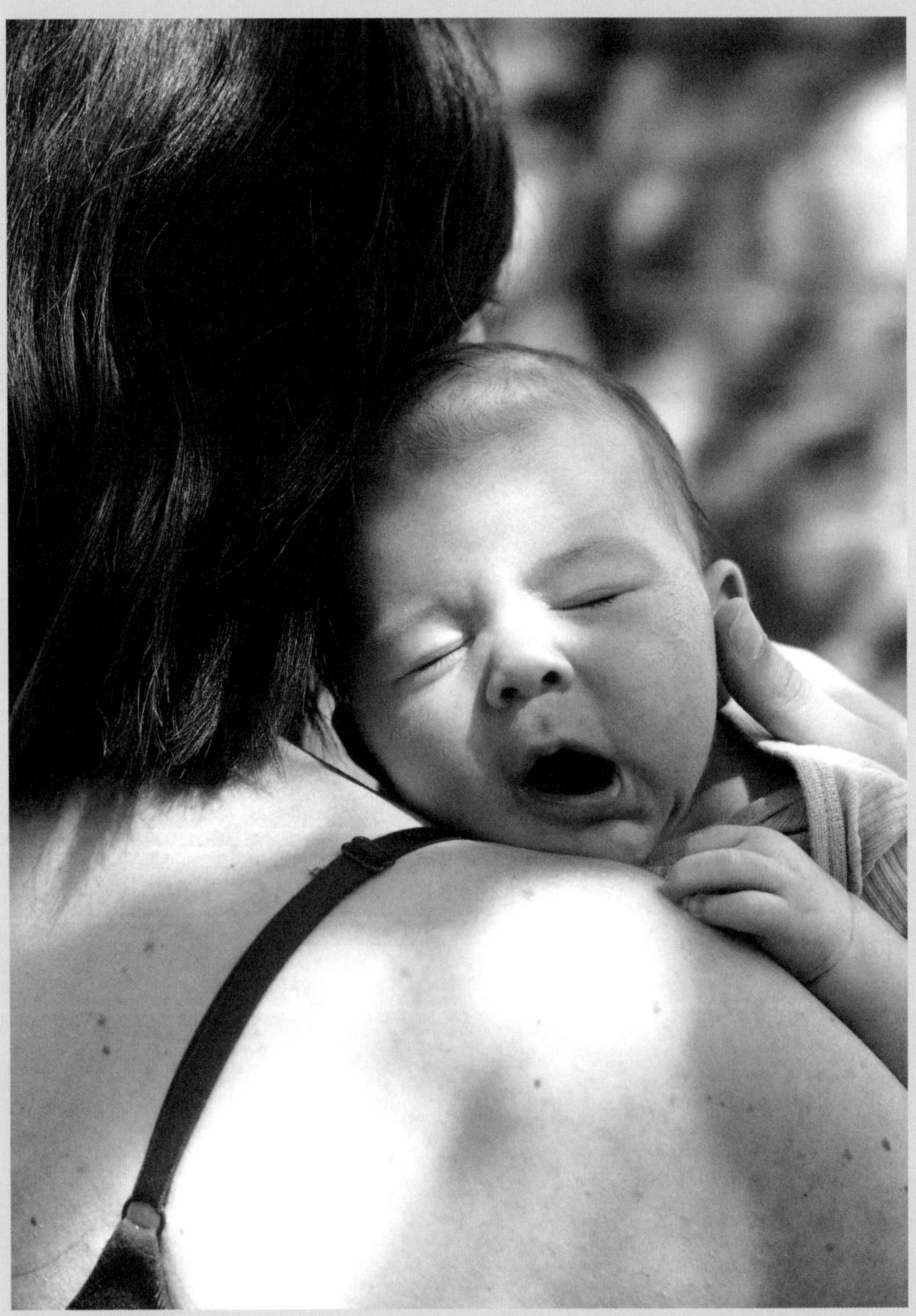

MENTALE GESUNDHEIT UND GROSSE EMOTIONEN

Studien belegen, dass jede vierte Mutter in den ersten drei Jahren nach der Geburt schwere Symptome einer Depression entwickelt; am häufigsten wird eine postnatale Depression diagnostiziert, wenn das erste Kind vier Jahre alt ist. Das sind alarmierende Zahlen, die zeigen, dass Mütter auch lange nach den ärztlichen Routineuntersuchungen nach sechs Wochen bzw. sechs Monaten Betreuung und Unterstützung brauchen.

Warum? Weil Eltern sein nicht leicht ist. Natürlich kann es eine unglaublich befriedigende, im positiven Sinne lebensverändernde Erfahrung sein, es ist aber auch eine riesige Unternehmung, die Körper, Geist und Seele sehr stark beansprucht. Manche finden die Nächte lang und die Tage langweilig, und aus Erschöpfung zweifeln sie an ihrem Verstand, aber die große Liebe zu ihrem Kind, und dass sie jeden Tag mit ihm verbringen können, machen das alles wett. Für andere ist es das Schwierigste, das sie je gemacht haben, sie haben das Gefühl, in ihrer Mutterrolle unterzugehen, und wünschten, sie könnten für ein paar Nächte (oder für immer) weglaufen.

Bei Gefühlen gibt es kein Richtig oder Falsch; Mutter zu sein ist etwas so Individuelles, niemand wird jemals wirklich ahnen können, wie finster deine Gedanken um 3 Uhr morgens sein können, wenn du dein Baby auf- und abträgst. Aber es gibt wahnsinnig viele Informationen, die dir bei der ganzen Palette an Gefühlen und Stimmungen helfen können. Du bist nie allein damit und jedes Gemütsleiden, das wir in diesem Abschnitt beschreiben, ist vorübergehend und behandelbar. Es kostet Überwindung, sich jemandem zu öffnen und eine ärztliche Fachperson zurate zu ziehen, aber es ist der erste Schritt, um die Hilfe zu bekommen, die du verdienst.

Wovor solltest du dich also in Acht nehmen?

Babyblues

Für jede neue Mutter kann der Babyblues in den ersten Tagen und Wochen nach der Geburt ein Schock sein. Meistens sind Frauen betroffen, die zum ersten Mal Mutter werden. Es ist eine natürliche Reaktion auf die dramatischen hormonellen Veränderungen nach der Geburt und auf die erste, oft stressige Umstellung auf ein Leben mit Baby. 50 bis 80 Prozent aller neuen Mütter geben an, sich mitunter traurig, gereizt und erschöpft zu fühlen. Wenn diese Gefühle aber über den ersten Monat nach der Geburt hinaus anhalten und dich im Alltag und in deiner Elternrolle beeinträchtigen, könntest du an etwas Schwerwiegenderem wie einer postpartalen Stimmungskrise leiden.

Postpartale Stimmungskrisen

Postpartale Stimmungskrisen sind eine Gruppe von psychischen Zuständen, die vor und nach der Geburt auftreten können. Sie können sowohl seelisches als auch körperliches Leiden hervorrufen, das die Lebenseinstellung und Handlungsfähigkeit der Mutter beeinträchtigt. Zu den postpartalen Stimmungskrisen gehören:

POSTPARTALE DEPRESSION (PPD)

Wenn die folgenden Symptome über den ersten Monat nach der Geburt hinaus auftreten, können diese Zeichen einer postpartalen Depression sein:

- Teilnahmslosigkeit, Traurigkeit, häufiges Weinen
- Reizbarkeit oder Wut
- Appetitverlust oder gesteigerter Appetit
- Freudlosigkeit
- Energiemangel
- Schlaflosigkeit
- Konzentrationsschwierigkeiten
- Schuldgefühle oder Scham
- Gedanken, sich selbst oder dem Baby zu schaden.

Mehr als 15 Prozent aller Personen, die eine Geburt hinter sich haben, leiden an PPD, wobei Selbstmord im ersten Lebensjahr eines Kindes die häufigste Todesursache für Mütter ist.

Denk daran, dass jede postpartale Depression anders ist und nicht alle Symptome bei dir auftreten müssen. Häufig wehren Betroffene den Gedanken, sie könnten psychische Probleme haben, ab – vor allem wenn sie schon einmal damit zu kämpfen hatten. Wenn du Probleme hast, hol bitte Hilfe! Ganz egal, was dir dein Gehirn sagt: Deine Familie ist ohne dich NICHT besser dran! Vielleicht versteht deine Familie gar nicht, was los ist, wenn du es nicht aussprichst. Wenn du dich unwohl dabei fühlst, jemanden aus deinem engsten Unterstützer:innenkreis ins Vertrauen zu ziehen, ruf bitte, BITTE eine Hotline für psychische Gesundheit an. In vielen Ländern gibt es spezielle Hotlines für die psychische Unterstützung von Müttern.

Auch Väter, Co-Mütter und Co-Eltern können von PPD betroffen sein. Die Symptome können denen von Müttern ähneln. Es gibt aber auch Studien, laut denen Aggressionen, Suchtmittelmissbrauch und Hypersexualität ein Zeichen für PPD sein können.

POSTPARTALE ANGSTZUSTÄNDE

Viele Mütter machen sich nach der Geburt hunderttausend Sorgen. Wenn Sorge und Angst aber deine allgemeine Handlungsfähigkeit beeinträchtigen, könntest du an postpartalen Angstzuständen leiden. Zu den Kennzeichen gehören:

- Unaufhörliche Besorgnis, Katastrophendenken oder Panikgefühle
- Unvermögen, bestimmte Gedanken abzuschalten
- Appetitverlust oder gesteigerter Appetit
- Schlafstörungen
- Engegefühl in der Brust, Übelkeit, Schwindel, Herzrasen und andere körperliche Symptome.

Wie die meisten postpartalen Stimmungskrisen ist auch diese häufig: Jede zehnte Person hat im ersten Jahr nach der Geburt Symptome. Auch dafür gibt es in den meisten Teilen der Welt Hotlines, die du anrufen kannst, wenn du nicht mehr weiter weißt oder sofortige Hilfe brauchst. Wir empfehlen dringend, regelmäßige Termine mit einer geschulten Person für psychische Gesundheit zu vereinbaren.

POSTPARTALE PSYCHOSE (PPP)

Postpartale Psychosen kommen seltener vor, sie erfordern jedoch umgehend ärztliche Hilfe. Zu den Kennzeichen zählen:

- Wahnvorstellungen oder Halluzinationen
- Verfolgungswahn und Misstrauen
- Verwirrtheit oder Orientierungslosigkeit
- Entfremdung und Realitätsverlust
- Erregtheit und extreme Stimmungsschwankungen
- Schlaflosigkeit oder verminderter Schlafbedarf.

Auch wenn weniger als 0,2 Prozent aller Mütter von einer Psychose betroffen sind und es sehr selten vorkommt, dass Menschen sich selbst oder ihrem Baby schaden, kann es dennoch zu unberechenbarem Verhalten kommen, das dich und deine Familie in Gefahr bringt. Menschen, die eine postpartale Psychose erleiden, merken oft nicht, dass sie eine Episode haben. Daher ist es wichtig, dass alle in deinem Unterstützer:innenkreis die Symptome kennen, damit sie rechtzeitig ärztliche Hilfe holen können.

POSTPARTALE ZWANGSSTÖRUNG

Bei einer postpartalen Zwangsstörung hat die betroffene Person aufdringliche Gedanken über das Wohlbefinden des Babys, wodurch es zu zwanghaftem Verhalten kommt.

- Aufdringliche Gedanken oder Obsessionen sind hartnäckige und irrationale Gedanken oder Vorstellungen, die oft grauenerregend sind.
- Durch zwanghaftes Verhalten wird versucht, diese befürchteten Situationen zu verhindern.

Eine postpartale Zwangsstörung kommt bei 3 bis 5 Prozent aller Gebärenden vor. Betroffene fühlen sich entsetzt, haben Angst, mit dem Baby allein gelassen zu werden, sind hyperwachsam, um ihr Baby zu beschützen, und sehen etwa andauernd nach ihm, wenn es schläft, oder putzen ständig.

Vielen Müttern mit diesen Symptomen ist klar, dass ihre Gedanken seltsam sind, daher setzen sie sie meistens nicht in die Tat um.

Anmerkung:
Manche Menschen haben aufdringliche Gedanken, ohne dass es zu einer Zwangsstörung kommt. Diese Gedanken sind zwar unangenehm, aber sie sind auch normal: Wir sind biologisch darauf programmiert, unsere Babys zu beschützen, daher ist es natürlich, sich vorzustellen, dass dem Baby etwas passieren könnte. Auch wenn es in der Allgemeinmedizin und in der Mütterbetreuung nicht oft gesagt wird: Von aufdringlichen Gedanken sind sehr, sehr viele Mütter und Eltern betroffen. Wenn man nicht weiß, dass das etwas ganz Normales ist, ist man womöglich besorgt; oft kann man aber besser damit umgehen, wenn man das Phänomen zuordnen kann.

Reizbarkeit und Wut

Wut wird in unserer Gesellschaft verteufelt und daher oft unterdrückt, ignoriert, verschwiegen oder versteckt. Dabei hat Wut fast immer mit einem unbefriedigten Bedürfnis zu tun. Wenn wir lernen, die Wut als ein Signal für etwas, das nicht stimmt oder sich ändern muss, zu verstehen, kann sie uns als Wegweiser dienen. Vielleicht sagt sie uns, dass wir die Dinge anders angehen müssen, oder sie weist uns auf unverarbeitete Traumata hin, die geheilt werden müssen.

Sich wütend, gereizt, verärgert oder überwältigt zu fühlen, nicht mehr berührt werden zu wollen oder die Kontrolle zu verlieren, kann Angst einflößend sein, aber es kommt häufiger vor, als du vielleicht glaubst. Bis zu einem gewissen Grad sind diese Gefühle normal. Wenn du aber oft die Kontrolle verlierst, solltest du dich an eine:n vertrauenswürdige:n Therapeut:in wenden, um Bewältigungsstrategien zu erlernen. Denk daran: Deine Emotionen sind ein Signal, dass etwas nicht stimmt. Wenn identifiziert werden kann, was sich ändern muss, tut das oft der ganzen Familie gut; ebenso, wenn du lernst, deine Emotionen zu regulieren – siehe Seite 23.

Tipps für den Fall, dass du die Kontrolle verlierst:

1. Entferne dich von deinem Baby (lege es z. B. in seine Wiege).
2. Atme tief und langsam durch. Atme fünf Sekunden lang ein und fünf Sekunden lang aus. Wiederhole das fünfmal.
3. Wasch dir das Gesicht mit kaltem Wasser.
4. Wenn du dich allein nicht beruhigen kannst, ruf eine Vertrauensperson an, die dir dabei helfen kann, dich zu beruhigen.

Wenn dein Kind älter wird, bekommst du vielleicht öfter Wutausbrüche. Viele, viele Mütter in unserer Gemeinschaft berichten, dass sie oft wegen scheinbarer Kleinigkeiten von 0 auf 100 gehen. Viele überrascht das, weil sie früher nie Wutausbrüche hatten. Da Wut fast immer mit einem unerfüllten Bedürfnis zu tun hat, ist es wichtig, sich Unterstützung von seiner Community zu holen. Das verschafft dir die Zeit, dich um deine eigenen Bedürfnisse zu kümmern. Wenn du als Elternteil gut versorgt und vernetzt bist, ist es weniger wahrscheinlich, dass es dir zu viel wird, wenn andere von dir abhängig sind. Du selbst musst Zeit für dich reservieren und sagen, was du brauchst. Niemand kann dir ungefragt dazu verhelfen, denn niemand kennt deine Bedürfnisse so gut wie du selbst.

Phantomschreie:

Bei Phantomschreien glaubt man, sein Baby weinen zu hören, obwohl es das gar nicht tut. Das kommt häufig vor, wenn das Baby gerade schläft und man selbst etwas Lautes macht, wie Duschen oder Staubsaugen. Obwohl das nichts mit psychischen Problemen zu tun hat, kann man sich deshalb fragen, ob man womöglich den Verstand verliert. Wir wollten dir hier daher nur versichern, dass dieses Phänomen weitverbreitet ist.

Von der Wichtigkeit, anderen über die Geburt zu erzählen

VON KIMBERLY ANN JOHNSON, AUS: *THE FOURTH TRIMESTER*

Das vorherrschende Narrativ in unserer Kultur besagt: Solange Mutter und Kind die Geburt überlebt haben und nach den Standards der westlichen Medizin weitgehend gesund sind, ist alles gut. Das wertet die Erfahrung vieler Frauen ab. Sie und das Baby sind zwar gesund, aber dennoch hinterlässt die Geburt Spuren in Körper, Geist und Seele. Wie so oft in unserer Gesellschaft wird auch hier der Vorgang durch das Ergebnis ersetzt: In diesem Fall wird dadurch die Erfahrung der Geburt abgewertet, denn das Baby ist ja gesund.

Während des Geburtsvorgangs gibt es entscheidende Momente, in denen wir sehr intensiv mit uns selbst und mit unerwarteten Hindernissen oder ungeahnten Kraftreserven konfrontiert werden. Wenn wir die Erfahrung auf das Ergebnis reduzieren – insbesondere auf die abgedroschene Idee, solange die Frau lebt, wäre alles gut gegangen –, dann lassen wir damit eine wichtige Ressource ungenutzt. Die Frau und ihre Community versäumen die Chance, durch diese Erfahrung weiser und gereifter zu werden.

Wenn du über deine Geburtserfahrung nachdenkst: Achte darauf, was dein Körper dir sagt. Lass beim Erzählen dein Herz sprechen und achte dabei auf die Empfindungen in deinem Körper. Du musst dich nicht an jedes Detail in der genau richtigen Reihenfolge erinnern können. Konzentriere dich lieber auf die Momente, die wichtig für dich waren, und darauf, wie du dich dabei gefühlt hast.

Wenn dein:e Partner:in schildert, wie er oder sie die Geburt erlebt hat, bist du vielleicht überrascht, wie sehr sich seine:ihre Version von deiner eigenen unterscheidet. Dein:e Partner:in könnte sich an andere Dinge erinnern als du. Was dir wichtig schien, könnte ihm:ihr völlig unwichtig gewesen sein. Was zählt, ist, dass ihr einander zuhört, ohne über die Details zu streiten oder etwas ändern und korrigieren zu wollen und ohne zu versuchen, den anderen umzustimmen. Achte auf Wendepunkte in der Erzählung. Achte auf Stellen, die dein:e Partner:in wiederholt, besonders betont oder lauter oder leiser sagt. So erkennst du, was für ihn oder sie aufregend oder beängstigend war.

Oft müssen wir unsere Geschichte im Laufe der Zeit mehrmals erzählen, bis sich uns ihre Bedeutung erschließt. Vielleicht irritiert uns etwas, das unser:e Partner:in andauernd wiederholt, uns aber nebensächlich erschien. Und vielleicht versteht unser:e Partner:in nicht, warum wir einen Aspekt der Geburt nicht überwinden können, der in seinen:ihren Augen notwendig, normal oder sogar praktisch war. Wir müssen den anderen nicht unbedingt verstehen, wir sollten nur vorbehaltlos zuhören.

Unsere Geschichten verändern sich im Laufe der Zeit, und das ist gut so. Ein Narrativ, das sich nie verändert, bedeutet, dass wir nichts dazugelernt und es nicht geschafft haben, uns in die tieferen Ebenen unserer Geschichte vorzuarbeiten.

Ein so großes Ereignis wie die Geburt und der Beginn des Elterndaseins kann einen langen Zeitraum nach sich ziehen, in dem man eine gemeinsame Geschichte, die dem Erleben beider Rechnung trägt, noch finden muss. Erst dann entsteht Raum für Wiedergutmachung und Heilung.

Egal wie du deine Geschichte erzählst – durch Aufschreiben, mündliches Erzählen, Aufnehmen als Tonspur oder durch Kunst –, du stärkst damit dein Selbstvertrauen. Der Erzählvorgang wird dir möglicherweise zu wichtigen Einsichten über dich selbst, über deine Bindung zu deinem Kind und/oder zu deinem:r Partner:in verhelfen. Vielleicht stellst du auch fest, dass dein Selbstbild von bestimmten Aussagen oder Umständen bei der Geburt beeinflusst wird. Oft müssen gerade die Geschichten derer, die eine schwere Geburt hatten, am dringendsten erzählt werden.

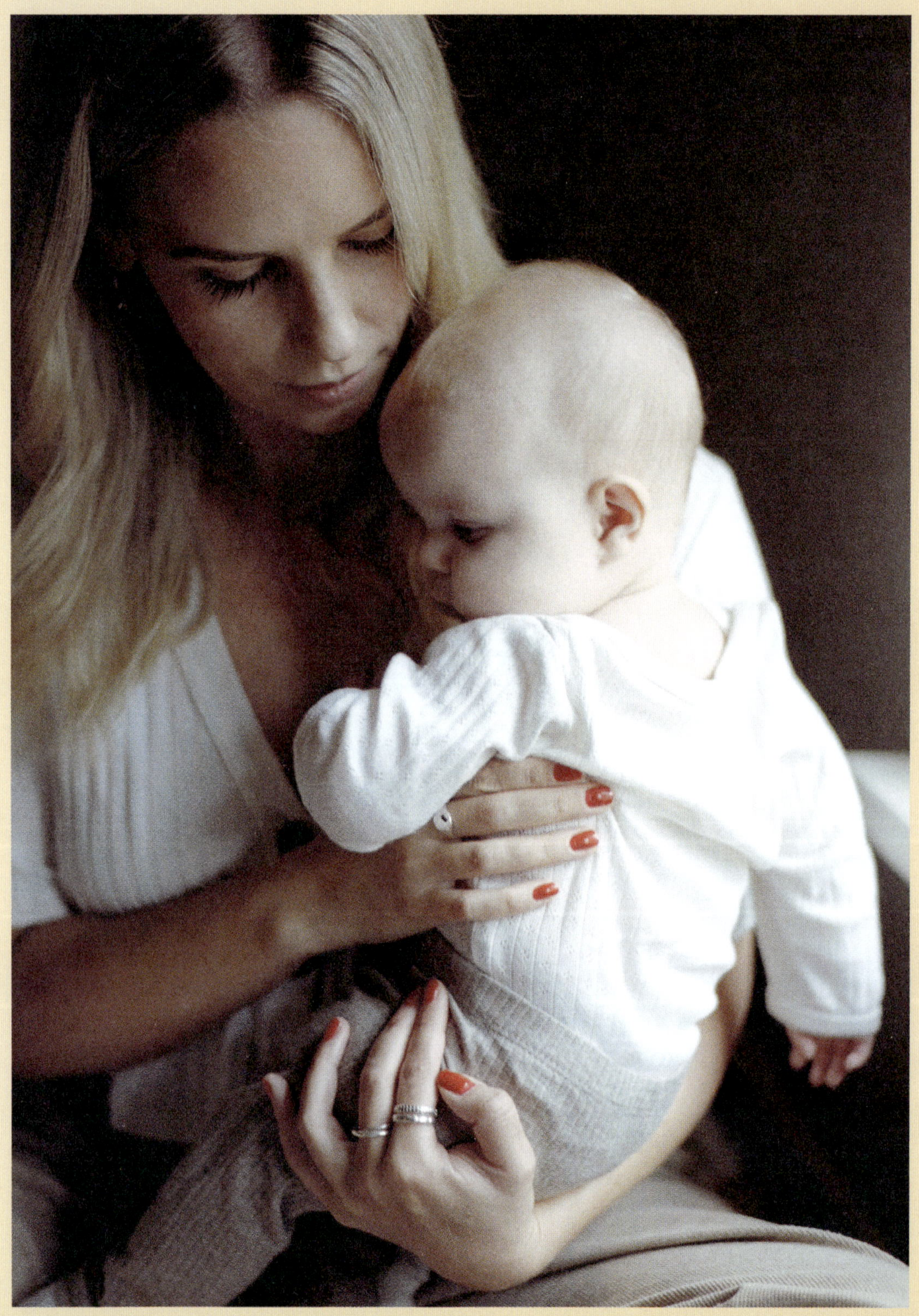

UNKONVENTIONELLES WOCHENBETT

Wir können unmöglich ein Buch über das Wochenbett schreiben, ohne all jene zu würdigen, die ihr Baby nicht nach Hause bringen können – sei es wegen gesundheitlicher Komplikationen, die einen längeren Krankenhausaufenthalt erforderlich machen, oder wegen der schrecklichen Realität eines Verlustes.

Eltern in der Neugeborenen-Intensivpflegestation (NIPS)

Vaughnes erste Doula-Klientin war ihre beste Freundin, Aimee. Vaughne hatte das Glück, den Großteil von Aimees Schwangerschaft über mit ihr zusammenzuwohnen und sie unterstützen zu können, als noch vor der Geburt ein Gesundheitsproblem bei ihrer Tochter Edie festgestellt wurde, das nach der Geburt eine sofortige Verlegung auf die NIPS erforderlich machte. Aimee und Edie verbrachten ganze acht Monate ihres ersten gemeinsamen Jahres im Royal Children's Hospital in Melbourne, bewältigten tägliche Visiten, wöchentliche Behandlungen und vier große Operationen, mit denen die brillanten Ärzt:innen und Pfleger:innen Edies Leben retteten.

Die traumatisierende Erfahrung, ein krankes Baby zu haben, bedeutet für alle neuen Eltern, zusätzlich zu der allgemeinen körperlichen und seelischen Belastung des Wochenbetts, eine schreckliche Achterbahnfahrt. Die Nachricht über die Notwendigkeit eines Aufenthalts in der NIPS kann einen sowohl vor als auch nach der Geburt erreichen und stellt die Welt der Eltern komplett auf den Kopf.

Hier sind ein paar Dinge, die Aimee für andere Eltern von Kindern auf der NIPS aufgeschrieben hat:

- Nimm Hilfe und Unterstützung an, z. B. Essenslieferungen, frische Kleidung und Toilettenartikel, Versorgung weiterer Kinder und/oder von Haustieren, Hausarbeit, Besuche im Krankenhaus, wenn dir danach ist.
- Vergiss nicht zu essen und zu trinken – manchmal fühlt man sich wie im Nebel, aber du musst gut bei Kräften sein, damit du sowohl körperlich als auch seelisch für dein Kind da sein kannst.
- Geh ein bisschen an die frische Luft. Auch wenn es schwer ist wegzugehen: Geh wenigstens einmal am Tag spazieren oder setz dich auf eine Parkbank. Es kann beängstigend sein, das Krankenhauszimmer zu verlassen, aber es ist wichtig, sich auch um sich selbst zu kümmern, damit man nicht völlig erschöpft oder krank wird. Du wirst sehen, es hilft.
- Das Leben im Krankenhaus kann sehr einsam sein. Nimm, wenn du kannst, Kontakt zu anderen Eltern auf der NIPS auf. Während Freund:innen und Verwandte weiter ihr gewohntes Leben führen, ist es beruhigend, andere Eltern zu finden, die im gleichen Boot sitzen. Man fühlt sich weniger allein und kann die Situation besser akzeptieren. Helft einander unaufdringlich und nehmt jeden Tag so, wie er kommt.
- Solltest du dich mit anderen Eltern anfreunden: Sei darauf vorbereitet, dass sie womöglich vor dir mit ihrem Baby nach Hause dürfen. Das kann sehr hart sein. Auch wenn es für sie wundervoll ist, ist es okay, wenn du dich deshalb wütend, bitter oder traurig fühlst.
- Du wirst wahrscheinlich eine Traumatisierung davontragen und eine ganze Palette von Gefühlen, von Verzweiflung über Wut bis Dissoziation, erleben. Nimm professionelle Hilfe in Anspruch. Oft sind Sozialarbeiter:innen vor Ort, die dich in dieser schwierigen Zeit unterstützen können, oder es gibt ein Beratungsangebot. Bitte lass dich während des Krankenhausaufenthalts und danach von einer psychotherapeutisch ausgebildeten Person unterstützen, die dir dabei hilft, dich langfristig zu erholen.

Fehlgeburt, Kindstod und Abtreibung

Wir sind in unserem Beruf als Doulas zu der Einsicht gelangt, dass Geburt und Tod untrennbar miteinander verbunden sind. Viele, die sich auf die wunderschöne, aber auch brutale Reise des Mutterwerdens begeben, teilen eine zu wenig beachtete Erfahrung: die des Verlustes.

Jede fünfte Schwangerschaft endet noch im ersten Trimester in einer Fehlgeburt, und fast 1 Prozent aller Babys werden tot geboren oder sterben im ersten Lebensmonat. Die Eltern bleiben verloren und verwirrt, voller Kummer und Trauer zurück. Außerdem hat im Schnitt jede vierte Frau eine Abtreibung im Leben hinter sich. Nach einer Fehlgeburt, Totgeburt, Abtreibung oder einem Schwangerschaftsabbruch aus gesundheitlichen Gründen fühlen sich viele Betroffene traurig, wütend, wie betäubt, beschämt, schuldig, eifersüchtig oder bloßgestellt.

Egal, ob das Schicksal oder eine Entscheidung zum Verlust des Kindes geführt hat: Jede Frau, die einmal einen Fötus in ihrer Gebärmutter getragen hat, befindet sich danach für immer in einer Nachgeburtsphase. Nach der Empfängnis vollziehen sich im Körper und im Gehirn zelluläre Veränderungen, die für immer bestehen bleiben. Aus diesem Grund finden wir, dass die Gesellschaft Frauen, die einen Verlust erlitten haben, Mitgefühl und Solidarität zeigen sollte.

Bei vielen Frauen löst der Verlust eines Kindes ein großes Auf und Ab von Trauer, Erholung und Heilung aus. Dieser Prozess sollte nicht überstürzt oder übergangen werden. Der körperliche und seelische Heilungsprozess sieht für jede Person anders aus und erfordert Zeit, Nachsicht mit sich selbst und dem eigenen Körper sowie Unterstützung durch gute Freund:innen, Verwandte und Mitglieder der Community.

Es gibt nicht den *einen* richtigen Weg, um Verluste zu verarbeiten. Du kannst aber Körper und Geist bei der Bewältigung deines Verlustes auf vielfältige Weise unterstützen.

Ein Verlust belastet das Herz und den ganzen Körper. Es können leichte bis schwere Krämpfe auftreten, und über mehrere Tage kann es zu einem beträchtlichen Blutverlust kommen. Auch die Milch könnte einschießen. Des Weiteren können Kopfschmerzen, Übelkeit und intensive Emotionen auftreten. All das kann zermürbend sein.

RUH DICH AUS

Dein Körper muss eine riesige Umstellung bewältigen, sowohl auf physischer als auch auf psychischer Ebene. Das ist nicht der Zeitpunkt, um in dem schnellen Lebensstil weiterzumachen, den uns unsere Gesellschaft abverlangt. Heilung und Regeneration erfordern Zeit. Du solltest es dir im Bett oder auf der Couch gemütlich machen und ohne Unterbrechung schlafen, wenn dir danach ist. Wir raten auch von anstrengenden Aktivitäten und intensivem Training ab, damit dein Körper ausheilen kann. Wenn dein Nervensystem nach Bewegung verlangt, mach dann etwas Sanftes: geh spazieren, mach Dehnübungen oder Yoga.

ERNÄHRE DICH GUT

Während sich dein Körper von einem Verlust erholt, ist es wichtig, dass du ihn mit nährstoffreichen, hochwertigen Lebensmitteln versorgst. Meide bei körperlichen oder seelischen Schmerzen raffinierten Zucker, industriell verarbeitete Kohlenhydrate und Alkohol, sie können Entzündungen, Unwohlsein und negative Gefühle verstärken. Iss stattdessen traditionelles Wochenbett-Essen, das deinen Körper dabei unterstützt, sich zu regenerieren und zu verheilen. Du bist schließlich auch in einer nachgeburtlichen Phase.

EMOTIONALE UNTERSTÜTZUNG

Historisch gesehen ist unsere Kultur blind dafür, wie groß und schrecklich es ist, einen Verlust zu erleiden. Es braucht oft lange, sich von einem Verlust zu erholen, viele Frauen und ihre Partner:innen bleiben danach emotional labil. In unserer Trauerzeit können wir Gefühle erleben, die wir nicht unbedingt erwartet haben. Das ist okay. Menschen erfahren Trauer unterschiedlich, und auch wenn Expert:innen verschiedene Trauerphasen beschreiben, bedeutet das nicht, dass unsere Trauer so ablaufen muss.

Es ist dir vielleicht unangenehm, deine:n Partner:in, Freund:innen und Verwandte um Unterstützung zu bitten, aber genau das brauchst du, um dich mit Liebe und Geborgenheit zu umgeben. Oft freuen sich andere wahnsinnig darüber, trösten und helfen zu dürfen. Lass es also zu, dass sie dich jetzt, wo du es am meisten brauchst, umsorgen.

Tipps zum Umgang mit Gefühlen des Verlustes:

- Gib dir und deinem:r Partner:in Zeit, um eure Gefühle und euren Verlust zu verarbeiten.
- Teile deine Gefühle deinem:r Partner:in mit und bitte ihn:sie, dasselbe zu tun. Das ist wichtig und bestätigend, es ermutigt euch beide, gemeinsam zu reflektieren, und stärkt eure Bindung.
- Es kann heilsam sein und dir bei der Aufarbeitung deines Verlustes helfen, mit Vertrauenspersonen über das Geschehene und deine Gefühle zu sprechen. Wende dich an Freund:innen, Verwandte oder ärztliche Fachpersonen, die dir nicht-wertende, fundierte und gesundheitsorientierte Ratschläge geben können. Mögliche Personen sind: Hebamme, Doula, ärztliche:r Betreuer:in, Berater:in oder Psycholog:in.
  - Wende dich an Organisationen, die in allen Phasen der Schwangerschaft und nach der Geburt Rat und Tat bieten. Im Internet findest du Beratungsstellen in deiner Region.
- Halte eine liebevolle Zeremonie ab, mit der du dich von deinem Baby verabschiedest. Zünde Kerzen an, mach ein Feuer, lies einen Brief vor, den du geschrieben hast, oder verbrenne ihn, pflanze Samen oder einen Baum zu seinen Ehren oder streue Blumen ins Meer.

Wie man bei perinatalem Verlust und Trauer helfen kann

VON LILLY LOWREY

Lilly Lowrey ist ebenfalls Doula und perinatale Psychotherapeutin. Sie erläutert hier einige Möglichkeiten, wie man Menschen nach einem Verlust praktisch und emotional unterstützen kann. Diese Seite könnte nützlich sein, wenn eine Person in deinem Umfeld einen Verlust erleidet, oder du kannst sie deinen Liebsten zeigen, wenn du selbst davon betroffen bist.

Das Allerwichtigste bei der Begleitung einer Person, die einen perinatalen Verlust erlitten hat – das kann eine Fehlgeburt, Abtreibung, Totgeburt oder der Verlust eines Neugeborenen sein –, ist, ihr auf nicht-wertende, mitfühlende Weise Raum zu geben. Obwohl die meisten von uns geliebten Menschen helfen wollen, fühlen wir uns dennoch oft auch unbeholfen, unsicher und nervös, weil wir nicht wissen, was wir sagen sollen.

Es muss uns als helfenden Begleiter:innen klar sein, dass sowohl das, was wir sagen, als auch das, was wir nicht sagen, eine trauernde Person stark beeinflussen kann. Wo fangen wir also an, und wie sieht das aus, wenn wir jemandem »Raum geben«?

»Raum geben« heißt einfach, mit ganzem Herzen für die Person da zu sein. Wenn wir einer trauernden Person Raum geben, achten und erleben wir diese Person so, wie sie in diesem Moment ist, ohne zu versuchen, etwas zu »reparieren«. Indem wir körperlich, geistig und seelisch da sind, schaffen wir einen Raum, in dem sich die Person sicher fühlen kann; wo ihr ohne Vorurteile zugehört und sie liebend unterstützt wird und sie sich nicht so allein fühlt.

Auch wenn unsere Worte nicht wegnehmen können, was die Person fühlt – sei es Trauer, Traurigkeit, Schuld oder Wut: Indem wir ihren Verlust anerkennen und bestätigen, bekunden wir Solidarität. Hilfe sollte immer auf mitfühlende und authentische Art angeboten werden. Wenn du eine Person kennst, die ihr Baby verloren hat: Frag, wie es ihr geht, und erkenne ihren Verlust an, auch wenn du dich dabei unbeholfen fühlst. Es wird ihr mehr bedeuten, als du glaubst.

Hier sind ein paar Beispiele für anerkennende Äußerungen:

»Es tut mir so leid, dass du Baby ____ verloren hast. Ich fühle mit dir mit.«

»Deine Gefühle sind berechtigt. Lass dir Zeit und sei gut zu dir selbst.«

»Ich weiß, dass die letzten paar Monate wirklich schwer für dich waren. Ich bin stolz darauf, wie du das bewältigt hast.«

»Du kannst dir Zeit lassen, du verdienst Geduld. Ich bin immer für dich da.«

Neben wohlüberlegten Worten, die Anerkennung und Bestätigung bieten, kann auch Stille eine Medizin sein, wenn wir dabei voll und ganz für die trauernde Person da sind. Es kann tröstlich sein, dass du einfach anwesend bist, sie zärtlich umarmst oder sie mitfühlend ansiehst.

Zu guter Letzt: Denk daran, dass die Trauer nach einem Verlust ein komplexer, planloser und vielschichtiger Prozess ist. Auch wenn es Gemeinsamkeiten gibt, ist sie etwas sehr Persönliches und Individuelles. Trauer ist kein linearer Prozess, sie durchläuft auch keine vorhersehbaren Stadien. Wir sind schließlich Menschen, keine Maschinen. Geh also immer wieder zu der geliebten Person hin. Biete uneingeschränkte Hilfe an. Nimm sie bewusst wahr, halte sie fest und sieh ihre Trauer als Prozess.

Für Solo-Eltern

VON CATIE GETT

Alles, was wir in diesem Buch mitteilen, ist zwar auf alle Gebärenden anwendbar, uns ist aber auch bewusst, dass manche von ihnen keine zweite Person haben, die die schönen, chaotischen, alltäglichen Momente miterlebt, ihnen zur Seite steht und sie mit einem »Du machst das ganz toll!« bestärkt.

Wir brauchen dir nicht zu sagen, wie man sich als Alleinerziehende:r durchschlägt, aber die Heilpraktikerin, Autorin und alleinerziehende Mutter Catie Gett beschreibt ein paar Möglichkeiten, wie du deine Community um Hilfe bitten kannst – du könntest ein Foto von dieser Liste machen und es mit Freund:innen und Verwandten teilen.

Die Entscheidung, seine Kinder allein großzuziehen, wird nie leichtfertig gefällt, vielleicht kam es sogar ganz unerwartet dazu. Die in der Gesellschaft vorherrschenden Meinungen können Menschen dabei das Gefühl geben, sie hätten versagt, weil sie keine:n Partner:in haben – aber Alleinerziehende haben nicht versagt. Unsere Gesellschaft hat versagt, weil sie veralteten Ideen nachhängt.

Ich beschreibe hier sowohl, was meine Lieben für mich getan haben, als auch was ich wünschte, dass sie getan hätten. Ich musste gleichzeitig lachen und weinen, als ich es niederschrieb. Es versetzte mich zurück in die Zeit, als ich dachte, ich würde vor lauter Einsamkeit und Erschöpfung vergehen und nie wieder ich selbst sein.

»To-do«-Liste für Menschen, die Solo-Eltern unterstützen wollen:

- Wenn du eine alleinerziehende Person besuchst, frag, ob du auf dem Weg etwas für sie einkaufen sollst.
- Wenn du bei ihr bist: Mach den Abwasch, lies ihrem(n) Kind(ern) etwas vor, jäte Unkraut.
- Mach Fotos von ihr mit ihrem(n) Kind(ern).
- Zeig Interesse an ihrem(n) Kind(ern). Lass dir Geschichten erzählen und Fotos schicken.
- Sag der Person, dass sie ein:e wirklich gute:r Mutter/Vater ist.
- Lade sie immer wieder ein, egal wie oft sie absagen muss.
- Geh mit ihrem(n) Kind(ern) ein Mutter-/Vatertagsgeschenk kaufen oder hilf ihnen, eine Karte zu basteln.
- Melde dich bei der Person, wenn ihr(e) Kind(er) vom anderen Elternteil abgeholt werden. Vor allem am Anfang ist das oft wirklich schwer für sie.
- Sag nicht: »Die Verschnaufpause tut dir bestimmt gut!« Viele Eltern haben jedes Mal, wenn ihr(e) Kind(er) beim anderen Elternteil ist/sind, das Gefühl, man hätte sie ihnen weggenommen.
- Befasse dich mit ihrem(n) Kind(ern). Sei jemand, bei dem sich das/die Kind(er) sicher fühlen, damit der Elternteil auch mal durchatmen kann.
- Hilf bei der täglichen Logistik, z. B. das/die Kind(er) von der Schule abholen.
- Mach sie zu einem Teil deiner Familie, lade sie zu Familienausflügen und Feiertagen ein.
- Gib ihr ein Sozialleben, das zu ihrem Lebensstil passt, geh z. B. mit einer Flasche Wein zu ihr rüber, wenn die Kinder schlafen.
- Hör ihr zu. An manchen Tagen bist du vielleicht die einzige erwachsene Person, mit der sie gesprochen hat.
- Bevor du Ratschläge erteilst, frag: »Wie kann ich für dich da sein?«
- Erinnere die Person daran, dass sie mehr ist als ein:e Mutter/Vater.
- Denk daran, dass die Last nicht leichter ist, weil man sie alleine trägt.

Und für alle, die gerade erst alleinerziehend geworden sind oder es bald werden: Ich weiß, im Moment ist es beängstigend, und man fühlt sich allein gelassen. Aber ich verspreche dir: Die beste Zeit deines Lebens liegt noch vor dir. Deine Kinder und du werdet eine magische Bindung haben. Das größte Paradoxon für alleinerziehende Eltern ist: Es ist zwar eine riesige logistische Herausforderung, aber es ist auch wunderbar einfach.

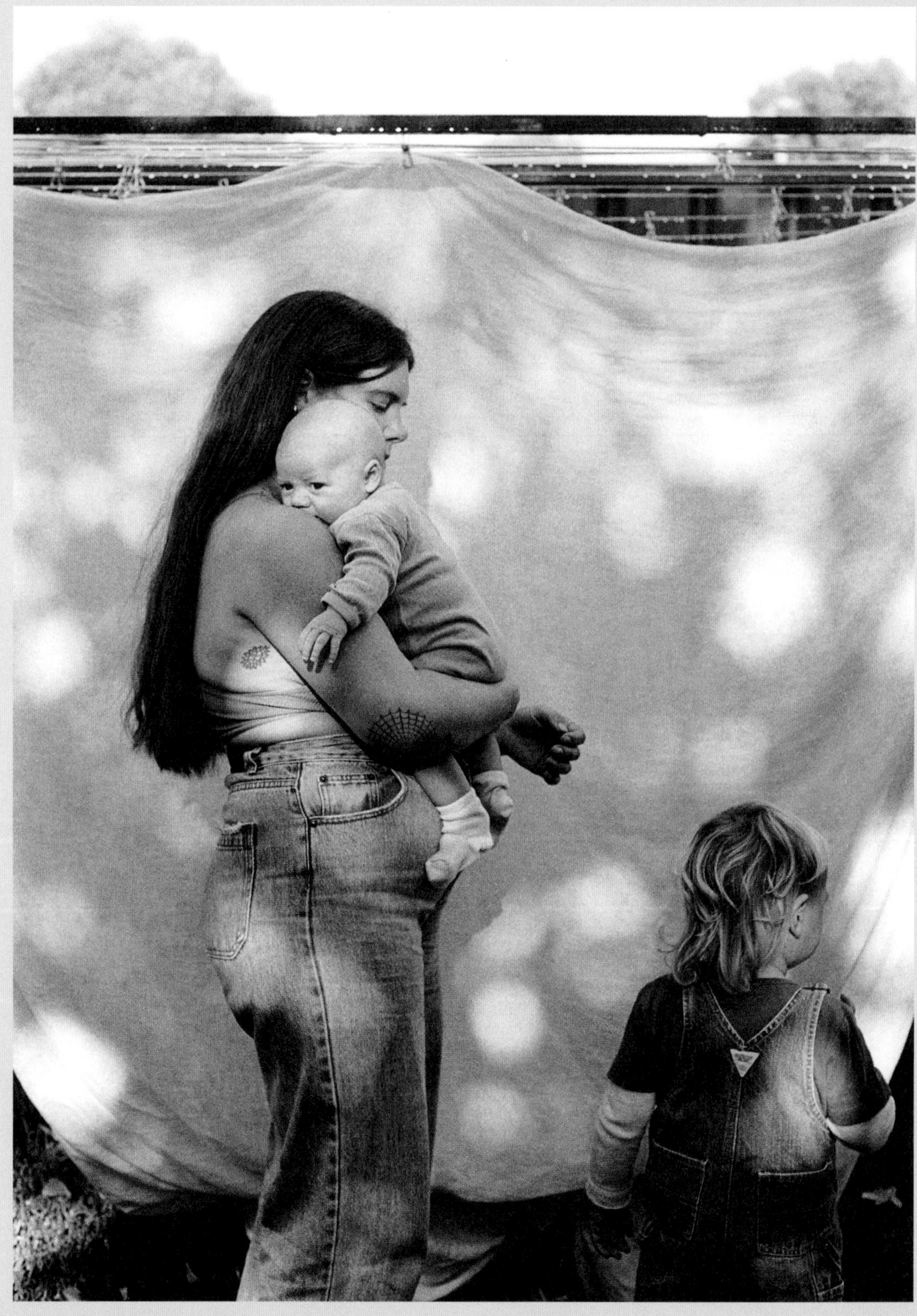

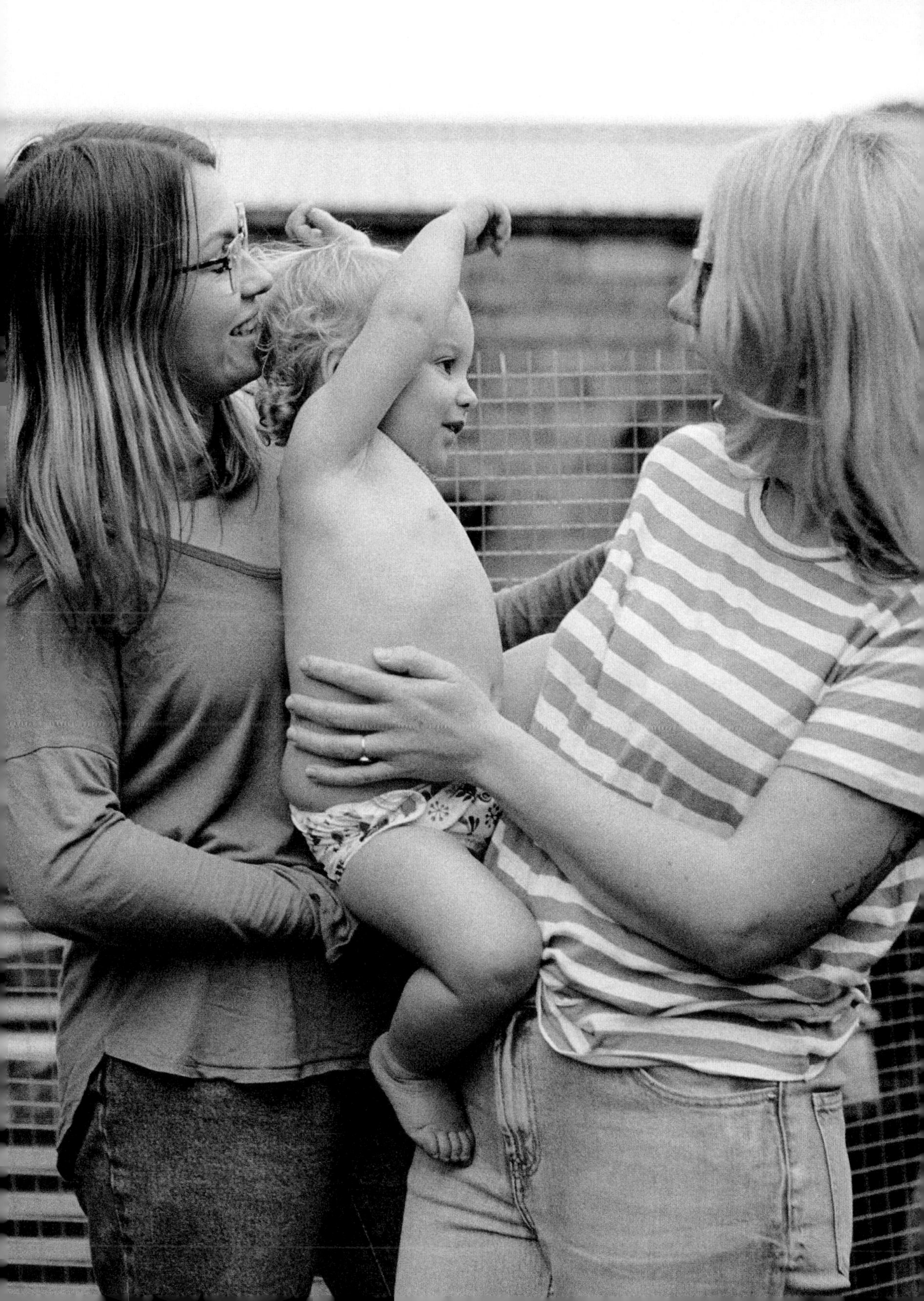

Dein Beckenboden

VON KAITLYN BYWATER

Kaitlyn Bywater ist Physiotherapeutin und Mutter von drei Jungs. Aus Enttäuschung über die fehlende Betreuung des Beckenbodens von Gebärenden hat sie es sich zum Ziel gemacht, alle Mütter zu einem Termin bei einem:r Physiotherapeut:in für den Beckenboden anzuspornen. Im Folgenden gibt sie Einblicke in ihre Erfahrungen als Physiotherapeutin und als Mutter, die eine Beckenbodensenkung hatte.

Dein Beckenboden hat auf so vielfältige Weise mit deinem ganzen Körper zu tun, mit deiner Selbstwahrnehmung, Weiblichkeit, Intimität und deinen Beziehungen. In meine Praxis kommen Frauen, die oft erst mit sechzig, nachdem sie jahrzehntelang Symptome hatten, die Diagnose Beckenbodenfunktionsstörung bekommen. Fast jeden Tag höre ich Sätze wie: »Wenn mir das jemand gesagt hätte ...« oder »Wenn ich das gewusst hätte ...«, und es bricht mir das Herz, dass diese Frauen so viele Jahre an guter Gesundheit geopfert haben, weil sie nicht die Betreuung bekamen, die sie gebraucht und verdient hätten.

Egal wie sehr unsere Gesellschaft leichte Blasenschwächen verharmlost: Es handelt sich dabei um Harninkontinenz und nicht um etwas, womit du einfach leben musst, weil du ein Baby zur Welt gebracht hast.

Was wir heute für unsere Beckengesundheit tun, beeinflusst unsere Lebensqualität in zwanzig, vierzig, sechzig Jahren. Wenn wir uns heute um eine Behandlung kümmern und eine Beckenbodenrehabilitation machen, stärkt das auch mit fortschreitendem Alter unseren Körper und unsere Selbstwahrnehmung. Im Alter reduziert es das Sturz- und Hospitalisierungsrisiko und trägt dazu bei, dass wir, so lange wir wollen, unabhängig leben können.

Eine Beckenbodenfunktionsstörung ist einer der Gründe, weshalb man eine:n Physiotherapeut:in für den Beckenboden aufsuchen sollte. Es gibt aber auch andere Gründe: z. B. das Verheilen von Geburtsverletzungen, Wiederaufnahme von sportlicher Betätigung, Schmerzen in anderen Bereichen des Körpers oder auch einfach nur zur Beruhigung.

Eine Funktionsstörung des Beckenbodens kann sich folgendermaßen äußern:

- Schweregefühl oder Ziehen in Scheide oder After
- Schmerzen im Becken, der Vagina oder im Enddarm
- Schmerzen im unteren Rücken
- Sichtbare Veränderungen (manche Frauen können ihren Prolaps sehen)
- Ein Druckgefühl in der Vagina oder im Enddarm
- Vaginal-Furze beim Gehen, Sport oder Sex – besonders wenn sie »stecken bleiben«
- Schmerzen beim Sex
- Schwierigkeiten beim Einführen von Tampons oder Menstruationstassen
- Harninkontinenz oder plötzlicher Harndrang (Dranginkontinenz) nach dem Husten, Niesen, Lachen, Hochheben deines Kindes, Hinsetzen oder Aufstehen (Belastungsinkontinenz) oder Schwierigkeiten beim Entleeren der Blase und das Gefühl, kurz nach dem letzten Gang zur Toilette gleich wieder zu müssen (Harnverhalt)
- Verstopfung oder Stuhlinkontinenz: unkontrollierter Verlust von Darminhalt, plötzlich eintretender Stuhldrang oder das Gefühl, nicht den ganzen Stuhl wegwischen zu können.

Eine Beckenboden-Rehabilitation umfasst viel mehr als Kegel-Übungen, denn die Symptome können genauso unterschiedlich sein wie die zugrunde liegende Diagnose. Ein Termin bei deinem:r Beckenboden-Physiotherapeut:in kann Folgendes beinhalten:

- Eine gründliche Anamnese, um zu verstehen, wie du lebst, was deine Hoffnungen und Ziele sind, wie Schwangerschaft und Geburt waren, wie du dich sportlich betätigen willst und welche Tätigkeiten und Bewegungen du täglich ausführst
- Eine interne Untersuchung (mit deinem Einverständnis)
- Eine Ultraschalluntersuchung
- Beurteilung der Blasenfunktion
- Beurteilung von Bauchmuskeln und Körpermitte
- Gelegenheit, von deiner Geburt zu berichten
- Besprechen der Diagnose und Festlegen von Zielen
- Ausprobieren von Hilfsmitteln wie Scheidenpessare oder Dilatator

Die Reha besteht aus Kräftigungs- oder Entspannungsübungen (der Beckenboden kann zu schwach oder zu angespannt sein); Lernen, wie man die eigenen Symptome beobachtet; Anpassen der täglichen Tätigkeiten und Bewegungsabläufe; Körperbewusstheitsübungen. Ziel ist es, die Schmerzen in den Griff zu bekommen. Wenn nötig, wirst du an eine andere ärztliche Fachperson verwiesen. Darüber hinaus sind Kraft- und Pilates-Übungen äußerst hilfreich zur Vorbeugung gegen einen schwachen Beckenboden, und sie beschleunigen deine postpartale Erholung.

Du hast Leben hervorgebracht und dieses Leben in deine Arme geschlossen. Du bist Mutter, du bist göttlich weiblich. Du hast es verdient, dich stark, schön und geliebt zu fühlen, dein Leben frei und voller Zuversicht zu leben und all deine Aufgaben im täglichen Leben und als Mutter ohne Sorgen, Schmerzen oder ein beeinträchtigtes Körpergefühl zu bewältigen. Du hast es verdient, von einem:r Physiotherapeut:in für den Beckenboden begleitet und unterstützt zu werden.

DIE REGENERATION NACH DER GEBURT

Es dauert neun bis zehn Monate, bis ein Baby heranwächst und auf die Welt kommt, daher ist es nicht verwunderlich, dass auch die Regeneration nach der Schwangerschaft und der Geburt Zeit, Hingabe und Selbstmitgefühl erfordert.

Sei in dieser sensiblen Zeit freundlich zu dir selbst. Gut Ding braucht Weile, und du musst deine Gesundheit mit Hilfe deiner Community an erste Stelle setzen, damit du dich in den Monaten und Jahren nach der Geburt deines Babys stark, gesund und lebensfroh fühlst.

Faktoren, die die Regeneration beeinflussen:

- Länge und Intensität der Geburtswehen
- Interventionen während der Geburt, z. B. Epiduralanästhesie, Zange oder Saugglocke
- Chirurgische Eingriffe und Verletzungen, z. B. Risse, Dammschnitt, Kaiserschnitt
- Blutverlust.

In dieser Zeitachse erfährst du, was du ungefähr wann in den ersten Wochen, Monaten und schließlich Jahren von deinem Körper erwarten kannst – wobei immer berücksichtigt werden muss, dass der Heilungsprozess, genau wie die Geburt, individuell verschieden und unterschiedlich schnell abläuft.

GEBURT BIS 2 WOCHEN DANACH

- Deine Gebärmutter schrumpft von der Größe einer Wassermelone zu der einer Birne. Unmittelbar nach der Geburt siehst du so aus, als wärst du im sechsten Monat schwanger, und in den darauf folgenden Tagen und Wochen wird dein Bauch durch das Schrumpfen der Gebärmutter langsam kleiner.
- Die Plazentawunde verheilt, und der Wochenfluss ist am stärksten.
- Die Organe richten sich neu aus und kehren an ihren ursprünglichen Platz zurück.
- Bindegewebe und Bänder regenerieren und erholen sich.
- In den ersten paar Tagen kann es starke Schwellungen und Blutergüsse geben, die dann abklingen.
- Schrammen und Risse am Damm sowie Kaiserschnittwunden und Nähte sind empfindlich und können durch den Heilungsprozess jucken.
- Der Östrogen- und Progesteronspiegel sinkt, erhöhte Prolaktinwerte regen die Muttermilchproduktion an.
- Nach der Ausstoßung der Plazenta verbessert sich die Insulinsensitivität und damit die Regulierung des Blutzuckers.
- Oft schmerzt der ganze Körper und aufgrund erhöhter Relaxin-Werte kann es zu Gelenkinstabilität kommen.
- Möglicherweise hast du nachts Schweißausbrüche.
- Der Babyblues kann dich weinerlich und emotional machen.

Plazentaverkapselung:

Viele Säugetiere essen die Plazenta nach der Geburt, in der Traditionellen Chinesischen Medizin (TCM) wird dies seit Jahrhunderten praktiziert, und neuerdings wird es auch in der westlichen Gesellschaft immer beliebter. Bei der Plazentaverkapselung wird die Plazenta getrocknet, zu einem Pulver zermahlen und für den Konsum in den Monaten nach der Geburt in Kapseln gefüllt. Auch wenn noch keine umfangreichen Studien zu den Vorteilen des Essens der Plazenta vorliegen, gibt es sehr viel anekdotische Evidenz von Müttern, die von einer Zunahme an Muttermilch, geringerem Blutverlust, mehr Energie und besserer Stimmungsregulation berichten. Die Plazenta ist ein Organ, daher ist es wichtig, dass sie vor der Verkapselung sachgemäß aufbewahrt und verarbeitet wird, um das Kontaminationsrisiko zu minimieren.

- Wegen der körperlichen Regeneration und des Stillens, das viele Nährstoffe erfordert, bist du sehr hungrig.

DIE ERSTEN 6 WOCHEN

- Die Milchproduktion etabliert sich, Mutter und Baby bauen eine Bindung auf.
- Nähte und Schrammen sind am Ende der ersten sechs Wochen meist verheilt.
- Die erste Heilungsphase von Beckenboden und Bauch ist abgeschlossen – eine Beckenbodenuntersuchung bei einer Fachperson zur Begutachtung von Bauchmuskeln, Narben, Beckenboden etc. wird empfohlen.
- Die Hormone pendeln sich ein, der Babyblues sollte vorübergehen. Über anhaltende Angstzustände, Depressionen oder Stimmungsschwankungen sollte eine ärztliche Fachperson informiert werden.
- Der Wochenfluss klingt gegen Ende der sechs Wochen ab.
- Auf Seite 111 findest du eine Liste von möglichen nachgeburtlichen Untersuchungen.

3 BIS 6 MONATE

- Wenn du weiter stillst, brauchst du viele Nährstoffe aus hochwertiger Ernährung und Nahrungsergänzungsmitteln.
- Der gesunkene Östrogen- und Progesteronspiegel kann zu vermehrtem Haarausfall führen. Siehe umseitige Infobox.
- Oft macht sich Erschöpfung breit. In den ersten Monaten nach der Geburt sind viele Mutter beim Entwickeln ihrer neuen Routine (Babypflege, Stillen, wenig Schlaf) adrenalin-gesteuert. Nun lässt das Adrenalin nach – ein guter Zeitpunkt, um die Gesundheit von Schilddrüse und Nebennieren, Eisen- und Vitamin-B12-Speichern und der Psyche untersuchen zu lassen.

Heißer Tipp:

Antibiotika haben einen Zweck: die schlechten Bakterien, gegen die sie entwickelt wurden, abzutöten. Viele Studien zeigen jedoch, dass sie auf ihrem Feldzug auch eine Reihe von guten, gesundheitsfördernden Bakterien abtöten, wodurch andere gesundheitliche Probleme entstehen können. Wenn das komplexe Gleichgewicht deiner Darmbakterien (bekannt als Darmflora) gestört ist, kann dies die Immun- und Darmfunktion und die Nährstoffaufnahme beeinträchtigen, zu Antibiotika-Resistenzen führen und andere gesundheitliche Probleme hervorrufen. Solltest du in der Schwangerschaft, bei oder nach der Geburt Antibiotika bekommen haben, empfehlen wir dir dringend die Einnahme eines hochwertigen Probiotikums, damit du die guten Darmbakterien wieder aufbauen kannst. Wende dich für weitere Maßnahmen zur Unterstützung der Darmgesundheit an deine ärztliche Betreuungsperson.

- Bewegung und Sport fühlen sich mit dem Verheilen des Beckenbodens und dem Auffüllen der Nährstoffspeicher wieder besser an. Geh es langsam und intuitiv an.

DIE ERSTEN 12 MONATE

- Durch das Sinken des Prolaktin-Spiegels kann die Milchproduktion zurückgehen oder aufhören, wenn das Baby mehr feste Nahrung isst und weniger oft gestillt wird.
- Der Beckenboden ist im Allgemeinen verheilt.
- Bei Entwicklungssprüngen des Babys gibt es weiterhin Schlafunterbrechungen.
- Sollten Ermüdungserscheinungen, Haarausfall und Gewichtszu- oder -abnahme andauern, wende dich an eine qualifizierte Betreuungsperson zur Abklärung der Schilddrüse und anderer Gesundheitsindikatoren.

BIS ZU 2 JAHRE

- Es wird weniger gestillt oder die Stillzeit ist beendet.
- Das Körpergewicht stabilisiert sich, es kann aber sein, dass das bis nach Beendigung der Stillzeit dauert.
- Nach Beendigung der Stillzeit kehrt der Nährstoffbedarf auf das Niveau vor der Schwangerschaft zurück.

Postpartaler Haarausfall:

Ein großes Thema, über das die meisten neuen Mütter nichts wissen, bis sie eines Tages unter der Dusche ihre schöne Mähne in den Abfluss gleiten sehen. Aber wusstest du, dass postpartaler Haarausfall eigentlich eine (echt nervige) natürliche Reaktion auf die hormonellen Veränderungen nach der Geburt ist?

Fangen wir mit ein paar Grundlagen über den Haarwuchs an: Haarfollikel durchlaufen drei Phasen: die Wachstumsphase (Anagenphase), die Übergangsphase (Katagenphase) und die Ruhephase (Telogenphase). In Letzterer fällt das Haar aus.

In der Schwangerschaft steigt der Spiegel vieler Hormone, z. B. Schilddrüsenhormone, Progesteron, Östrogen und Androgene, stark an. Alle diese Hormone beeinflussen den Haarwuchs. In der Schwangerschaft bleiben die Follikel länger als sonst in der Wachstumsphase. Dadurch fallen während der Schwangerschaft weniger Haare aus, von daher die schöne, üppige Haarmähne in der Schwangerschaft.

Nach der Geburt und dem Abstoßen der Plazenta sinken die Progesteron- und Östrogenspiegel drastisch ab (was auch eine der Hauptursachen für den »Babyblues« ist). Wegen dieses drastischen Hormonabfalls kann sich der Haarzyklus verändern, das heißt: Die ganze schöne Haarpracht, die in der Schwangerschaft nicht ausgefallen ist, geht in die Ruhe- oder Telogenphase über, wodurch es auf deiner Kopfhaut zu einem Massenexodus kommt.

Untersuchungen haben gezeigt, dass dieser Haarausfall meist nach zwei bis fünf Monaten nach der Geburt einsetzt und sechs Wochen bis sechs Monate andauert. NA TOLL!

EINIGE PUNKTE ZUM BEDSHARING

Bedsharing – d. h., dass Eltern und Kind im gleichen Bett schlafen – gab es schon immer und ist auch heute in vielen Kulturen verbreitet. In der westlichen Welt wird es jedoch nicht empfohlen, weil es mit dem hartnäckigen Mythos des »braven Kindes« und mit dem plötzlichen Säuglingstod (SIDS) assoziiert wird. Die Ursache für SIDS ist noch immer nicht vollständig geklärt, man geht davon aus, dass das Baby nicht aus dem Tiefschlaf aufwachen kann. Jüngste Studien deuten darauf hin, dass genetische Faktoren eine Rolle spielen könnten.

Wenn einige Sicherheitsmaßnahmen getroffen werden, kann das Bedsharing für Mutter und Kind zahlreiche Vorteile haben, z. B.:

- Der Säugling kann seine Körpertemperatur und Atmung durch die Nähe zur Mutter besser regulieren.
- Die Mutter schläft besser.
- Das Stillen und Weiterschlafen ist in der Nacht einfacher.
- Das Stillen gelingt besser und wird länger fortgesetzt.

Ob geplant oder ungeplant, irgendwann teilen wir uns alle mal das Bett mit unserem Baby, sei es kurz- oder langfristig, sei es mit Absicht oder aus purer Verzweiflung. Wenn du mit deinem Baby im gleichen Bett schläfst, musst du unbedingt die folgenden Sicherheitsmaßnahmen beachten, um bekannte Risikofaktoren zu reduzieren:

- Das Baby sollte immer in Rückenlage, auf einer sauberen und harten Matratze schlafen (leg nichts Weiches, wie etwa Kissen, ein Schaffell oder eine extraweiche Matratzenauflage, unter).
- Zieh ein Beistellbett in Betracht, mit dem dein Baby gefahrlos bei dir schlafen kann.
- Halte dein persönliches Bettzeug, Laken und Kissen von deinem Baby fern, besonders von seinem Gesicht, und verwende für dich selbst eine leichte Decke anstatt schwerer Steppdecken.
- Wenn du kein Beistellbett verwendest, solltest du dein Baby keinesfalls pucken, denn dadurch hat es die Hände nicht frei, um Dinge aus seinem Gesicht zu schieben und dich zu warnen, wenn du zu nah kommst. Verwende stattdessen einen Schlafsack, bei dem es die Arme frei hat.
- Entferne alles, womit es sich strangulieren könnte, d. h. jeglichen Schmuck, Zahnungsketten; binde lange Haare zusammen.
- Für das Baby ist es am sichersten, auf einer Seite des Bettes, anstatt zwischen den beiden Eltern zu schlafen. Wenn dein Baby auf der Seite herunterfallen könnte, leg deine Matratze lieber auf den Boden.
- Teile dir das Bett niemals mit deinem Baby UND mit anderen Kindern oder Haustieren.
- Schlaf nie auf dem Sofa oder in einem Sessel mit deinem Baby, nicht einmal für ein kleines Nickerchen, es könnte zwischen den Kissen eingeklemmt werden oder zu nah an Haut oder Kleidung des Erwachsenen liegen und dadurch keine Luft bekommen.
- Schlaf nie im gleichen Bett mit deinem Kind, wenn du rauchst, in der Schwangerschaft geraucht hast oder wenn du Drogen genommen, Alkohol getrunken oder Medikamente eingenommen hast, die dich schläfrig machen können (einschließlich Schlaftabletten).

Egal, ob dein Baby in deinem oder in seinem eigenen Bett schläft: Zumindest die ersten sechs bis zwölf Monate sollte es im selben Zimmer wie du schlafen, um die Risiken von SIDS und plötzlichem unerwarteten Kindstod auszuschließen.

Wenn du mehr zum Thema Co-Sleeping und Bedsharing erfahren möchtest, findest du im Handel gute Ratgeber.

Schläfchen als Kontaktsport

Im vierten Trimester möchte dein Baby so nah wie möglich bei dir sein. Im Bauch hat es nur den Klang deiner Stimme, deinen Herzschlag und die gurgelnden Verdauungsgeräusche gekannt. Es war nie hungrig oder einsam. Indem du ihm jetzt viel Körpernähe mit möglichst viel direktem Hautkontakt gibst und es nach Bedarf stillst, erleichterst du ihm den Übergang zum Leben auf Erden und vermittelst ihm Sicherheit und Zuversicht. Du förderst damit auch die beständige Produktion von Oxytocin, das die Milchbildung und eure Bindung unterstützt.

Manchen Eltern bereitet es Sorgen, dass ihr Baby in den ersten Wochen oder Monaten nur auf ihnen schlafen will, aber das Bedürfnis nach Kontakt mit einem warmen und vertrauten Körper ist angeboren und normal. Ein Baby auf dem Körper schlafen zu lassen, führt nicht zu schlechten Gewohnheiten und verhindert nicht, dass dein Baby später alleine schläft – vielleicht fühlst du dich aber gefangen oder verträgst keine Berührungen mehr.

Mit zunehmendem Alter wird dein Kind unabhängiger, es wird weniger Zeit auf dir verbringen und lieber die Welt entdecken wollen. Dann kommt es nur noch kurz zu dir, um sich Streicheleinheiten zu holen und sich zu vergewissern, dass alles in Ordnung ist. In der Anfangszeit empfehlen wir dir jedoch, dass du die Schlafzeit deines Babys zum Kuscheln und Rasten nutzt und dass du es anderen überlässt, dir Essen zu bringen und den Haushalt zu machen.

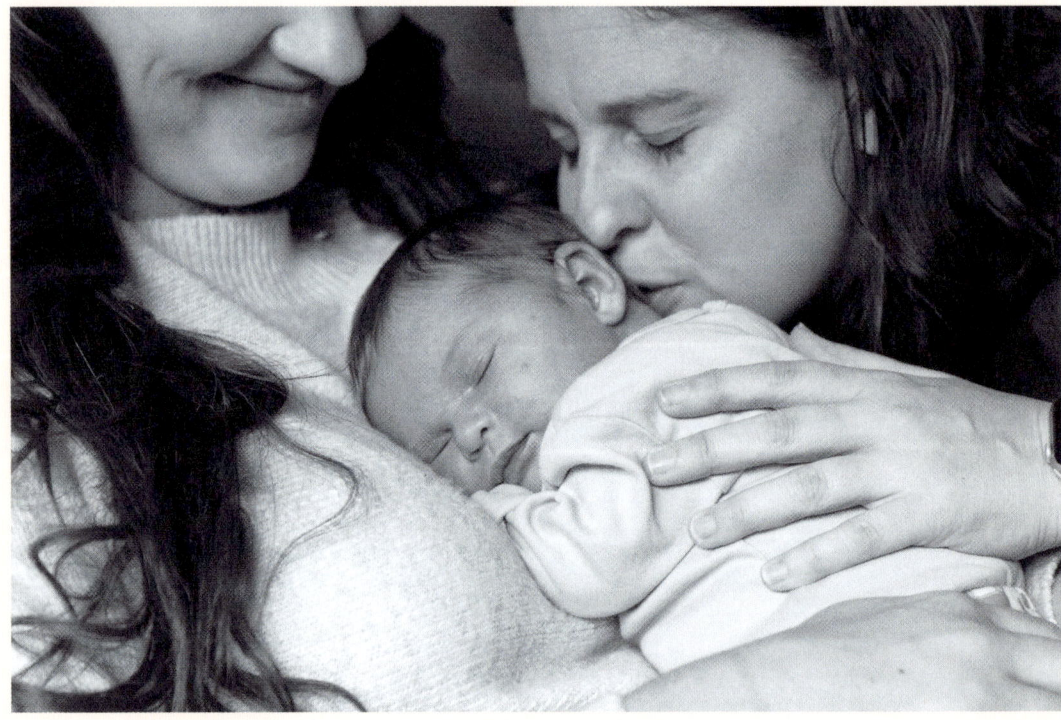

TRAGEHILFEN

Sobald du wieder mehr zu Kräften kommst, kann eine Tragehilfe dazu beitragen, deinem Baby reichlich Körperkontakt und dir mehr Bewegungsfreiheit zu verschaffen. Dass du spazieren gehen, leichte Hausarbeit verrichten oder dir einen Snack machen kannst, während du dein Baby bei dir trägst, kann dein Wohlbefinden und deine Unabhängigkeit enorm steigern. Indem du dein Baby in die Tragehilfe nimmst, kannst du es außerdem leichter von anderen Kleinkindern, Haustieren und Besucher:innen, die deinem Neugeborenen nicht zu nahe kommen sollen, fernhalten.

Einerseits kann die Verwendung einer Tragehilfe die Mutter-Kind-Dyade wunderbar stärken, andererseits wollen wir dich vor dem Märtyrertum warnen, dem sich manche Mütter unterwerfen. Wenn du dein Baby die ganze Zeit mit dir herumträgst, dabei 20 000 Schritte und fünf Ladungen Wäsche machst, mit älteren Kindern spielst und noch ein dreigängiges Menü kochst, führt das zu Erschöpfung, Rückenschmerzen und womöglich auch noch einem Gebärmuttervorfall.

Wie so vieles kann auch das Tragen deines Babys in einer Tragehilfe anders sein, als du es dir vorgestellt hattest; möglicherweise musst du verschiedene Tragearten ausprobieren, bis du herausfindest, was für euch beide am besten ist. Bevor du eine teure Tragehilfe kaufst, leih dir, wenn möglich, verschiedene Tragehilfen von Freund:innen, um zu sehen, was dir zusagt. Manche finden es wunderbar, ihr Baby in der Trage zu haben. Anderen ist der enge Kontakt zu ihrem Baby in der Trage zu viel. Wenn du oder dein Baby eine Tragehilfe als unangenehm empfindet, dann probiere eine andere Art aus oder versuche es später nochmal, wenn dein Kind größer ist. Es könnte auch helfen, in einem Laden verschiedene Arten von Tragehilfen auszuprobieren.

Die drei Hauptarten von Tragehilfen sind:

- **Ergonomische Babytragen.** Diese haben einen Hüftgurt und Schultergurte. Von allen Tragehilfen sind diese am einfachsten zu verwenden und sie verteilen das Gewicht deines Babys am gleichmäßigsten auf den ganzen Körper. Bei vielen Modellen kannst du dein Baby zu dir und nach außen gewandt sowie auf dem Rücken tragen. Sie können etwas bauschig und schwer zu reinigen sein, und anfangs erscheinen sie dir womöglich viel zu groß, aber sie können bis weit ins Kleinkindalter verwendet werden.
- **Ringsling.** Ein Ringsling besteht aus einem festen Tragetuch, das du über eine Schulter legst und mithilfe von Ringen fixierst. Sobald du den Dreh raus hast, ist der Ringsling in der Handhabung und Anpassung einfach. Das Gewicht des Babys wird allerdings ungleichmäßig auf deinen Körper verteilt und kann bei längerem Tragen Rücken- und/oder Hüftschmerzen verursachen. Ein Vorteil ist, dass Ringslings sehr wenig Platz brauchen und du sie einfach in der Waschmaschine waschen kannst, wenn du Socken über die Ringe ziehst.
- **Tragetuch.** Das ist eine lange Stoffbahn, die du dir auf verschiedene Arten um den Körper binden kannst, um dann dein Baby hineinzusetzen. Sie richtig zu binden, kann anfangs schwierig sein, aber durch ihre Flexibilität kannst du das Gewicht deines Babys immer wieder anders auf deinem Körper verteilen. So wie der Ringsling nimmt auch ein Tragetuch wenig Platz in Anspruch und kann problemlos gewaschen werden.

Es kann von Vorteil sein, für zu Hause und für unterwegs unterschiedliche Tragehilfen zu haben, damit du das Gewicht immer wieder anders verteilen kannst. Damit die Sicherheit beim Babytragen auf alle Fälle gewährleistet ist, solltest du dir die T.I.C.K.S.-Regel vom britischen Slings Consortium merken:

T TIGHT – Tragehilfe und Baby sollten ENG an deinem Körper anliegen.
I IN VIEW AT ALL TIMES – Du solltest das Gesicht deines Babys jederzeit IM BLICK haben.
C CLOSE ENOUGH TO KISS – Das Köpfchen deines Babys sollte NAH genug zum Küssen sein.
K KEEP CHIN OFF CHEST – Kinn von der Brust halten.
S SUPPORTED BACK – Der Rücken deines Babys sollte in seiner natürlichen Position GESTÜTZT sein, dein Baby soll dir dabei zugewandt sein.

EHRE DEINEN KÖRPER

Dein schöner, gereifter Körper hat sich auf dem Weg zur Mutterschaft verändert und vieles ertragen. Von der Empfängnis an hat er unermüdlich ein anderes Individuum am Leben erhalten. Jetzt, wo dein Baby endlich auf der Welt ist, kannst du deinen Körper wieder selbst steuern, in ihn hineinspüren und ihn ehren.

In vielen Kulturen der Welt gibt es nach einer Geburt traditionelle Rituale und Zeremonien zur Ehrung von Müttern. Sie künden von der körperlichen, geistigen und seelischen Verwandlung der Mutter und helfen ihr dabei, das Geburtserlebnis zu verarbeiten und die Erinnerung für ihr Baby lebendig zu machen. So entsteht Raum für Regeneration, Heilung und Reflexion; dafür, dass man das Geschehene akzeptiert und ein neues Kapitel aufschlägt.

Der Körper ist ein komplexes Gefäß, das viele Geschichten, Erinnerungen und Gefühle in sich trägt. Im Folgenden beschreiben wir ein paar Möglichkeiten zum Ehren deines Körpers nach der Geburt; du kannst diese Rituale zu jedem Zeitpunkt durchführen, egal, wann dein Baby zur Welt gekommen ist.

Plazentabegräbnis

In der westlichen Kultur wird die Plazenta leider als medizinischer Abfall betrachtet und als solcher behandelt. Wir finden das traurig und verwunderlich: Schließlich hat dein Körper dieses unglaubliche Organ erschaffen, um damit dein Baby im Bauch zu versorgen. In vielen Kulturen, etwa jener der Aborigines, Torres-Strait-Insulaner, Samoaner und Māori, gilt die Plazenta als heilig und wird auf Stammesland begraben, um der Verbindung zwischen Mutter, Kind, Erde und Vorfahren Respekt zu zollen. Das Begraben der Plazenta ist ein geschichtsträchtiges und sagenumwobenes Ritual, das die Zugehörigkeit zu einem Ort bekräftigt und hilft, die eigene Bestimmung zu finden. Es ist eine schöne Alternative, wenn du deine Plazenta nicht in Kapselform verzehren möchtest (siehe Seite 96), sie aber trotzdem behalten willst.

La Cerrada

In Mexiko ist die »cerrada del postparto« oder »Knochenschließen«-Zeremonie ein traditionelles Ritual, das auf dem Glauben basiert, dass sich die gebärende Frau körperlich, geistig und seelisch ausgedehnt hat, um ihr Baby willkommen zu heißen. Das Knochenschließen hilft der Mutter auf sanfte Art, die Geburt hinter sich zu lassen und ihren eigenen Geist wiederzuerlangen. Es führt ihre Knochen, Muskeln und Beckenorgane zurück an ihren Platz, fördert das Schrumpfen der Gebärmutter und die Durchblutung und sorgt für Wärme. Das Ritual umfasst Segenswünsche, das Anzünden von Kerzen, sanftes Wiegen und Massieren und dient dem Wiederherstellen des Energiegleichgewichts. Die Mutter wird dabei in traditionelle Rebozo-Tücher gewickelt und von weisen Frauen geehrt, während sie sich ausruht. Dieses Ritual kann auch nach einer Fehlgeburt oder Abtreibung durchgeführt werden, oder, um das Ende der Stillzeit oder eines anderen wichtigen Abschnittes zu markieren. Aus Respekt für diese Tradition empfehlen wir, diese nur von geschulten und befugten Personen durchführen zu lassen.

Belly Binding

Das Belly Binding hat in Asien, Lateinamerika und Europa lange Tradition. In Malaysia wird es Bengkung und in Japan Sarashi genannt. Bei der traditionellen Bindungstechnik wird ein langes Tuch mit vielen kleinen Knoten um Bauch und Rumpf der Frau gebunden. Das hat zahlreiche gesundheitliche Vorteile: Es übt sanften Druck auf die inneren Organe und Muskeln aus, hilft bei der Korrektur einer Rektusdiastase, fördert Körperhaltung und Verdauung und stabilisiert das Nervensystem, indem es den Körper warm hält. Manchen ist das Verknoten eines langen Tuches zu aufwendig oder einschränkend, daher gibt es jetzt auch viele vorgefertigte Bauch- und Hüftgurte für das Wochenbett zu kaufen. Auch Rückbildungs-Leggings stützen den Körper sanft.

Dampfsitzbäder

Dampfsitzbäder werden seit jeher von Frauen auf der ganzen Welt angewendet, von Mittelamerika und Osteuropa bis Indien und Korea. Hebammen setzen sie ein, um das Verheilen der Vulva und Fortpflanzungsorgane im Wochenbett zu unterstützen. Dampfsitzbäder wärmen, fördern die Durchblutung und die Ausscheidung des Wochenflusses, wirken abschwellend, desinfizierend und schmerzlindernd und helfen gegen Hämorrhoiden. Oft werden Dampfsitzbäder mit Heilkräutern angereichert, um die antibakterielle Wirkung zu verstärken und den Lymphfluss anzuregen. Nach dem Aufweichen der Kräuter in kochendem Wasser setzt sich die Mutter mithilfe eines Stuhls oder des Toilettensitzes über die dampfende Schüssel. Genitalgewebe und Fortpflanzungsorgane werden so mit heilender Wärme versorgt. Damit die Wärme nicht entweicht, wird die Mutter in Decken oder Handtücher gewickelt. Nun hat sie Zeit zum Durchatmen. Siehe Rezept auf Seite 125.

Selbstmassage

Nach der Geburt können Frauen in Bezug auf ihren Körper sehr unterschiedliche Gefühle haben. Manche fühlen sich endlich in ihm wohl, während andere unzufrieden sind und sich entfremdet fühlen. Mit einer Selbstmassage kannst du deinem schönen Körper wieder näher kommen und ihn ehren, und du bekommst ein tägliches oder wöchentliches Ritual, bei dem du Zeit für dich selbst hast und dich erholen kannst. Die Haut ist das größte Organ des Körpers: Durch das Einmassieren von hochqualitativen, unraffinierten, pflanzlichen Ölen kannst du sie pflegen und ihre Durchblutung verbessern. Öle dich vor oder nach einer warmen Dusche von Kopf bis Fuß ein und genieße die wunderbare Wirkung dieser Selbstfürsorgetechnik.

Andere Methoden zur Unterstützung des Heilungsprozesses im Wochenbett

- Akupunktur, Moxibustion und Schröpfen
- Osteopathie und Cranio-Sacral-Therapie
- Physiotherapie
- Chiropraktik
- Heilmassage und Körperarbeit

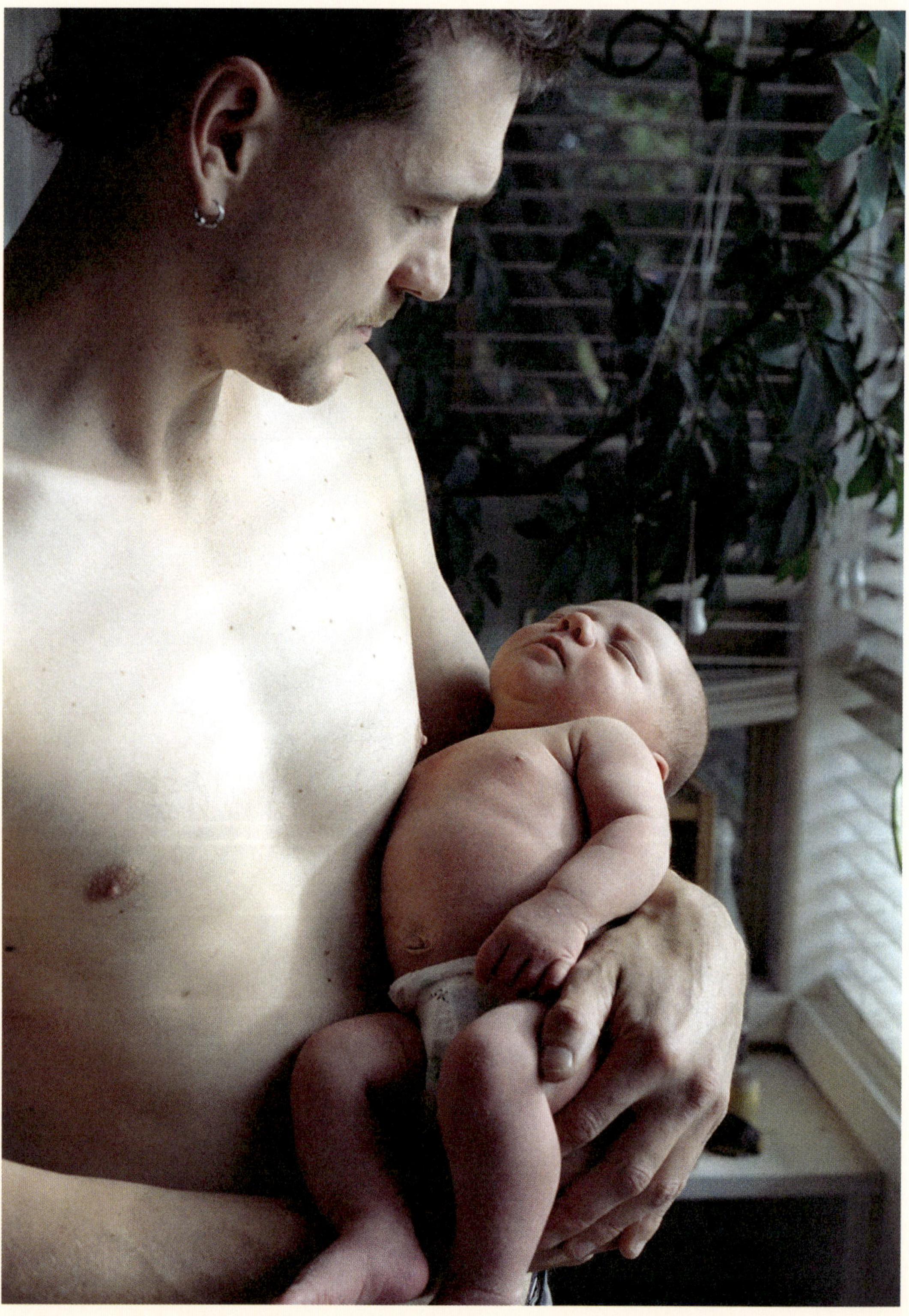

VÄTER, CO-MÜTTER UND CO-ELTERN

Wie oft haben wir nicht von den Partner:innen unserer Freund:innen und Klient:innen gehört: »Ich will gern helfen, aber ich weiß nicht wie. Wenn es nur ein Buch gäbe oder auch nur eine Liste in einem Buch, auf der steht, wie ich helfen kann.«

Ihr Lieben, die kommenden Seiten sind für euch!

Für viele von euch wird dieses kleine Lebewesen, das die Mutter neun Monate in sich getragen hat, erst zur Realität, wenn es das erste Mal in euren Armen liegt. Die meisten Partner:innen erschüttert die Geburt zutiefst; sie erleben, welche Kraft der Körper einer Frau in sich birgt, und bewundern und lieben ihre Partnerin dadurch mehr denn je.

Bewunderung und Liebe können aber auch mit einem Gefühl der Überforderung einhergehen: Plötzlich ist man für so viel verantwortlich, und nach dem anfänglichen Hochgefühl setzt auch bei dir Erschöpfung wegen Schlafentzugs ein. Nicht nur das Leben deiner Partnerin, sondern auch dein Leben wurde komplett auf den Kopf gestellt; zweifellos machst auch du eine Art Wiedergeburt durch.

Damit du der:die bestmögliche Partner:in und Elternteil sein kannst, brauchst auch du Ressourcen, auf die du zurückgreifen kannst. Du unterstützt Mutter und Kind – aber wer unterstützt dich? An wen wendest du dich, wenn du einen schweren Tag hattest? Was machst du, um Dampf abzulassen?

Das Mindeste, was du brauchst, ist eine Auszeit von der Arbeit, damit du eine Bindung zu deinem Baby aufbauen und deine Partnerin unterstützen kannst; aber du brauchst auch emotionale Unterstützung. Bis jetzt hatten deine Partnerin und du eine wechselseitige Beziehung, bei der ihr euch gegenseitig umeinander gekümmert habt. Als deine Partnerin ein Kind geboren hat, hat sich das geändert. Sie hat jetzt nicht die Gefühls- und Energiereserven, um sich um dich und um eurer Baby zu kümmern, und die wird sie auch für die kommenden neun Monate oder vielmehr die kommenden zwei Jahre nicht haben. Wenn ihr mehrere Kinder knapp nacheinander bekommt, könnte es Jahre dauern, bis eure Beziehung wieder so eng und auf gegenseitiger Unterstützung beruhend ist wie früher.

Wir wissen auch, dass Väter, Co-Mütter und Co-Eltern keine Gedankenleser sind, deshalb geben wir euch im nächsten Abschnitt eine Struktur, die euch dabei hilft, die Bedürfnisse eurer Partnerin zu erfüllen.

Die ersten Tage zu Hause

Wir nehmen einmal an, dass du dir von der Arbeit freinehmen kannst. Was die gebärende Person in erster Linie zu tun hat, ist: stillen, essen, ausruhen und schlafen. Alles andere, was mit der Versorgung des Babys und dem Haushalt zu tun hat, sollte fürs Erste in deine überaus kompetenten Hände fallen.

Wie du helfen kannst:

- Versorge deine Partnerin mit Essen. Es heißt, dass 90 Prozent aller Streitigkeiten passieren, weil eine der Beteiligten hungrig ist. Dem können wir nur zustimmen. Unsere Kollegin Naomi Chrisoulakis, ebenfalls Wochenbett-Doula, hatte die geniale Idee, wir könnten eine Liste mit nahrhaften, einfachen Snacks erstellen, mit denen die Partnerin versorgt werden kann, sobald sie vor Hunger übellaunig wird. Jede Person ist anders, vielleicht mag deine Partnerin also andere als die, die wir vorschlagen. Unsere Favoriten findest du jedenfalls auf Seite 231.
- Vergewissere dich, dass deine Partnerin beim Stillen immer eine Wasser- und/oder Teeflasche und einen Snack bei sich hat. Bringe ihr ihr(e) Buch/Handy/Ohrstöpsel/Fernbedienung, und wenn sie nachts nicht im Bett, sondern in einem Sessel stillen will, mach es dir zur Angewohnheit, Wasser, Snacks, Ohrhörer und das Ladegerät an ihrem Platz bereitzulegen.
- Bring ihr ihre Vitamine. Für eine optimale Resorption müssen verschiedene Nahrungsergänzungsmittel zu bestimmten Tageszeiten eingenommen werden. Heißer Tipp: Schreib mit Permanentmarker »morgens«, »mittags« oder »abends« auf die Packungen, damit du es nicht vergisst.
- Mach dir die Hände (und die Kleidung) schmutzig! Lass dein Baby nach dem Stillen oder zwischendurch aufstoßen und übernimm das Windelwechseln. Biete an, dich auch um das Baden des Babys zu kümmern, aber da will Mama vielleicht mit dabei sein, also frag zuerst nach.
- Gib dein Baby in eine Tragehilfe oder zieh dein Shirt aus und leg es dir auf die nackte Brust. Sag Mama, sie kann sich lang duschen oder ein langes Nickerchen machen gehen.
- Mach sauber. Überprüfe jedes Mal, wenn du aus einem Zimmer gehst, ob du leere Tassen, schmutzige Windeln, Stilleinlagen, Taschentücher oder Geschenkpapier mitnehmen kannst. Bring den Müll raus, wirf verwelkte Blumen weg, wechsle das Wasser in Vasen, wenn es anfängt zu stinken, und sieh zu, dass es überall aufgeräumt aussieht.
- Gieß die Pflanzen. Es gibt nichts Traurigeres, als mit anzusehen, wie eure geliebten Pflanzen sterben, weil du zu beschäftigt bist, sie zu gießen.
- Sieh zu, dass die Schmutzwäsche gewaschen wird. Finde ein System, das für dich passt, und mach es zu deinem Ding. Wenn du es schaffst, an einem Tag eine Wäscheladung (oder gleich drei) zu waschen, zu trocknen, zu falten und wegzuräumen, dann ist das eine tolle Leistung. Wenn du das hinkriegst, bist du in unseren Augen – und in den Augen deiner Partnerin – ein:e echte:r Superheld:in!
- Wenn ihr noch weitere Kinder habt: Übernimm die Hauptverantwortung für sie. Bring sie zur Kita oder Schule und halte sie an Tagen, wo sie zu Hause sind, mit Ausflügen zum Spielplatz und viel Spielzeit bei Laune. Sieh nach, wie viel Zeit deine Partnerin an dem jeweiligen Tag allein mit den anderen Kindern aushält und hilf ihr, dafür Zeit zu finden, indem du das Baby übernimmst.
- Was auch immer du tust: SAG NIE, DU BIST MÜDE! Du wirst müde sein, aber es ist klüger, das anderen Freund:innen oder Verwandten mitzuteilen, denn in den Ohren der Person, die gerade ein Kind geboren hat, werden solche Mitteilungen tausendfach vergrößert.

Wenn du wieder zur Arbeit gehst

Die Aussicht darauf, mit einem Neugeborenen allein zu Hause zu sein, kann Furcht erregend sein, besonders, wenn es auch noch ältere Kinder gibt, die ebenfalls versorgt werden müssen. Unterstütze deine Partnerin, indem du sie bittest, eine Liste mit Dingen zu erstellen, die du vor dem Weggehen tun kannst. Dazu könnte gehören:

- Die älteren Kinder anziehen und mit Essen versorgen
- Den Geschirrspüler ein- oder ausladen
- Frühstück oder eine Tasse Tee für Mama machen
- Den Müll rausbringen
- Haustiere füttern
- Essen aus dem Gefrierschrank holen
- Sicherstellen, dass Mama zu Mittag etwas zu essen hat (Tipp: Iss die Reste vom letzten Abendessen nicht!)

Je nachdem, wann du zur Arbeit musst, könntest du vielleicht auch helfen, indem du das Baby nach dem Stillen am Morgen übernimmst und Mama bis zur nächsten Stilleinheit, oder bis du weg musst, schlafen lässt. Beachte dabei nur: Du solltest Mama eine Nachricht hinterlassen, wenn du mit dem Baby spazieren gehst – sie könnte aufwachen und außer sich sein, wenn das Baby nicht da ist. Es ist zwar gut gemeint, aber die Hormone im Wochenbett können Trennungsangst verursachen.

Zu guter Letzt: Wir können nicht oft genug betonen, wie wichtig es ist, mit deiner Partnerin – und mit dir selbst – im Gespräch zu bleiben, damit ihr beide an einem Strang zieht und euch unterstützt fühlt. Auch wenn ihr euch nicht in allem einig seid: Es ist wichtig, dass ihr offen für Gespräche bleibt und versucht, die andere Person zu verstehen, damit eure Beziehung stark bleibt. Wenn du das erste Kapitel dieses Buches noch nicht gelesen hast, empfehlen wir es dir jetzt dringend. Es ist ein Crashkurs für alles, was mit »Mommy Brain«, Beziehungen und persönlicher Weiterentwicklung zu tun hat.

Während der Schwangerschaft treten im Gehirn der Mutter neurologische Veränderungen auf, die eine enorme persönliche Entwicklung bewirken. Dass ein:e Partner:in bei der persönlichen Entwicklung die Führung übernimmt, während der:die andere in seinem:ihrem eigenen Tempo aufholt, ist normal. Wenn du allerdings für einen längeren Zeitraum in einer anderen Entwicklungsphase als dein:e Partner:in bist, kann das dazu führen, dass du dich einsam und abgeschnitten fühlst. An langfristigen Beziehungen muss man – sowohl für sich allein als auch miteinander – oft und regelmäßig arbeiten.

Heißer Tipp:

Mach deiner Partnerin Tee in einem wiederverwendbaren Thermobecher mit Deckel.

So bleibt ihr Getränk warm, und es wird weniger leicht verschüttet, wenn das Baby tritt oder zappelt.

Genial, oder?

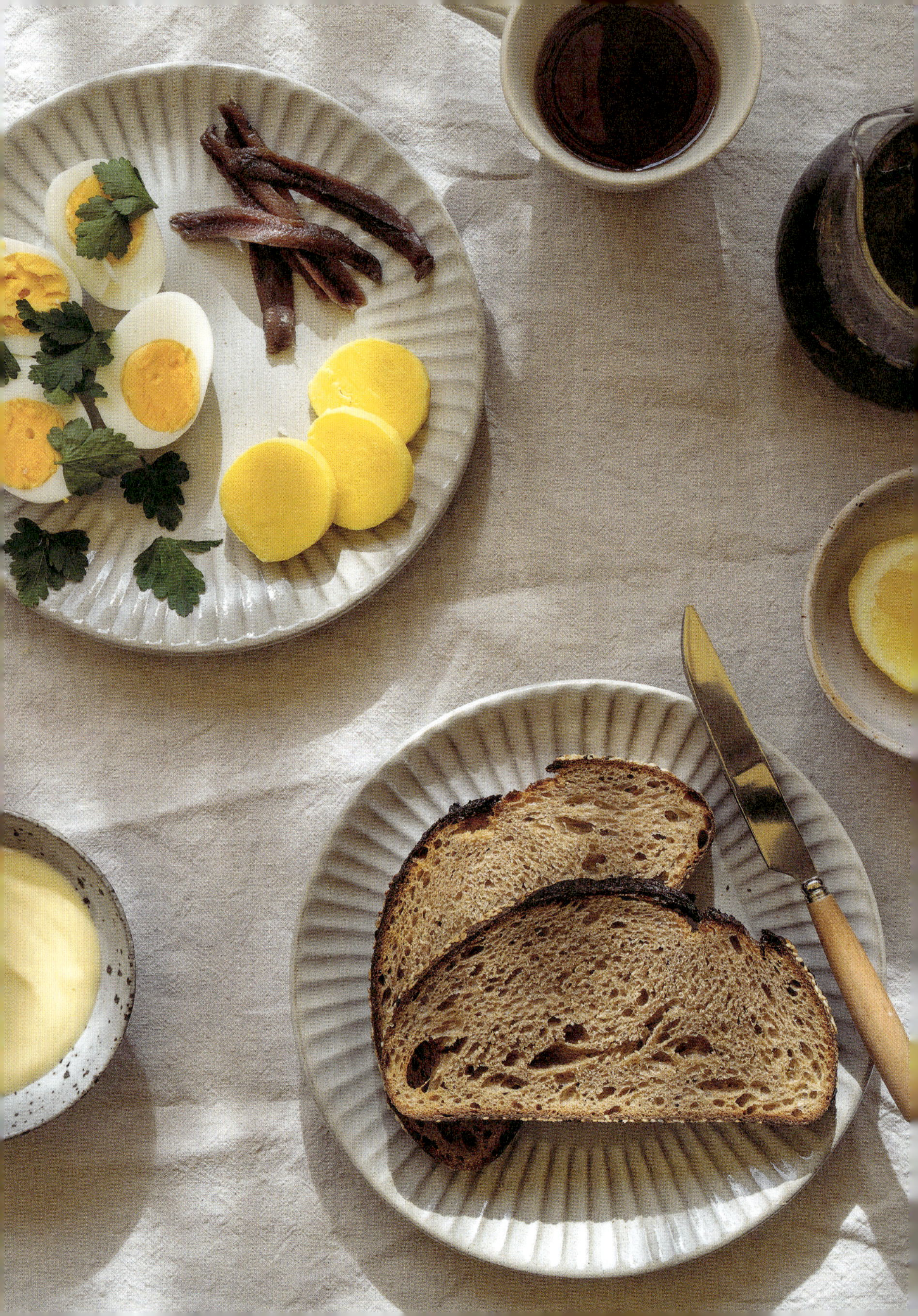

ERNÄHRUNG UND HEILKRÄUTER

KAPITEL VIER

IM WOCHENBETT

Der menschliche Körper lässt ein Baby auf unglaublich intelligente Art heranwachsen. Über die Plazenta versorgt die Mutter ihr Baby mit allen wichtigen Nährstoffen, wodurch das Baby während der Schwangerschaft alle wichtigen Meilensteine erreicht. Im Wesentlichen werden alle diese Nährstoffe von der Mutter »geklaut«, wodurch ihre eigenen Vorräte reduziert werden. Wenn diese über eine nährstoffreiche Ernährung und Nahrungsergänzungsmittel in und nach der Schwangerschaft nicht wieder aufgefüllt werden, kann das zu gesundheitlichen Problemen wie postpartaler Erschöpfung führen.

Die »postpartale Erschöpfung« wurde von Dr. Oscar Serrallach erstmals beschrieben. Bei diesem immer häufiger auftretenden Zustand fühlen sich Mütter müde und ausgelaugt und leiden unter dem sogenannten »Mommy Brain«: unter Vergesslichkeit, Konzentrationsschwierigkeiten und starken Stimmungsschwankungen. All das kann sich durch Schlafmangel, Stillen, mangelhafte Ernährung, darauffolgende hormonelle Schwankungen und die Belastungen der Mutterschaft hochschaukeln und über Wochen, Monate und sogar Jahre schlimmer werden.

Jüngste Studien in Australien haben gezeigt, dass die häufigsten Fälle einer postpartalen Depression VIER JAHRE nach der Geburt des Kindes und nicht nur wie zuvor angenommen bis zu sechs Monate nach der Geburt auftreten. Als Ursache wird der Kumulationseffekt einer schweren postpartalen Erschöpfung angenommen, die daher rührt, wie wir uns (nicht) um uns selbst kümmern und wie wir während der Schwangerschaft, Geburt und danach die Versorgung im medizinischen System erleben.

In der Schwangerschaft sind in den meisten Fällen etwa zwölf ärztliche Kontrollbesuche vorgesehen, in der ersten Woche nach der Geburt ein paar, und dann nur noch einer nach sechs Wochen. Dadurch wird das Wohlbefinden neuer Mütter nicht mehr fortlaufend unterstützt, obwohl sie jetzt nicht mehr nur für sich selbst, sondern auch für ihr Baby sorgen müssen.

Die Blutuntersuchungen auf der nächsten Seite sind ein idealer Ausgangspunkt zum Abklären deines gesundheitlichen Zustands, idealerweise noch bevor sich irgendwelche Symptome gezeigt haben. Gesundheit ist das höchste Gut: Suche dir also eine ärztliche Betreuungsperson, der du vertrauen kannst und die auf alle deine Fragen eingeht, auch wenn sie sich dafür selbst auf die Suche nach Antworten machen muss.

In Australien werden viele dieser Untersuchungen von der Krankenversicherung bezahlt, für manche musst du jedoch privat bezahlen. Es ist aber wahnsinnig wichtig, dass du dir besonders nach Schwangerschaft und Geburt (und vor einer weiteren Schwangerschaft, falls das für dich auf dem Plan steht) ein genaues Bild von deiner Gesundheit machst.

GESUNDHEITSCHECKS NACH DER GEBURT

Blutuntersuchungen

- Vitamin D
- Alle Eisenwerte
- Großes Blutbild
- Vitamin B12
- Schilddrüsenwerte – TSH, FT2, FT4, rT3, Schilddrüsen-Antikörper
- Leberfunktion
- Nierenwerte
- Nüchternglucose
- Nüchterninsulin
- Zinkspiegel im Plasma + Kupfer im Serum

Hormontests

In der Regel pendelt sich die Hormonspiegel etwa sechs Monate nach der Geburt wieder ein, wenn das Baby nicht mehr ausschließlich gestillt wird und der Prolaktinspiegel der Mutter sinkt. Manche Mütter bekommen um diese Zeit wieder ihre Regelblutung, diese kann aber auch früher oder erst viel später auftreten. Generell kann die Regelblutung noch für mehrere Monate unregelmäßig sein, bis die Hormone wieder ins Lot kommen. Hormonstörungen gehen oft mit Symptomen wie Lethargie, Benommenheit, Konzentrationsschwierigkeiten, Reizbarkeit, starker und schmerzhafter Regelblutung und verminderter Libido einher. Wenn du also die oben genannten Gesundheitsmarker schon hast bestimmen lassen und du vermutest, dass eine hormonelle Störung vorliegt, sollte Folgendes getestet werden:

- Weibliche Hormone
    - Luteinisierendes Hormon (LH)
    - Follikelstimulierendes Hormon (FSH)
    - Östradiol (gegebenenfalls am 2. oder 3. Tag der Regelblutung)
    - Progesteron (am 21. Tag des Zyklus oder 7 Tage nach dem Eisprung)
- Testosteron
- Dehydroepiandrosteron (DHEA)
- Sexualhormon-bindendes Globulin (SHBG)
- Prolaktin
- Cortisol

WICHTIGE NÄHRSTOFFE

Hier sind die wichtigsten Nährstoffe, die du nach der Geburt brauchst, um dich zu erholen und um aufzutanken. Am Rand findest du auch einige Lebensmittel, in denen sie enthalten sind, damit du sie auf Vorrat kaufen kannst.

EISEN

Eisen ist an der Produktion von Hämoglobin in den roten Blutkörperchen und am Sauerstofftransport im ganzen Körper beteiligt. Es unterstützt die Energieproduktion, die Gesundheit der Schilddrüse und den Hormonhaushalt sowie Wachstum und Entwicklung des Babys. Die Zunahme des Blutvolumens während der Schwangerschaft, der Blutverlust bei der Geburt und das Stillen können zu Eisenmangel und Anämie beitragen. Zu den Symptomen einer zu niedrigen Eisenkonzentration zählen extreme Müdigkeit, Schwindel, Kurzatmigkeit und ein erhöhtes Risiko für affektive Störungen wie Depressionen. Eisen kommt in zwei verschiedenen Formen in unserer Nahrung vor: Hämeisen ist in tierischen, Nicht-Hämeisen in pflanzlichen Nahrungsmitteln enthalten. Der Körper kann Hämeisen besser aufnehmen. Wenn du dich also rein pflanzlich ernährst, solltest du auf besonders eisenhaltige Nahrungsmittel oder Nahrungsergänzungsmittel zurückgreifen. Kombiniere eisenreiche Lebensmittel mit einer Vitamin-C-Quelle, um die Eisenaufnahme zu verbessern (z. B. Steak mit Brokkoli), und nimm Nahrungsergänzungsmittel in mehrstündigem Abstand zu Kaffee, schwarzem Tee, Wein oder anderen tanninhaltigen Getränken sowie zu Lebensmitteln und Nahrungsergänzungsmitteln mit hohem Zink- und Calciumgehalt ein, denn sie können die Eisenaufnahme beeinträchtigen.

Gute Quellen:

rotes Fleisch von Weidetieren, Leber, Linsen, Kichererbsen, Bohnen, Tempeh, Sonnenblumenkerne, Kürbiskerne, getrocknete Aprikosen, Spirulina, schwarze Melasse, Spinat, Mangold, Quinoa, Tahin.

VITAMIN B12

Vitamin B12 unterstützt die Produktion von roten Blutkörperchen und die Reparatur von Gewebe, es schützt die DNA vor Beschädigungen und trägt zum Funktionieren des Immunsystems, zur Energieproduktion und zur Regulierung der kognitiven Fähigkeiten und des Nervensystems von Mutter und Kind bei. Auch für die Aufnahme und Verwendung von Folat und Eisen braucht der Körper ausreichend Vitamin B12. Vitamin B12 kann über die Nahrung aufgenommen (hauptsächlich über tierische Nahrungsmittel) und von Darmbakterien gebildet werden. Falls du dich vegan ernährst oder Probleme mit der Verdauung hast, solltest du das abklären lassen und eventuell ein Nahrungsergänzungsmittel einnehmen.

Gute Quellen:

Krustentiere (Venusmuscheln, Miesmuscheln, Austern, Jakobsmuscheln), Fisch (Lachs, Makrelen, Sardinen, Forellen, Schnapperfisch), (Weide-)Rindfleisch, Leber, Eier, Käse, Nährhefe.

VITAMIN D

Vitamin D trägt bekanntlich zu gesunden und starken Knochen bei, es spielt aber auch eine entscheidende Rolle bei der Aufnahme und Verwendung von Kalzium, Eisen, Magnesium und Zink. Was viele nicht wissen, ist, dass Vitamin D eigentlich ein Hormon ist. Es unterstützt das Immunsystem und reduziert Entzündungen im Körper; ausreichende Vitamin-D-Reserven können daher für Mütter nach der Geburt Gesundheitsprobleme, die mit Entzündungen zu tun haben, einschließlich Depressionen und Autoimmunerkrankungen, reduzieren. Vitamin-D-Mangel ist wegen unserer modernen Lebensweise, bei der viele Menschen die meiste Zeit in geschlossenen Räumen verbringen, weit verbreitet. Schon 10 bis 20 Minuten Sonneneinstrahlung pro Tag (außerhalb der UV-intensiven Tageszeiten) auf den nackten Bauch und die Oberschenkel (ohne Sonnencreme) füllt die Vitamin-D-Reserven am besten wieder auf.

Gute Quellen:

Sardinen, Lachs, Garnelen, Eigelb, Pilze, angereicherte pflanzliche Lebensmittel (z. B. Getreide, Frühstücksflocken, Pflanzenmilch – achte dabei auf andere Zusätze wie Öle und Zucker).

KALZIUM

Kalzium ist in der Schwangerschaft und Stillzeit ein äußerst wichtiger Nährstoff: Der Körper zieht dir das Kalzium buchstäblich aus den Knochen, um es deinem Baby für die Entwicklung seiner eigenen Knochen und des Herz-Kreislauf-Systems zur Verfügung zu stellen. Indem du genügend Kalzium zu dir nimmst, unterstützt du nicht nur deine eigene Knochendichte, sondern auch die Blutgerinnung, Muskelkontraktion, Regulierung des Nervensystems und Herz-Kreislauf-Gesundheit.

Gute Quellen:

Weidemilch und -käse, Eier, dunkles Blattgemüse (Pak Choi, Grünkohl, Mangold usw.), Sardinen, Mandeln, Paranüsse, Bohnen, Erbsen, Linsen, Tempeh, Chiasamen, Leinsamen, Sesam

MAGNESIUM

Magnesium braucht der Körper in großen Mengen, um die Nervenfunktion, die Energieproduktion, die Stabilität des Blutzuckers sowie die Gesundheit der Muskeln und Knochen zu unterstützen; außerdem fördert es Prozesse im Gehirn, die für Entspannung und Wohlbefinden sorgen, und es erhöht die Produktion von Melatonin für besseren Schlaf. Stress ist eine der Hauptursachen für Magnesiummangel. Niedrige Konzentrationen verursachen Müdigkeit, schlechte Konzentration, Laune und Gedächtnisleistung, Mommy Brain, angespannte und schmerzende Muskeln und leichten Schlaf mit vielen Unterbrechungen. Als Nahrungsmittelergänzung sollte Magnesium am besten in Glycinat- und Citratform eingenommen werden, diese werden leichter aufgenommen und schonen die Verdauung.

Gute Quellen:

Nüsse und Samen, Vollkornprodukte, dunkles Blattgemüse, roher Kakao, Bio-Soja (Tofu, Tempeh, Edamame), Kartoffeln, brauner Reis, Hafer, Bananen, Lachs.

FETTLÖSLICHE VITAMINE: A, E, K

Vitamin A ist in allen Lebensstadien ein wichtiger Nährstoff für die Entwicklung der Brust, insbesondere für die physischen Veränderungen am Anfang der Stillzeit, wo es die Milchproduktion fördert, und am Ende der Stillzeit, wenn sich die Form verändert.

Vitamin E ist ein starkes Antioxidans, das die Gesundheit der Zellmembran unterstützt. Es kommt in großen Mengen im Kolostrum vor, daher braucht die Mutter genügend Vorräte.

Vitamin K2 ist für die Zufuhr und Aufnahme von Kalzium in den Knochen und Zähnen von Mutter und Kind notwendig, außerdem unterstützt es die Blutgerinnung.

Vitamin-A-Quellen:

Innereien, Huhn, Weiderind, Eigelb aus Freilandhaltung, gereifter Käse, fermentierte Lebensmittel wie etwa Nattō (fermentierte Sojabohnen).

Vitamin-E-Quellen:

Sonnenblumenkerne, Mandeln, Haselnüsse, Pinienkerne, Erdnüsse, Seeohren (Abalonen).

Vitamin-K2-Quellen:

Blattgemüse, Nattō, Bio-Leber, Dörrpflaumen, Käse.

SPURENELEMENTE: JOD, SELEN

Spurenelemente, etwa Jod und Selen, braucht der Körper nur in kleinen Mengen, sie haben aber wichtige und spezifische Aufgaben in verschiedenen Organen und Körpersystemen.

Jod wird für die Hormonproduktion benötigt, besonders für die Schilddrüse, die unseren Stoffwechsel und unsere Energie reguliert. Außerdem ist es für die Immunfunktion und die Gesundheit von Brust und Eierstöcken wichtig.

Selen spielt eine wichtige Rolle bei der Hemmung von Entzündungen und trägt zur Abwehr von Autoimmun- und Schilddrüsenerkrankungen sowie postpartalen Depressionen bei. Auch für die Regulierung des Cholesterinspiegels und zum Schutz vor Schwermetallen ist es nützlich.

Jod-Quellen:

Seetang (Kelp, Nori, Kombu, Wakame), Fisch und Krustentiere, Eier, Leber.

Selen-Quellen:

Paranüsse, Hüttenkäse, Eier, brauner Reis, Sonnenblumenkerne, Geflügel, Weiderind, Schweinefleisch.

ESSENZIELLE OMEGA-3-FETTSÄUREN (EFAs)

Omega-3-EFAs, vor allem DHA (Docosahexaensäure), brauchen Babys vor und nach der Geburt für die Entwicklung des Nervensystems, des Gehirns und der Augen; Mütter brauchen sie zum Schutz der Nervenzellen im Gehirn und somit für ihre mentale Gesundheit und Stimmungsregulierung sowie für die Produktion von Östrogen nach der Geburt. Ein Mangel an EFAs kann zu den klassischen Symptomen von »Mommy Brain« beitragen: Verworrenheit und Vergesslichkeit sowie zu affektiven Störungen wie Angstzuständen und hormonellem Ungleichgewicht. Der menschliche Körper kann keine EFAs synthetisieren, sie müssen daher über eine gesunde Ernährung oder Nahrungsergänzungsmittel zugeführt werden, damit Mutter und Kind optimal versorgt sind.

Gute Quellen:

Makrelen, Lachs, Sardinen, Sardellen, Forellen, Lebertran, Leinsamen, Chiasamen, Hanfsamen, Walnüsse und Algen.

VITAMIN C

Vitamin C sorgt für die Elastizität von und Kollagenproduktion in Haut und Bändern, was nach der Geburt besonders wichtig ist. Außerdem unterstützt Vitamin C die Energieproduktion und die Nebennieren. Das Gehirn benötigt es für die Produktion von stimmungsaufhellenden und beruhigenden Neurotransmittern, u.a. Serotonin, Melatonin und Dopamin. Darüber hinaus ist es ein starkes Antioxidans, das den Körper vor Entzündungen schützt, das Immunsystem unterstützt und die Aufnahme von Eisen fördert.

Gute Quellen:

Zitrusfrüchte, Kiwis, Paprika, Erdbeeren, Papaya, Tomaten, Kohlgemüse (Brokkoli, Grünkohl, Blumenkohl usw.), Buschpflaume, Hagebutten.

ZINK

Zink ist am Erhalt eines robusten Immunsystems und an der Herstellung von DNA und chemischen Botenstoffen für die Stimmungsregulierung beteiligt und es unterstützt die Gesundheit des Hormon- und Verdauungssystems. Zink ist im Darm schwer resorbierbar. Ähnlich wie bei Eisen kann Zink nur dann optimal verwertet werden, wenn ausreichend Magensäure vorhanden ist. Niedrige Zinkwerte können zu einer hohen Konzentration an Kupfer führen, das Untersuchungsergebnissen zufolge das Risiko einer postpartalen Depression, von Zwangsgedanken, Entzündungen und hormonellem Ungleichgewicht erhöht.

Gute Quellen:

Austern, Krabben, Hummer, Geflügel, Rindfleisch, Schweinefleisch, Eier, Kürbiskerne, Pinienkerne, Linsen und Bohnen, Hafer, Chiasamen, Quinoa, Shiitake-Pilze, Spinat.

B-VITAMINE

B-Vitamine sind an der Energieproduktion beteiligt und sorgen für gute Stimmung: Sie ermöglichen das gesunde Funktionieren von Neurotransmittern wie Serotonin, das Glücksgefühle reguliert und Stress und Depressionen reduziert. Bestimmte B-Vitamine regulieren zudem den Blutzucker-, Magnesium- und Cortisolspiegel, sorgen für eine gesunde Nebenniere und beeinflussen die Verarbeitung von Kohlenhydraten. Manche Menschen können bestimmte B-Vitamine (vor allem B9 bzw. »Folat«) genetisch bedingt schwer verarbeiten, eine aktivierte Form von Vitamin-B-Nahrungsergänzungsmitteln wird daher empfohlen.

Gute Quellen:

Blattgemüse, grüne Erbsen, Avocado, Nährhefe, brauner Reis, Eier, natürlicher Joghurt, Hülsenfrüchte, Miesmuscheln, Venusmuscheln, Austern, Lachs, Forelle, Rindfleisch, Geflügel.

CHOLIN

Cholin ist während der Schwangerschaft und nach der Geburt für die kontinuierliche Gedächtnis- und Gehirnentwicklung des Säuglings, die Genexpression und DNA-Bildung unerlässlich. In der Muttermilch ist es in großen Mengen vorhanden, daher haben stillende Mütter einen besonders hohen Bedarf an Cholin. Dieser sollte über die Ernährung und Nahrungsergänzungsmittel gedeckt werden, denn Cholin ist eine Basiskomponente für das physische und kognitive Wachstum des Kindes.

Gute Quellen:

Eigelb, Leber, Rind, Huhn, Lachs, Hülsenfrüchte, Kohlgemüse, Sonnenblumenlecithin.

PFLANZLICHE MEDIZIN FÜR DIE MUTTERSCHAFT

Schon seit jeher und in vielen Kulturen sammeln Frauen – insbesondere Mütter – Pflanzen, um daraus Medizin für ihren Körper, ihre Kinder und ihre Gemeinschaft zu machen. Bei dem, was man heute alternative Medizin nennt, geht es eigentlich um das überlieferte Wissen unserer Vorfahren, wie wir unsere symbiotische Beziehung zur Natur nutzen können. Dank allem, was wir heute, auch durch modernste, wissenschaftliche Erkenntnisse, wissen, gibt es eine Fülle an Beweisen für den biologischen und physiologischen Nutzen von Heilkräutern für die reproduktive Gesundheit. Dies ist die Grundlage für Vaughnes Zugang zur Naturheilkunde, mit der sie schon SEHR vielen Frauen und Müttern helfen konnte.

In den reproduktiven Phasen im Leben einer Frau zeigt sich Mutter Natur wirklich in ihrer ganzen Pracht. Trotz unseres geschäftigen, technologiegesteuerten modernen Lebens folgt unser Körper noch immer dem Rhythmus der Natur. Wie eh und je reifen Babys etwa zehn Mondphasen lang im Mutterleib heran, der Körper der Mutter sorgt dabei mithilfe ihrer Nährstoffreserven für die Ernährung und das Wachstum des Fötus.

Man kann leicht aus den Augen verlieren, wie natürlich der Prozess von Schwangerschaft und Geburt ist. Egal, ob du dein Baby spontan oder durch Kaiserschnitt zur Welt bringst, das Heranwachsen deines Kindes und die Produktion von Muttermilch sind Meisterwerke der Natur.

Nach der Geburt wird Müttern ihre Beziehung zur Natur, die die Menschheit erhält, klarer und wichtiger. Der zyklische Prozess, bestehend aus dem Pflanzen des Samens (Ei und Sperma) bei der Empfängnis, der Fürsorge für den eigenen Körper und das Baby während der Schwangerschaft (mithilfe von Ernährung, Nahrungsergänzungsmitteln, Bewegung, Körperarbeit, emotionaler Unterstützung) und dem Wachsen des Bauches über Wochen und Monate, geschieht wie von Zauberhand. Es ruft in Müttern aber auch ein uraltes Wissen wach, das sie ihre Verbundenheit untereinander, mit ihren weiblichen Vorfahren und den Naturelementen, die in dieser Zeit des Umbruchs und der Veränderung für Erdung, Nahrung, Heilung und Erholung sorgen, spüren lässt.

Durch die Verwendung von Heilkräutern kannst du nach der Geburt eine sanfte und umweltbewusste Beziehung zur Natur aufbauen. Kräuter und pflanzliche Medizin in Form von Tees, Tinkturen und topischen Behandlungen bringen viele therapeutische Vorteile mit sich. Sie enthalten Vitamine und Mineralien und haben – auch wissenschaftlich erwiesene – regenerative Eigenschaften, die sich positiv auf die reproduktive Gesundheit, auf unzählige nachgeburtliche Gesundheitsprobleme sowie auf das allgemeine Wohlbefinden von Mutter und Kind auswirken.

Neben der modernen Medizin, für die wir zutiefst dankbar sind, können Heilkräuter ergänzend und präventiv ganz unkompliziert ins Alltagsleben integriert werden. Wir sind fest davon überzeugt, dass wir nach den körperlichen und emotionalen Veränderungen, die mit der Geburt und frühen Wochenbettzeit einhergehen, zu den Wurzeln zurückkehren und den Einsatz von Chemikalien reduzieren sollten. Die heilenden Kräfte der Natur können deinem Hormonhaushalt, deinem Nervensystem und deinem ganzen Körper dabei helfen, sich neu einzustellen.

Die nachgeburtliche Kräuterapotheke

Es ist unglaublich einfach und befriedigend, deine eigenen pflanzlichen Heilmittel herzustellen, besonders wenn du dafür getrocknete Kräuter verwendest. Flüssige Kräutertinkturen haben eine starke und komplexe medizinische Wirkung und sollten von einem:r qualifizierten Heilpraktiker:in oder Pflanzenheilkundler:in verschrieben werden. Getrocknete Kräuter sind dahingegen für alle eine leicht zugängliche Option, auf die du regelmäßig und ohne Bedenken zurückgreifen kannst.

Sie sind lang haltbar und können im Reformhaus oder online gekauft werden. In Bio-Qualität enthalten sie die geringsten Mengen an Chemikalien und Pestiziden. Zur Aufbewahrung eignen sich Glasgefäße ohne direkte Sonneneinstrahlung am besten.

Das hier sind unsere Lieblingskräuter, die in den meisten Teilen der Welt erhältlich sind. Verwende sie zur Herstellung von Tees und topischen Behandlungen, um körperliche und seelische Beschwerden zu lindern.

- Bockshornklee
- Brennnessel
- Echinacea
- Eisenkraut
- Fenchel
- Haferstroh
- Hamamelis
- Helmkraut
- Herzgespannkraut
- Himbeerblätter
- Ingwer
- Kamille
- Lavendel
- Luzerne
- Ringelblume
- Rose
- Rosmarin
- Schafgarbe
- Thymian
- Zitronenmelisse

Manche Kräuter können gefährlich sein, wenn sie über die Muttermilch auf Babys übertragen werden. Wende dich an eine:n qualifizierte:n Pflanzenheilkundler:in, bevor du Tees oder Tinkturen zu dir nimmst, die Folgendes enthalten (Liste nicht vollständig):

- Aloe
- Bärentraube
- Beinwell
- Blasentang
- Dong Quai
- Echter Alant
- Ginseng (Sibirischer ist okay)
- Kanadische Orangenwurzel
- Kava
- Kreuzdorn
- Rhabarber
- Senna
- Tabak
- Traubensilberkerze
- Wermutkraut
- Wintergrün
- Zahnwehholz

Unverzichtbare Ergänzungs- und Heilmittel

Hier sind unsere Lieblingsheilmittel, die wir unseren Kund:innen für die Regeneration nach der Geburt immer wieder empfehlen.

Uns ist klar, dass nicht alle Mütter in der Zeit nach der Geburt dieselben körperlichen und emotionalen Symptome haben. Wir empfehlen dir, dich an eine qualifizierte Beratungsperson zu wenden, damit du die individuelle Betreuung bekommst, die du verdienst. Falls das deine finanziellen Mittel übersteigt, sieh dich nach einer spezialisierten Drogerie oder Apotheke um, in der dich ein:e Naturheilkundler:in persönlich berät.

Bei Ergänzungsmitteln solltest du auf hohe Qualität achten. Wir raten daher von generischen Supermarkt- oder Apothekenmarken ab. Die darin enthaltenen Vitamine, Mineralien und Antioxidantien sind oft unzureichend und nur schlecht absorbierbar.

- **Magnesium** – dieser wunderbare Nährstoff unterstützt das Nervensystem und die Energiegewinnung und hilft im Wochenbett bei Muskelschmerzen. Magnesiumglycinat wird vom Körper gut absorbiert und toleriert.
- **Arnica** – dieses homöopathische Mittel kommt nach der Geburt bei Blutergüssen und Schwellungen im Dammbereich und anderen Geweben zum Einsatz. Es kann in Tropfen- oder Tablettenform eingenommen werden.
- **Vitamin C** – ein Nährstoff und Antioxidans, das die Gewebereparatur und Wundheilung, die Kollagensynthese, Unterstützung des Immunsystems und die Eisenaufnahme unterstützt.
- **Probiotika** – ein hochwertiges probiotisches Ergänzungsmittel mit Lactobacillus- und Bifidobacterium-Stämmen unterstützt das Gleichgewicht der Darmflora. Die Einnahme von Probiotika wirkt sich auf das Verdauungs- und Immunsystem von Mutter und Kind nachweislich positiv aus.
- **Multivitamin für die Stillzeit** – wir empfehlen, das Multivitaminpräparat, das du schon in der Schwangerschaft eingenommen hast, in der Stillzeit weiter einzunehmen, denn dein Körper braucht die darin enthaltenen Nährstoffe in großen Mengen.
- **Echinacea-Tinktur und -Tee** – die aktiven Eigenschaften dieses Krautes unterstützen das Immunsystem und wehren Infektionen ab. Es kann während der Stillzeit ohne Bedenken eingenommen werden und leistet bei Mastitis und Müdigkeit gute Dienste.

Medizinischer Cannabis

Auch wenn Cannabis in der Gesellschaft noch immer ein Stigma anhaftet: Die Heilpflanze wird schon seit Langem gegen Menstruationsbeschwerden, Angstzustände, Schlaflosigkeit, chronische Schmerzen, Übelkeit und andere Leiden verwendet. Cannabidiol (CBD) und Tetrahydrocannabinol (THC) werden zunehmend von Ärzten verschrieben, da immer mehr Studien die therapeutische Anwendung unterstützen.

Medizinischer Cannabis kann THC enthalten – das ist die psychoaktive Substanz, die high macht. Man kann es aber auch in CBD-Form einnehmen, diese hat die volle therapeutische Wirkung ohne die psychoaktiven Eigenschaften.

Wenn du eines der eben genannten Leiden hast, könntest du medizinischen Cannabis zur Linderung deiner Symptome in Betracht ziehen.

»Ich kann nicht genug betonen, wie sehr mir Cannabis in meiner Mutterrolle hilft. Es ist nicht so, als würde ich mich damit ausklinken oder flüchten – ganz im Gegenteil! An Tagen, wo meine Kinder ständig zanken und andauernd etwas wollen, hilft mir Cannabis, ruhig zu bleiben, für sie da zu sein und besser auf meine Intuition zu hören.« – Jess

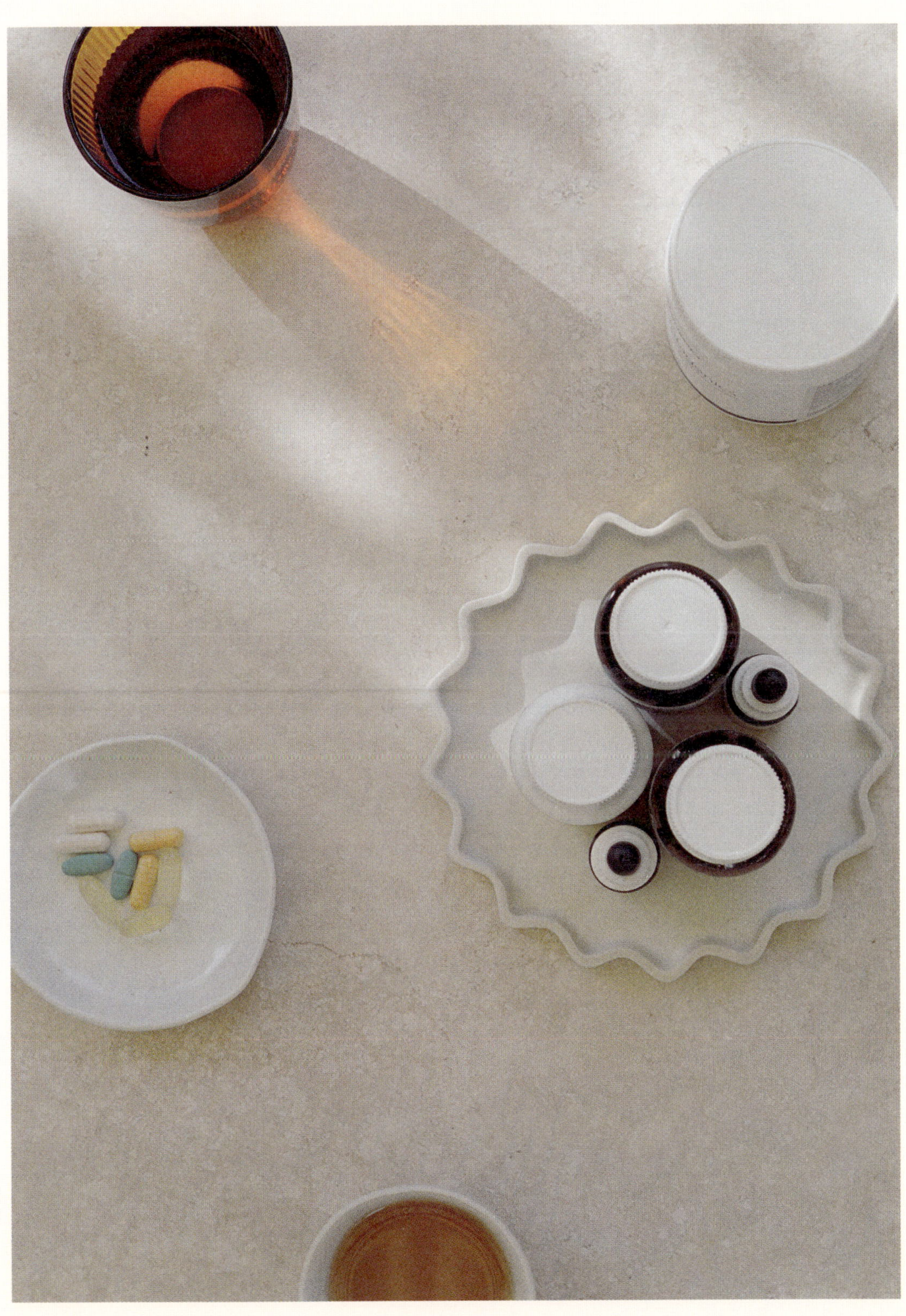

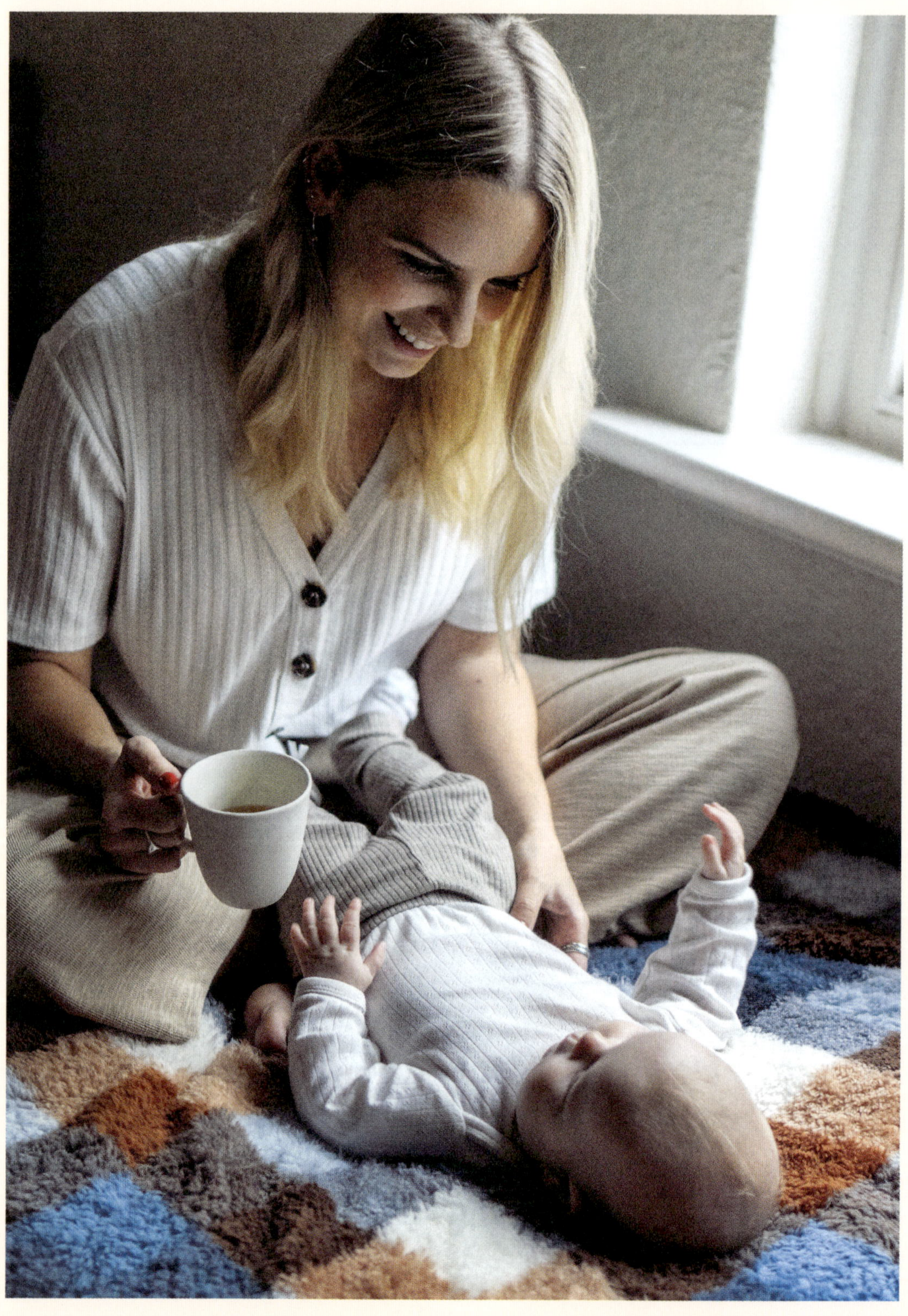

TEE, HERRLICHER TEE

Hier sind einige unserer liebsten Teerezepte. Am besten bereitest du sie schon in der Schwangerschaft vor, damit du dich in der Zeit nach der Geburt damit stärken und mit Flüssigkeit versorgen kannst. Mische die Kräuter für jedes Rezept in einer Schüssel und bewahre sie in einem luftdichten Glasbehälter auf.

Nachgeburtstee
3 EL getrocknete Himbeerblätter
3 EL getrocknetes Herzgespannkraut
3 EL getrocknete Kamille
3 EL getrocknete Brennnessel
2 EL getrockneter Ingwer

Stilltee
3 EL Fenchelsamen
2 EL Bockshornkleesamen
3 EL getrocknete Luzerne
3 EL getrocknetes Eisenkraut
3 EL getrocknete Brennnessel

Beruhigungstee
3 EL getrocknete Zitronenmelisse
3 EL getrocknetes Haferstroh
3 EL getrocknete Rosen
3 EL getrocknete Kamille
3 EL getrocknetes Eisenkraut

Verdauungstee
3 EL Kamille
3 EL getrocknete Zitronenmelisse
3 EL Fenchelsamen
2 EL getrockneter Ingwer
3 EL getrocknetes Eisenkraut

Mastitis-Tee
3 EL getrocknete Echinacea
3 EL getrockneter Thymian
3 EL getrocknete Zitronenmelisse
2 EL getrockneter Rosmarin
2 EL getrockneter Ingwer

FÜR 1 TASSE

1 EL Kräutertee
1 Tasse kochendes Wasser

Gib den Tee in eine Teekanne oder einen Teefilter und übergieße ihn mit dem Wasser.

Lasse ihn 5 bis 10 Minuten lang ziehen und gieße ihn dann durch ein Sieb.

Genieße ihn heiß, warm oder kalt.

Trink pro Tag 2 bis 4 Tassen.

Tipps:

- Pro Tasse benötigst du 1 Esslöffel losen Tee.
- Je länger du die Kräuter ziehen lässt, desto kräftiger werden Geschmack und medizinische Wirkung.
- Nach Belieben kannst du einen Spritzer Zitronensaft oder Honig hinzufügen. Wir lieben aktiven Manukahonig, denn er hat entzündungshemmende, antibakterielle und das Immunsystem unterstützende Eigenschaften.

KRÄUTER-DAMMKOMPRESSEN

Kräuter-Dammkompressen sind dafür bekannt, dass sie nach einer vaginalen Geburt die Schmerzen im Dammbereich lindern. In der ersten Woche nach der Geburt kann sich dieser noch wund und geschwollen anfühlen, da sind diese Kompressen mit natürlichen, hautfreundlichen Zutaten eine echte Wohltat. In diesem Rezept wird getrocknete Hamamelis verwendet. Du kannst auch Hamamelis-Destillat verwenden, geh nur sicher, dass es alkoholfrei ist (weil: aua!).

3 EL getrockneter Lavendel
3 EL getrocknete Ringelblumen
3 EL getrocknete Kamille
3 EL getrocknete Hamamelis
1 Packung Wochenbett-Binden
Pures Aloe-Vera-Gel

Lavendel, Ringelblumen, Kamille und Hamamelis in ein hitzebeständiges Gefäß geben und 1 Liter kochendes Wasser darübergießen. Gut umrühren und 20 Minuten lang ziehen lassen.

Den Kräuteraufguss in einen Messbecher oder ein Glasgefäß abseihen und abkühlen lassen. Die Kräuter im Kompost oder Garten entsorgen.

Alle Binden auffalten, dabei die Verpackung auf den Klebestreifen lassen.

Je etwa 2 Esslöffel Kräuteraufguss gleichmäßig auf jeder Binde verteilen, sie sollten feucht, aber nicht durchnässt sein, damit sie auch noch Wochenblut aufnehmen können.

Mit einem Buttermesser eine dünne Schicht Aloe-Vera-Gel gleichmäßig auf jede Binde auftragen.

Die Binden wieder locker in die Verpackung einwickeln und in einem Behälter für mindestens 4 Stunden in den Gefrierschrank legen.

Bei der Verwendung die Binde wie gewohnt in die Unterhose legen (oder in die Erwachsenenwindel – die sind in der ersten Woche echt praktisch).

Der restliche Kräuteraufguss kann im Kühlschrank aufbewahrt werden. Er kann später in einer Intimdusche, für weitere Dammkompressen oder für ein Magnesiumbad mit beruhigendem Kräuterzusatz verwendet werden.

Anmerkung:
Dammkompressen wirken beruhigend und schmerzlindernd. Sobald sie jedoch nicht mehr kühl sind, sollten sie entfernt werden, denn zu viel Feuchtigkeit an Vagina und Damm könnte, während diese noch verheilen, das Infektionsrisiko erhöhen.

KRÄUTER-SITZBAD

Wenn du von der Geburt Abschürfungen, Risse, Schwellungen, empfindliche Stellen oder Hämorrhoiden davongetragen hast (wer hat das nicht?), ist ein Kräutersitzbad genau das Richtige für dich. Das warme Wasser fördert die Durchblutung, und die Kräuter wirken beruhigend, adstringierend, antibakteriell und heilungsfördernd. Wir geben hier eine Anleitung zur Verwendung in der Badewanne. Du kannst dir aber auch einen Bidet-Einsatz für die Toilette kaufen, mit dem du deine Genitalien in warmes Wasser eintauchen kannst. Dieses Rezept kann auch in einer Intimdusche verwendet werden.

3 EL getrocknete Ringelblumen
3 EL getrocknete Kamille
3 EL getrockneter Lavendel
3 EL getrockneter Rosmarin
3 EL getrocknete Hamamelis
3 EL getrocknete Schafgarbe
400 g Epsomsalz (Magnesiumsulfat)

Die getrockneten Kräuter in einen großen Topf oder eine Glasschüssel geben, mit 500 ml kochendem Wasser übergießen, gut umrühren, zudecken und für 20 Minuten ziehen lassen.

Den Kräuteraufguss mit einem Teefilter oder einem feinen Sieb abseihen und in einen Messbecher oder ein Glasgefäß füllen und abkühlen lassen. Die Kräuter im Kompost oder Garten entsorgen.

Die Badewanne etwa 5 cm hoch mit warmem Wasser befüllen.

Das Epsomsalz hinzufügen und im Wasser verrühren, bis es sich aufgelöst hat.

Den Kräuteraufguss in das Magnesiumbad schütten und für 10 bis 15 Minuten darin sitzen. Zur Unterstützung des Heilungsprozesses täglich wiederholen.

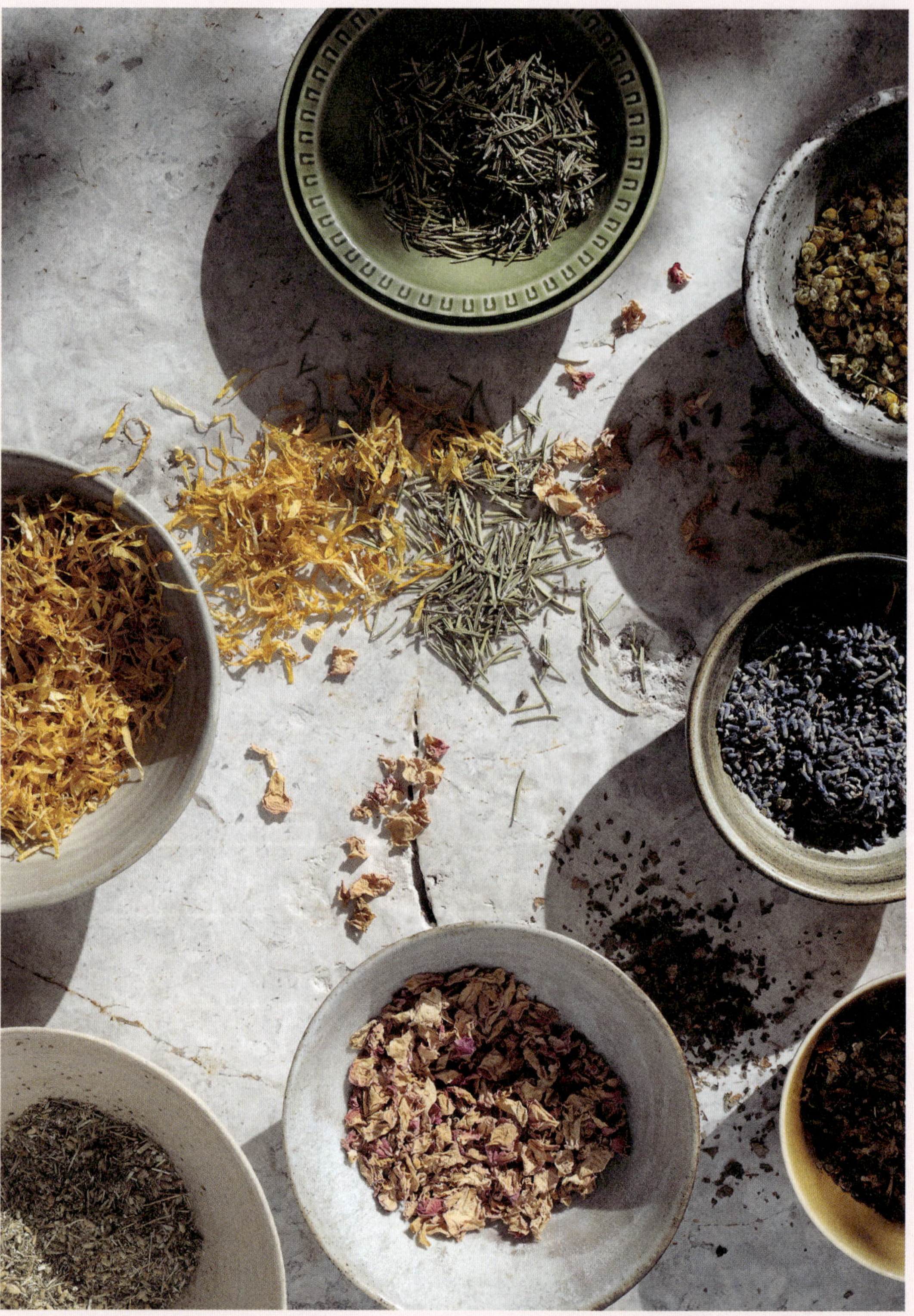

KRÄUTER-DAMPFSITZBAD

Dampfsitzbäder klingen ein wenig nach esoterischer Spinnerei, aber Hebammen wenden sie schon seit Urgedenken an – noch bevor sie auf dem Scheiterhaufen verbrannt wurden. Der Dampf versorgt Vulva, After und Fortpflanzungsorgane mit Wärme; die Kräuter tragen den Kreislauf und Lymphfluss anregende sowie antimikrobielle und pflegende Eigenschaften bei. Es wird empfohlen, mit Dampfsitzbädern zu warten, bis der Wochenfluss schwächer geworden ist, etwa 7 bis 10 Tage nach der Geburt, wenn die Gebärmutterarterie sich zu schließen beginnt. Frag deine Hebamme oder ärztliche Fachperson, wann du damit anfangen kannst, denn das kann von Mutter zu Mutter und je nach Geburtsverlauf, Verletzungen und Wundheilung variieren.

1 l Wasser
3 EL getrockneter Lavendel
3 EL getrocknetes Herzgespannkraut
3 EL getrocknete Himbeerblätter
3 EL getrocknete Rosen
3 EL getrockneter Rosmarin
3 EL getrockneter Thymian

Das Wasser in einem mittelgroßen Topf zum Kochen bringen und zurückschalten. Die Kräuter hinzufügen und dann zugedeckt 10 Minuten köcheln lassen. Vom Herd nehmen und weitere 10 Minuten ziehen lassen.

Den Kräutersud in eine Schüssel aus Edelstahl gießen und die Temperatur des Dampfes mit dem Handgelenk prüfen. Er sollte nicht zu heiß zum Darüber-Sitzen sein.

Die Schüssel wahlweise unter einen Dampfhocker (mit einem Loch) oder in das (desinfizierte) Klo stellen. Dazu die Edelstahlschüssel in die Kloschüssel stellen (Klodeckel- und -brille vorher hochklappen), sodass sie über dem Wasser steht und Dampf aufsteigt. Nun die Klobrille herunterklappen und daraufsetzen. Oberkörper und Beine in eine warme Decke oder ein Handtuch wickeln und 10 bis 15 Minuten über dem Dampf sitzen.

Vorsicht:

- *Setz dich nicht direkt über den heißen Dampf – es sollte sich warm und angenehm anfühlen.*
- *Verwende keine ätherischen Öle, sie sind für das empfindliche Gewebe der Fortpflanzungsorgane zu aggressiv. Bleib beim »Ganze-Kräuter-Prinzip« und verwende getrocknete Kräuter.*
- *Mach kein Dampfsitzbad, wenn du eine innere oder äußere Infektion hast.*

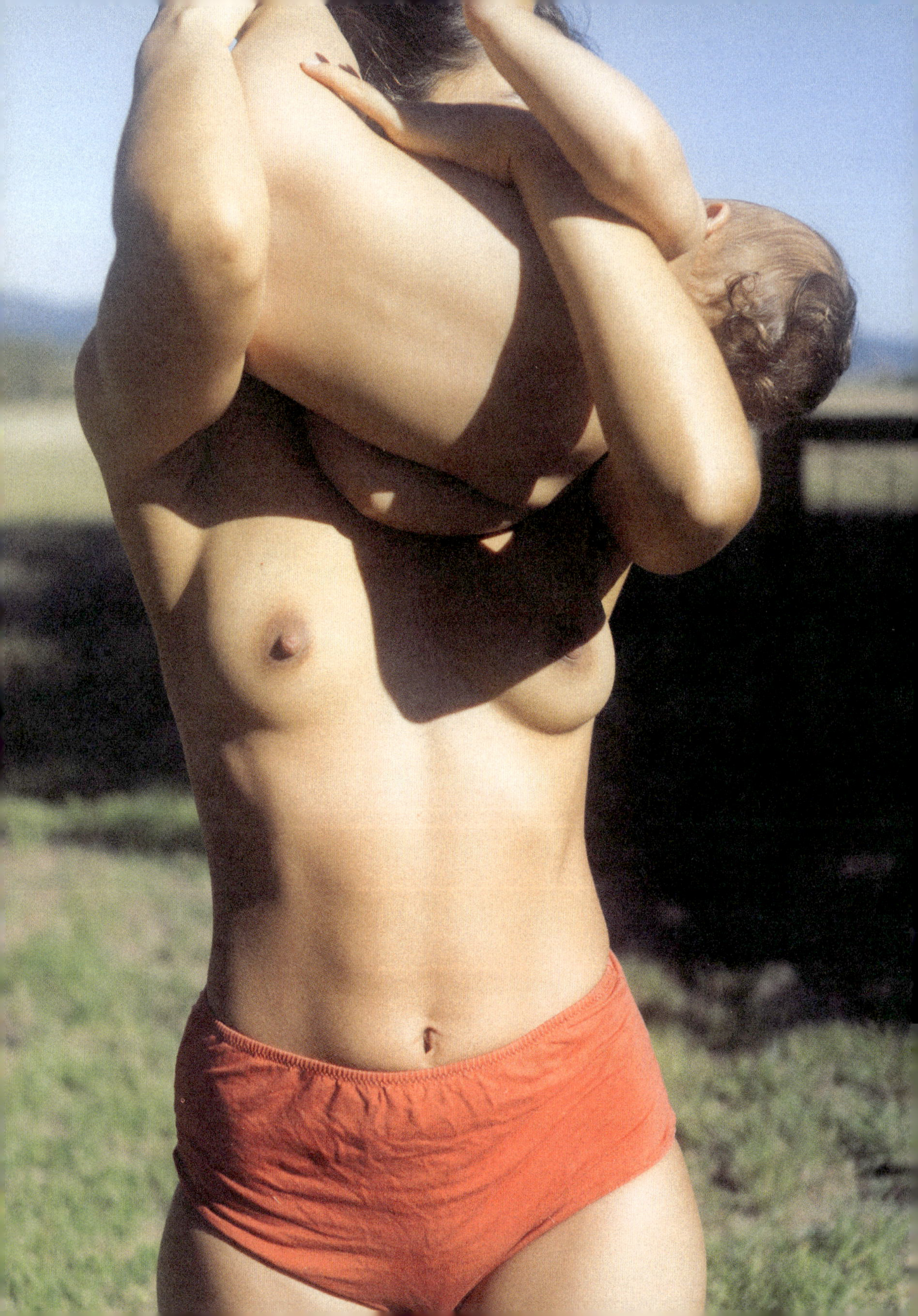

FÜR IMMER

KAPITEL FÜNF

ELTERN

Unsere Gesellschaft erwartet merkwürdigerweise, dass wir nach der Kontrolluntersuchung nach sechs Wochen in unsere Jeans schlüpfen und mit dem friedlich schlafenden Baby ins Lieblingscafé spazieren.

Für die meisten entspricht das in keinster Weise der Realität. Und dennoch hält sich hartnäckig das Narrativ, eine Frau würde zur Super-Mama, zum Übermenschen, zur Kriegerin, wenn sie all das erreicht. Dieses Narrativ schadet dem Wohlbefinden unserer ganzen Kultur. Falls unsere Botschaft noch nicht bei dir angekommen ist: Neue Mütter brauchen Ruhe, und im Gegensatz zu den Darstellungen in den Medien läuft bei den meisten neuen Eltern nach den ersten sechs Wochen noch nicht alles wie geschmiert. Für viele ist es ein Schock, dass sie zu einem langsameren, kind-gesteuerten Rhythmus übergehen müssen. Plötzlich ist es ein Fulltime-Job, mit einem Neugeborenen aus dem Haus zu kommen, und mit einem klammernden Baby eine Mahlzeit zuzubereiten, scheint ein Ding der Unmöglichkeit.

In diesem Kapitel erfährst du, wie du das vierte Trimester hinter dir lassen und stärker und weiser als zuvor ins Elterndasein übergehen kannst. Wir geben dir Überlebenstipps für die Zeit, wenn dir niemand mehr hilft, dein Partner zur Arbeit zurückkehrt, die Besuche von deiner Hebamme und Doula aufhören und es keinen Koch- und Lieferplan mehr gibt. Außerdem geben wir dir Überlebenstipps für viel später, wenn du merkst, dass du wegen des anhaltenden Schlafmangels und der unzureichenden Ernährung fast am Ende bist, deine Beziehungen Schaden genommen haben und du durch das Elternsein eine ganz andere geworden bist.

»Man ist so viel Druck (von anderen und von sich selbst) und so vielen althergebrachten Vorstellungen ausgesetzt, die besagen, man solle zu ›alter Form‹ zurückkehren. Wir stellen diese Kultur des Zurückkehren-Müssens infrage und sagen: Du solltest vielmehr zu ›neuer Form‹ finden!«

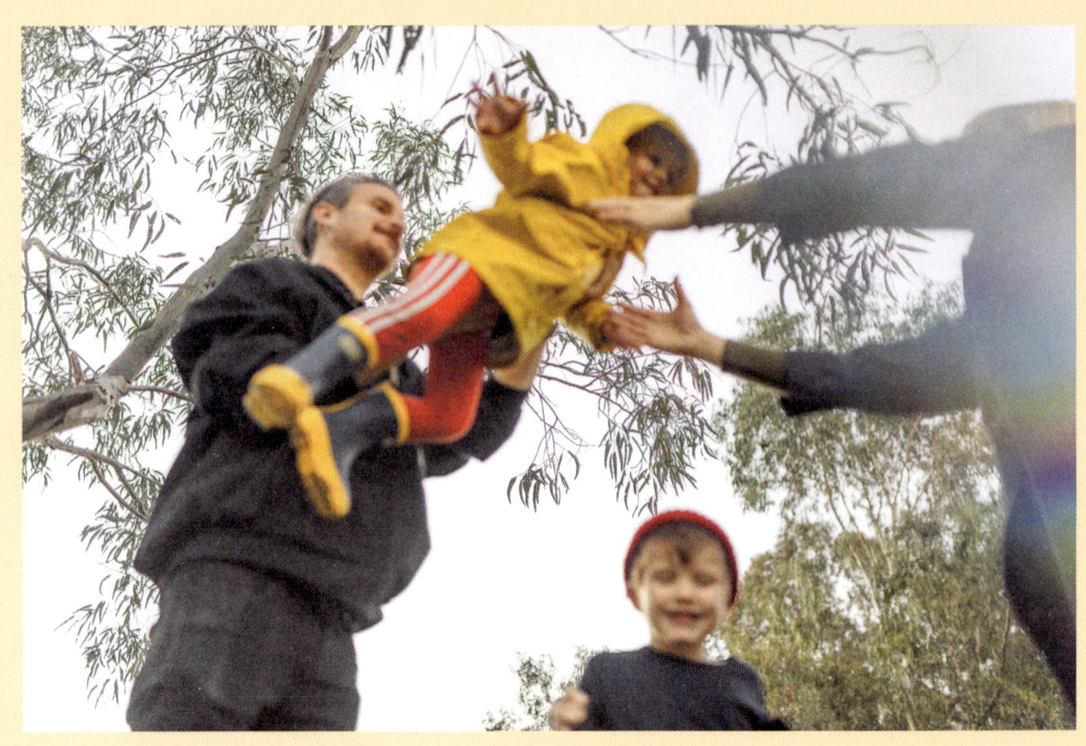

»JEDER Körper ist schön,
JEDER Körper verdient Respekt,
JEDER Körper ist
SO WAS VON UNGLAUBLICH.«

DEIN NEUES ICH

In einer Gesellschaft, die uns mit unrealistischen Körperbildern zwangsernährt, ist es oft schwer zu wissen, wie ein echter Körper nach der Geburt aussieht. Ob auf Instagram oder im Fernsehen: Überall werden wir mit Bildern von dünnen Frauen bombardiert, und die meisten von uns erinnern sich an die Magazine aus unserer Jugend, die Dünnsein glorifizierten. Zum Kuckuck: Auf der ganzen Welt wird Dünnsein noch immer glorifiziert, auch wenn eine starke Gegenbewegung Frauen dazu ermutigt, sich mit jedem Körpergewicht wohlzufühlen.

Wenn wir uns verletzlich fühlen, ist es schwer, den Blick nicht auf Dinge zu richten, die das Patriarchat als negativ bewertet: Gewichtszunahme, Dehnungsstreifen, Haarausfall, tropfende und ungleichförmige Brüste, hormonell bedingt anders aussehende Haut und viele andere körperliche Veränderungen, mit denen wir – neben schlaflosen Nächten und der Transformation unserer ganzen Identität – fertig werden müssen.

Manche Frauen spüren nur wenig Veränderung und empfinden diese als befreiend. Sie sehen, wie wunderbar ihr Körper ist, und genießen, wie weich er sich anfühlt und wie wohl sie sich in ihrer Haut fühlen. Bei anderen – vielleicht den meisten – rufen die Veränderungen, die mit der Mutterschaft einhergehen, Angst, Scham und ein vermindertes Selbstwertgefühl hervor. Viele glauben, sich über ihren Gewichtsverlust definieren zu müssen, und manche denken an nichts anderes mehr, weil sie in einer Zeit des Umbruchs wenigstens über ihr Gewicht Kontrolle haben wollen.

Hör in dich hinein: Wie redest du mit dir selbst? Wenn du Worte verwendest, die du zu einem:r lieben Freund:in nicht sagen würdest, dann solltest du sie auch nicht zu dir selbst sagen. Weder innerlich und schon gar nicht laut vor deinen Kindern. Wenn wir den generationenübergreifenden Teufelskreis von Diätkultur und Bodyshaming durchbrechen wollen, müssen wir bei uns selbst anfangen.

Wir haben es schon einmal gesagt und werden es immer wieder sagen: Es ist falsch, zu »alter Form« zurückkehren zu wollen. Du bist schön und verdienst Respekt, egal wie du aussiehst.

Kalorienreduktion, übermäßiges Training und Verzicht auf wichtige Nahrungsmittel und Nährstoffe wirken sich auf viele Prozesse in Körper und Geist der Mutter negativ aus. Die Muttermilchproduktion, mentale Gesundheit und Erholung leiden darunter, wenn Mütter ihren Fokus weg von der Heilung und dem Bonding mit ihrem Kind auf ihre Figur verlagern, nur damit sie wieder in ihre blöden engen Jeans passen. Irgendwann wirst du das vielleicht wieder, aber in der Wochenbettzeit solltest du erst mal deinen wunderbaren Körper und alles, was er für dein Baby getan hat, feiern.

Unser bester Tipp für ein positives Körpergefühl ist Bewegung. Nicht wegen ihres positiven Effekts auf das Körpergewicht, sondern weil man sich einfach gut *fühlt*, wenn man sich bewegt hat. In einer Studie, bei der die Wirkung von Bewegung mit jener von Antidepressiva und einem Placebo verglichen wurde, war Bewegung genauso wirksam wie das Medikament. Bewegung setzt Neurotransmitter – Endorphine, Dopamin und Serotonin – frei, die schmerz- und stresslindernd wirken. Außerdem wirkt sie stimmungsaufhellend, und mit der Zeit geht es dir immer mehr am A**** vorbei, wie du aussiehst. Einfach super!

Außerdem verbessert Bewegung erwiesenermaßen die Schlafqualität und gibt uns das Gefühl, etwas erreicht zu haben. Wenn man alle diese positiven Auswirkungen zusammennimmt, wird klar, warum wir Müttern (und Partner:innen) Bewegung empfehlen.

Kleine Erinnerung: Bevor du wieder Sport machst, egal ob mit hoher oder niedriger Intensität, solltest du dich vergewissern, dass dein Beckenboden stabil ist. Wende dich an die ärztliche Fachperson deines Vertrauens, wenn du Bedenken hast. Außerdem sollte darauf hingewiesen werden, dass dein Körper in der Stillzeit weiterhin Relaxin produziert, das instabile Gelenke und ein höheres Verletzungsrisiko hervorrufen kann.

So kleidest du deinen neuen Körper

Leggings und Turnschuhe sind nicht ohne Grund bei Müttern beliebt. Sie sind zweckmäßig und superbequem, weil sie den Körper nicht einengen. Außerdem kann man sie leicht waschen – ein Punkt, der besonders relevant wird, wenn dein Kind anfängt zu krabbeln und feste Nahrung zu essen. Du solltest aber auch ein paar Outfits haben, die deinem Körper schmeicheln und dir ein gutes Gefühl geben. Wir sind absolute Verfechter der »Grundgarderobe«, d. h. von wenigen, aber dafür hochwertigeren Kleidungsstücken. Jess nennt das die »Uniform«: Ein paar ausgewählte Klamotten, die man kompromisslos zu Tode trägt. Nach der Geburt brauchst du vielleicht um ein, zwei Größen größere Kleidung, und das wird vielleicht, oder vielleicht auch nicht, für immer so bleiben. Jetzt ist es wichtiger denn je, dir vor Augen zu halten, dass du so viel mehr bist als die Zahl auf einem Kleidungsstück.

»Nachdem ich meine beiden Kinder bekommen hatte, haben mir sämtliche Klamotten nicht mehr gepasst. Ich fühlte mich unschick und plump und entweder tragisch uncool oder für andere komplett unsichtbar. Es hat ein wenig gedauert, bis ich meinen Modus gefunden habe, aber jetzt liebe ich meinen Körper mehr denn je – Dehnungsstreifen und schlaffe Teile mit eingeschlossen. Was Frauen tagtäglich leisten, gleicht einem Wunder, und dennoch lenken uns unrealistische Körperstandards – die niemandem etwas bringen, außer der davon profitierenden Industrie – von unserer fantastischen Schaffenskraft ab.

Wenn du Nein dazu sagst, dich zu alter Form aufschwingen zu müssen, und stattdessen eine neue, stärkere, weisere und weichere Version von dir selbst akzeptierst, wirkst du an einer Veränderung für alle Frauen mit.«

JEDER Körper ist schön, JEDER Körper verdient Respekt, JEDER Körper ist SOWAS VON UNGLAUBLICH. – Jess

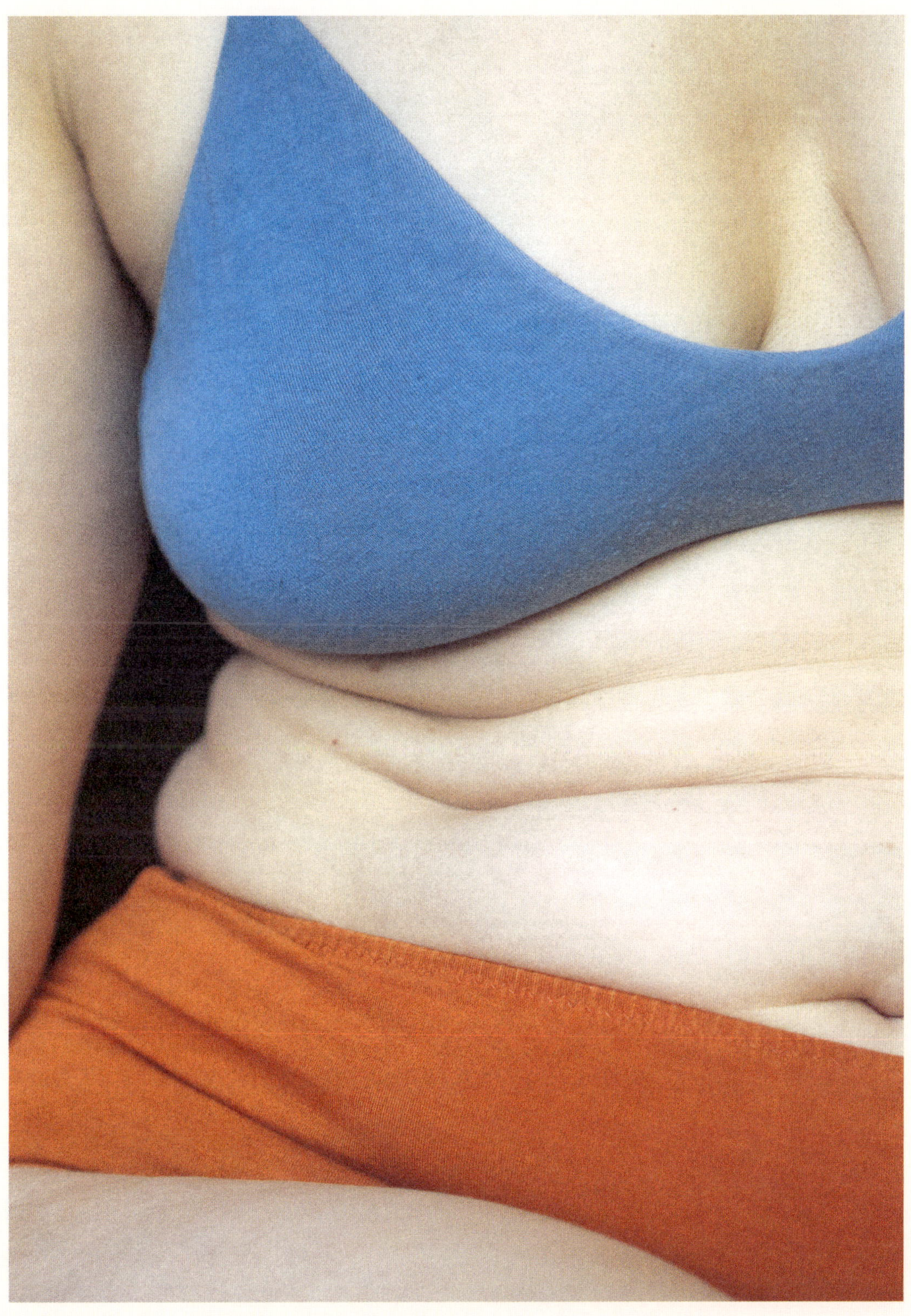

VERSTEHE DEINEN ZYKLUS

Wenn du stillst, kehrt deine Monatsblutung vermutlich erst 6 bis 18 Monate nach der Geburt zurück. Anfangs ist sie vielleicht unregelmäßig und fühlt sich anders an als vor der Schwangerschaft. Viele Frauen haben nach einer Geburt stärkere Monatsblutungen, weil die Gebärmutter – trotz Rückbildung auf ihre ursprüngliche Größe – ausgedehnt ist, wodurch eine größere Oberfläche an Gebärmutterschleimhaut abgestoßen wird. Für manche ist es auch unangenehm, beim Stillen Regelkrämpfe oder in der Ovulationsphase empfindliche Brustwarzen zu haben.

Falls du bisher mit den einzelnen Phasen deines Zyklus' noch nicht wie mit den vier Jahreszeiten umgegangen bist, dann ist jetzt der richtige Zeitpunkt, damit anzufangen. Die ganze Welt richtet sich nach einem linearen Zeitplan, der ausschließlich dem »circadianen« Rhythmus, d. h. dem 24-Stunden-Rhythmus von Tag und Nacht, folgt. Der ist zwar wichtig, aber es gibt auch einen anderen Rhythmus, der die emotionalen, energetischen und ernährungsphysiologischen Bedürfnisse von blutenden Menschen steuert: den »infradianen« Rhythmus. Manche finden es seltsam, dass ihre Stimmung und Energie von Tag zu Tag variiert. Wenn wir aber die Schwankungen in unserem Hormonhaushalt zu VERSTEHEN lernen, finden wir uns auch in unserer Elternrolle besser zurecht.

Männer haben einen vorhersehbaren Hormonrhythmus: Der Testosteronspiegel ist in der Früh am höchsten und nimmt gegen Abend ab. Das wiederholt sich täglich, und unsere Gesellschaft richtet sich danach. Der weibliche Hormonrhythmus ist hingegen komplex und zyklisch und erstreckt sich über ungefähr einen Monat. Dabei steigen und fallen die Spiegel von Östrogen, Progesteron und anderer Fruchtbarkeitshormone, die unsere Chancen auf eine Empfängnis optimieren. Bleibt eine Befruchtung aus, leiten die Hormone die Menstruationsblutung ein, und der Zyklus beginnt von vorn. Angesichts dessen ist es unlogisch, dass sich unsere Gesellschaft nach einem Zeitplan richtet, der bestenfalls der Hälfte der Bevölkerung dient: den Männern.

Wenn du deine momentane Position in deinem Zyklus kennst, weißt du, wann du Energie hast und wann du Ruhe brauchst, und du kannst dein Leben danach richten. Die nächste Doppelseite gibt dir einen Überblick, was du von jeder Phase deines Zyklus erwarten und wie du deren Vorteile nutzen kannst. Davor möchten wir dich aber noch kurz darauf hinweisen, wie wichtig es ist, die ersten Tage der Monatsblutung wie ein Mini-Wochenbett zu behandeln. Sprich uns nach: *Wenn ich die Regel habe, muss ich mich gut ausruhen.* Kümmere dich von der Couch aus um deine Kinder, sei es mit Filmmarathons, waagerechten Spielen oder beidem. Lass dir Essen liefern oder iss das, was du vor ein paar Wochen eingefroren hast. Verzichte aufs Ordnung-Machen und sag Verabredungen ab. Erlaube dir, dich zu *entspannen*.

»Seit ich weiß, wo in meinem Zyklus ich mich befinde, fällt mir das Muttersein viel leichter. Jetzt verstehe ich, warum es manchmal kinderleicht und dann wieder total heavy ist. Ich weiß, wann mir Gesellschaft guttut und wann ich allein sein muss; wann ich das Haus sauber machen und vorkochen kann und wann ich mich besser hinlege und Essen bestelle. Meine Jungs nennen meine Monatsblutung ›Mama-Blut‹ und sind total fasziniert davon.«
– Jess

Wie wir mit Kindern über die Monatsblutung sprechen:

Kinder haben in Bezug auf die Periode keine natürliche Scham – sie erlernen sie von uns. Wenn die Regelblutung in deiner Kindheit schambesetzt oder tabu war oder einfach nicht beachtet wurde, bist du vielleicht unsicher, wie du mit deinen Kindern darüber reden sollst. Unser Rat: Sprich sehr sachlich darüber, und wenn sie »igitt« oder »eklig« sagen, dann erinnere sie daran, dass die Monatsblutung Teil eines Kreislaufs ist, ohne den sie nicht auf der Welt wären.

»Nach dem Menstruationszyklus kannst du dein Leben planen – oder vielmehr: Dein Leben richtet sich schon danach, egal, ob dir das bewusst ist oder nicht. Alle, die mit Frauen unter einem Dach leben, werden von deren Menstruationszyklus beeinflusst. Wenn du das nicht glaubst, dann frag sie!«

JANE HARDWICKE COLLINGS, *BLOOD RITES – THE SPIRITUAL PRACTICE OF MENSTRUATION*

DER MENSTRUATIONSZYKLUS

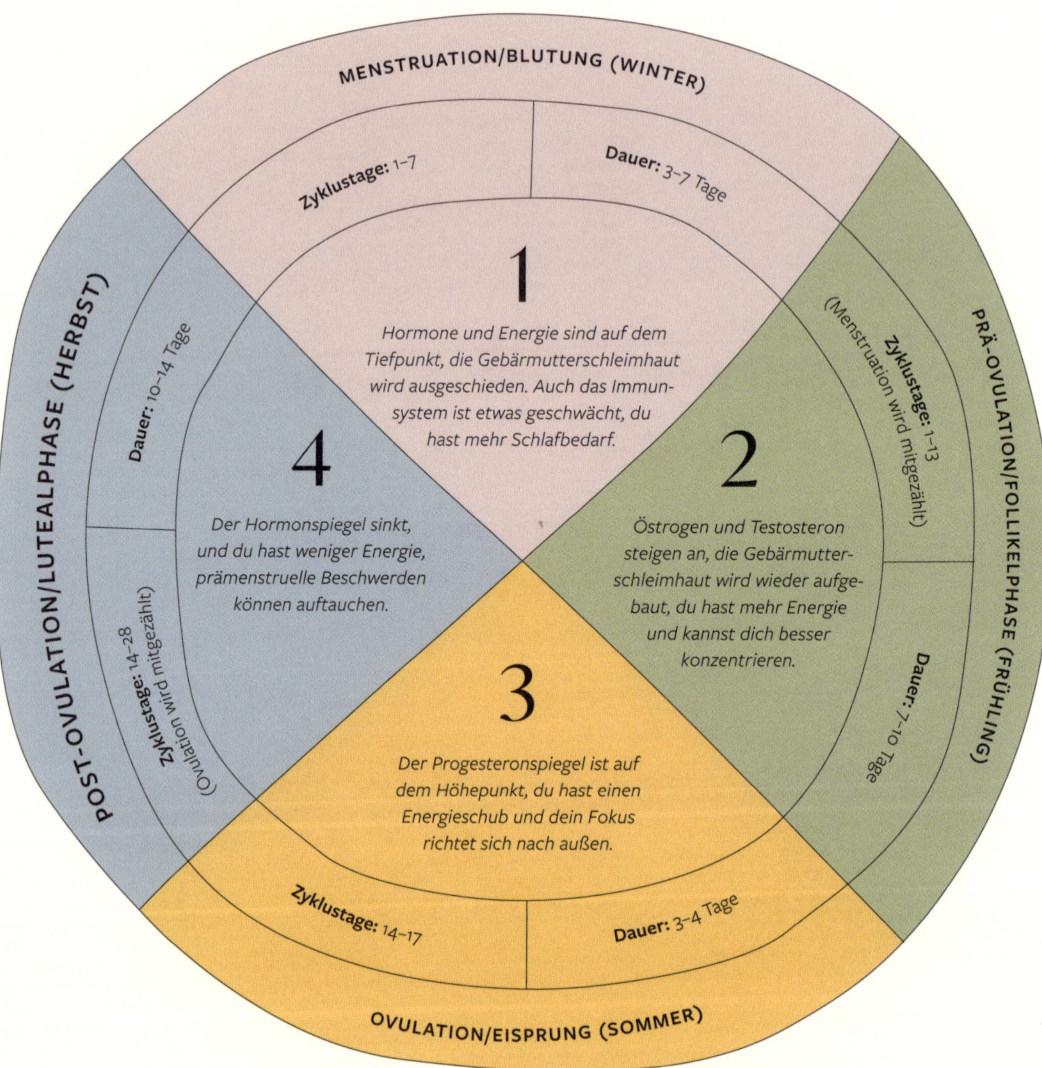

** Dieser Überblick basiert auf einem regelmäßigen Zyklus von 28 Tagen.*

Denk daran: Wenn du die Pille nimmst oder andere hormonelle Verhütungsmethoden verwendest, hast du keinen Eisprung und kannst aus der Abstimmung deiner Lebensweise auf deinen Zyklus keinen Vorteil ziehen.

1

Gefühl: empfindlich, langsam, scheu, still, müde.

Zeit um: dich auszuruhen und zurückzuziehen, nach innen zu gehen, Aufgaben zu delegieren, nahrhafte, vorgekochte Mahlzeiten zu essen, wärmende Tees zu trinken.

Bewegung: schonende Bewegungsformen wie Gehen, Dehnübungen, Yin Yoga sowie Meditation und Atemarbeit.

2

Gefühl: energiegeladen, ego-getrieben, leistungsorientiert.

Zeit um: neue Projekte zu starten, deine To-do-Liste in Angriff zu nehmen, zu lesen und zu lernen, Termine zu vereinbaren, dich mehr auf die Arbeit zu konzentrieren; auf deine soziale Kompetenz zu achten, denn in dieser Yang-/maskulinen Phase könntest du aggressiver sein.

Bewegung: Kraft- und Ausdauertraining wie HIIT, Power-Yoga, Hanteltraining, Fitnessband-Übungen und Laufen.

3

Gefühl: energiegeladen, ausdrucksstark, zuversichtlich, fruchtbar und sinnlich; du sehnst dich nach Berührung; ermutigende Mutter-Energie.

Zeit um: dich mit deiner Community zu treffen, dich durch Selbstpflege wie Körper- oder Brustmassagen mit deiner Weiblichkeit zu vereinen, dich mit deinem:r Partner:in oder deinen Freund:innen zu verabreden.

Bewegung: mach mit hochintensivem Training wie in der Follikelphase weiter, sorge für Abwechslung, indem du Laufen durch Fahrradfahren, Hanteltraining durch Boxen ersetzt.

4

Gefühl: nachdenklich, intuitiv und kreativ, auf Gefühls- und Körperebene empfindlicher.

Zeit um: auszumisten, Projekte abzuschließen, dir Zeit für dich zu nehmen, z. B. durch ein Magnesiumbad, um vor der Monatsblutung aufzutanken, zu lesen, in der Natur spazieren zu gehen und erheiternde TV-Serien anzusehen.

Bewegung: wechsle hochintensives Training mit schonenden Bewegungsformen ab, je nach deiner Stimmung.

App-Empfehlungen: Zyklus-Apps helfen dir dabei, deine zyklisch wiederkehrenden Symptome aufzuzeichnen und zu berechnen, wann du an welchem Punkt in deinem Zyklus bist. Uns gefallen MyFLO, Moody, Clue und Flo.

Apps sind zwar sehr praktisch zum Verfolgen des Zyklus und zum Planen der Woche, aber sie sollten nicht komplett für bare Münze genommen werden, insbesondere nicht im Hinblick auf den Eisprung. Um deine fruchtbaren Tage zu erkennen, empfehlen wir dir, täglich deine Basaltemperatur und den Zervixschleim zu überprüfen.

Leseempfehlungen: *Superpower Periode: Wie Sie Ihren Zyklus richtig verstehen und seinen Rhythmus für sich nutzen* von Maisie Hill (auf Deutsch); *Blood Rites* von Jane Hardwicke Collings; *In the Flo* von Alisa Vitti; *The Fifth Vital Sign* von Lisa Hendrickson-Jack (auf Englisch)

SCHLAF ODER VIELMEHR: SCHLAFMANGEL

Im Durchschnitt verlieren Mütter im ersten Lebensjahr ihres Babys 700 Stunden Schlaf. Wenn eine Gesellschaft Erfolg daran misst, wie gut dein Baby durchschläft, ist es fast unmöglich, dich nicht wie eine Versagerin zu fühlen, wenn dein Baby andauernd, Nacht für Nacht, an deiner Brust hängt (oder dich einfach nur anstarren und brabbeln will).

Eltern legen wegen Schlafentzugs oft ungeschicktes oder gefährliches Verhalten an den Tag. Die Schlüssel in der Eingangstür stecken lassen, ist ein Klassiker; manche schlafen aber auch fast hinterm Steuer ein oder vergessen, den Herd auszuschalten. Worüber man weniger offen spricht, ist, dass Schlafentzug auch Verstimmungen, Reizbarkeit, Wut und Zorn hervorrufen kann, und das schockiert viele, die solche Gefühle noch nie erlebt haben.

Wir können zwar nichts dagegen tun, dass dein Baby so oft aufwacht (was übrigens biologisch gesehen völlig normal und für seine Entwicklung wichtig ist), aber wir haben ein paar Tipps, wie du mit Schlafentzug umgehen kannst.

Ausruhen

Schlaflose Nächte und lange Tage mit Baby können Körper und Gehirn stark strapazieren, und auf Dauer kann Schlafentzug das Risiko von körperlichen und psychischen Problemen erhöhen. Versuche, wenn möglich (wir wissen, dass das nicht immer klappt) zu schlafen, wenn dein Baby schläft. Auch wenn es nur ein- bis zweimal pro Woche 15 Minuten sind: Jede noch so kurze Pause für dein Gehirn tut deiner Gesundheit gut.

Wenn du nicht schlafen kannst, während dein Baby schläft, ist das Nächstbeste, was du tun kannst, dich auszuruhen.

Es kann unglaublich erholsam sein, das Licht zu dimmen und dich in der Nähe deines Babys aufs Bett, die Couch oder auf den Boden zu legen – bei Letzterem kannst du auch die Beine an der Wand hochlegen. Dr. Andrew Huberman, Hirnforscher an der Stanford University, empfiehlt Entspannungsübungen wie geführte Meditation, Atemarbeit oder Yoga Nidra, die die Aufmerksamkeit weg vom geschäftigen Denken und hin zum Körper lenken. Diese Übungen aktivieren das parasympathische Nervensystem und reduzieren Stresshormone wie Adrenalin und Cortisol.

Wechselt euch ab

Sei es, du holst morgens Schlaf nach, nachdem du dich die ganze Nacht um das Baby gekümmert hast, oder ihr teilt euch die Nacht auf – findet heraus, wie du und dein:e Partner:in euch gegenseitig unterstützen könnt. Manche Partner:innen stehen früh auf und übernehmen das Baby, bis sie zur Arbeit müssen, sodass Mama Schlaf nachholen kann. (Wenn du Mama danach nicht nur das Baby, sondern auch Frühstück bringst, bekommst du Extra-Punkte.)

Andere Familien teilen sich die Nacht auf: Ein Elternteil übernimmt die Zeit bis 2 Uhr früh, der andere die Zeit danach, oder sie wechseln sich nächteweise ab. Wieder andere bewältigen die Nächte gemeinsam: Ein Elternteil stillt oder gibt Fläschchen, der andere ist für Aufstoßen, Wickeln und Beruhigen zuständig.

Wenn ihr mehrere Kinder habt, die nachts aufwachen, ist es natürlich wieder anders: Vielleicht schläfst du mit dem Baby dann in einem Zimmer, während dein:e Partner:in mit den anderen Kindern in einem anderen Zimmer schläft. Das ist ganz normal, und auf der ganzen Welt machen es Eltern genauso. Egal wie ihr das macht: Sorgt dafür, dass ihr so viel Schlaf wie möglich bekommt!

Oder schlaft vor

Unsere Freundin Naomi Chrisoulakis hat diese Idee bekannt gemacht: Man geht sehr früh ins Bett, um den Schlaf »vorzuholen«, den man in der Nacht nicht bekommt. Naomi schwört darauf, wenigstens zweimal pro Woche vorzuschlafen. In unserer Community hat sie damit eine kleine Revolution ausgelöst, die jetzt vielen Müttern dabei hilft, nicht zu viel Schlafmangel anzusammeln.

Lass die Sonne rein

Unser modernes Leben lässt uns viel zu viel Zeit in Innenräumen verbringen. Doch dort verbessert das künstliche Licht gerade mal unsere Sehkraft, während natürliches Sonnenlicht, das auf die Netzhaut trifft, zahlreiche Hormone und andere positive Körperreaktionen aktiviert.

Besonders, wenn uns die Sonne gleich morgens ins Gesicht scheint, setzt das die innere Uhr und den circadianen Rhythmus in Gang, der unseren Körper therapeutische Mengen an Wach-, Schlaf- und stimmungsregulierenden Hormonen (Cortisol, Melatonin und Serotonin) erzeugen lässt. Wenn wir jeden Morgen die Sonne auf uns scheinen lassen, findet unser Körper einen guten Rhythmus, um Energie zu produzieren, den Schlaf zu fördern und unsere Stimmung zu verbessern.

Vermeide in der Nacht blaues Licht

Es ist zwar schön und gut, wenn wir sagen: »Schau beim Stillen nicht auf dein Handy«, aber wir wissen, dass das für die meisten Menschen nicht realistisch ist. Viele Eltern brauchen beim Stillen oder Fläschchen-Geben in der Nacht Input: entweder, um wach zu bleiben, gegen die Langeweile und/oder um sich weniger einsam zu fühlen. Tagsüber ist das blaue Licht unserer Handys und Laptops vorteilhaft, weil es die Aufmerksamkeit anregt. Es unterdrückt aber auch die Produktion des Schlafhormons Melatonin, sodass du mitunter nach dem Handygebrauch Schwierigkeiten hast, wieder einzuschlafen, selbst wenn du müde bist. Wenn du dich mit einem Podcast oder Hörbuch im Ohr entspannen kannst, ist das super. Wenn du etwas Anregenderes brauchst, um nicht einzuschlafen, und du deshalb über den Handy- oder Tablet-Schirm scrollst, kannst du dir einen Blaufilter herunterladen oder dir eine Blaulichtfilter-Brille kaufen.

Pflege gute Schlafgewohnheiten

Wenn du auf eine gute Schlafhygiene achtest, wirst du – wenn du die Gelegenheit dazu bekommst – besser schlafen und dich besser erholen. Hier sind ein paar Strategien für besseren Schlaf:

- Anstatt auf deinem Handy zu scrollen, lies ein Buch oder höre dir eine geführte Meditation an, um Reizüberflutung zu vermeiden und deinen Körper zu entspannen.
- Iss abends eine hochwertige, aus Protein, gesunden Fetten und komplexen Kohlenhydraten bestehende Mahlzeit, um den Blutzucker über Nacht zu regulieren.
- Vermeide nach 2 Uhr nachmittags koffeinhaltige Getränke und Limonaden und trink abends einen Kamillen-, Zitronenmelissen- oder Schlaftee.
- Ein Magnesiumpräparat (am besten Glycinat) kann deinen Körper bei der Produktion und Regulierung von »GABA« – einem Neurotransmitter, der Angst und Schlafstörungen reduziert – unterstützen. Außerdem hilft es bei der Muskelentspannung, wodurch man sich körperlich weniger angespannt fühlt und dadurch leichter einschläft.

Heißer Tipp für harte Nächte:

Sprecht miteinander ab, dass nichts von dem, was du und dein:e Partner:in mitten in der Nacht zueinander sagt, zählt. Du wirst ihn:sie wahrscheinlich mehr als einmal verfluchen – entweder, weil nichts, was er:sie versucht, hilft, oder weil er:sie selig im Träumeland schlummert, während du mit eurem Baby einen Stillmarathon absolvierst. In manchen Familien muss diese Regel vielleicht sogar erweitert werden auf: »Nichts von allem, was vor dem Kaffee gesagt wird, zählt.«

Denk dran, nichts bleibt, wie es ist

Es kann schwer sein, wegen des Schlafentzugs nicht völlig zu verzweifeln, besonders wenn die eine Hälfte der Gesellschaft fragt, ob dein Baby wohl schon durchschläft, und die andere dir sagt, dass das ganz normal ist und du auch in den kommenden paar Jahren ständig müde sein wirst. Aaaaaahhhh!

Denk in solchen Momenten daran, dass nichts bleibt, wie es ist. Jede Zeit hat ihre schönen und ihre schwierigen Momente. Manchmal bewirkt eine Schwierigkeit – sei es Schlaflosigkeit, extreme Anhänglichkeit oder dass dein Kind die Hundekekse futtert –, dass man den Wald vor lauter Bäumen nicht mehr sieht. Wenn du gerade mittendrin bist, denk an den Spruch: »Auch das wird vorübergehen«, und versuche, die Situation aus der Sicht deines Kindes zu betrachten. Indem du die Lage neu interpretierst, bist du besser gewappnet, um das Verhalten deines Kindes nicht persönlich zu nehmen und ihm besser helfen zu können. Es ist alles entscheidend, WIE man die Dinge sieht.

Sinnlose Listen, wenn man nicht abschalten kann:

Favoriten sind sinnlose Listen:

Such dir irgendein Thema aus – es kann etwas Alltägliches sein wie Babynamen, Lebensmittel oder Tiere oder auch etwas Spezifischeres, wofür du dich interessierst, etwa Filme, Bücher, Pflanzen, Künstler:innen oder Sportler:innen.

Geh dann das Alphabet durch und denk bei jedem Buchstaben an zwei bis drei Dinge – z. B. Apfel, Aprikose, Avocado, Banane, Brokkoli, Bohnen, Chili, Cashewnüsse, Champignon, usw. Wenn dir bei einem Buchstaben nichts einfällt, überspringe ihn einfach und mach weiter.

Vielleicht lenkt dich dein Baby von dieser Aktivität ab oder eines der Wörter auf deiner Liste führt zu einer anderen Grübelei. Wenn du bemerkst, dass das eingetreten ist, mach einfach beim nächsten Buchstaben weiter.

Anmerkung zum Thema Schlaftraining

Dies ist eine der umstrittensten Erziehungsfragen. Wir leben in einer Welt, in der die normalen Schlafmuster von Säuglingen pathologisiert werden und in der wir von ihrer Geburt an gefragt werden, wie sie denn schlafen. Es ist normal, dass Babys und Kleinkinder bis sie drei bis vier Jahre alt sind, mehrmals in der Nacht aufwachen; für diejenigen, die sich um diese kleinen, wachsamen Menschlein kümmern, gibt es aber nur wenig Unterstützung. Daher ist der Säuglingsschlaf ein milliardenschwerer Geschäftszweig, der mit Büchern, Berater:innen, Kursen und technischen Hilfsmitteln ein hehres Ziel verfolgt: dass das Baby durchschläft.

Wir haben absolutes Verständnis für das Bedürfnis nach Schlaf – besonders, wenn du wieder arbeiten musst oder deine psychische Gesundheit wegen Schlafmangels auf dem Spiel steht. Wenn du und deine Familie mit Schlafentzug zu kämpfen habt und ihr euch an eine:n Schlafberater:in wenden wollt, raten wir euch dazu, euch eine:n qualifizierte:n, ganzheitliche:n Schlaftrainer:in oder -spezialist:in zu suchen, der:die die Entwicklungsstufe eures Babys und eure Familiendynamik berücksichtigt. Er oder sie wird sich eure Schlafgewohnheiten sowie die psychischen und emotionalen Bedürfnisse aller Familienmitglieder ansehen und einen individuell abgestimmten Plan erstellen, den ihr in eurem eigenen Tempo umsetzen könnt und der euch als die wahren Expert:innen für euer Baby anerkennt. Er oder sie wird euch Dinge wie Schlafassoziationen erklären, und wie ihr das Weinen eures Babys als Kommunikations- und nicht als Manipulationsmittel begreifen könnt. Es gibt keine Einheitslösung für alle, daher wird euch der:die richtige ganzheitliche Berater:in über die vielen Grauzonen hinweg begleiten, bis ihr einen Ansatz findet, der für eure Familie richtig ist.

PS: Macht euch keine Sorgen: Auch die meisten Leute, die wir kennen, können ihr Kind nicht ablegen, wenn es müde, aber noch nicht eingeschlafen ist.

PPS: Nichts, was wir hier schreiben, ist als Werturteil oder Verurteilung gemeint. Wir wollen euch hier vielmehr die notwendigen Infos geben, damit ihr in Sachen Schlaf gut informierte Entscheidungen treffen könnt.

»Die Methode des ›Ausschreienlassens‹ scheint eine Lösung zu sein, die aus der Auflösung der Großfamilie im 20. Jahrhundert heraus entstanden ist. Das umfassende Wissen der (nun schon Ur- und Urur-)Großmütter ist durch den Abstand zwischen den Familien mit Kindern und jenen, die wissen, wie man diese gut großzieht, verloren gegangen. Über die Generationen hinweg ist die Weisheit darüber, wie man Babys glücklich macht, verloren gegangen.«

DARCIA NARVAEZ, PHD

STIMMUNGSAUFHELLER

Wie wichtig Bewegung ist, haben wir schon erwähnt. Hier sind noch ein paar weitere Methoden zum Verbessern der Stimmung, wenn Erschöpfung oder schlechte Laune zuschlagen.

WEITERE BEWEGUNGSARTEN

Es muss nicht immer Sport sein, auch ein paar leichte Dehnübungen, eine Runde um den Block oder zum Lieblingslied tanzen können die Aufmerksamkeit vom Kopf in den Körper verlagern. Dabei verbrauchst du im Körper aufgestaute Energie und förderst die Produktion von Endorphinen – chemischen Botenstoffen, die das Wohlbefinden fördern und Schmerzen und Unwohlsein reduzieren.

MUSIK

Schon seit Urzeiten ist die therapeutische Wirkung von Musik in vielen Kulturen bekannt. Musik reduziert Angst und depressive Gefühle und steigert das Wohlbefinden. Das kann heißen, dass du ein Instrument spielst oder dir deine:n Lieblingsmusiker:in oder -Playlist anhörst. Stimme Lautstärke und Tempo auf deine Bedürfnisse ab, je nachdem ob du zur Ruhe kommen willst oder einen Energieschub brauchst.

NATUR UND FRISCHLUFT

Für das Nervensystem von sowohl Müttern als auch Kindern kann es wahre Wunder wirken, hinaus in die Natur zu gehen. Es ist wissenschaftlich erwiesen, dass Aufenthalte im Freien – besonders im Grünen – die Gedächtnisleistung und Aufmerksamkeit verbessern und psychische Belastungen verringern. »Biophilie« ist die angeborene Liebe zum Leben und allem Lebendigen. Theorien zur Stressreduzierung und Wiederherstellung der Aufmerksamkeit untermauern diesen Ansatz: Zeit im Freien verringert Stress und verbessert die Konzentrationsfähigkeit.

WASSER

Sowohl das Eintauchen in kaltes als auch warmes Wasser unterstützt das Nervensystem und reduziert Stress: Es reduziert Stresshormone wie Cortisol und Adrenalin, entspannt die Muskeln und reduziert Schmerzen.

RITUALE

Ob es dir bewusst ist oder nicht: Im Laufe des Tages nimmst du wahrscheinlich viele Rituale wahr. Sei es die erste Tasse Tee am Morgen oder deine Lieblingskörperlotion am Abend: Rituale können dir Ruhe und Halt verschaffen, wenn in deinem Leben alles drunter und drüber geht. Es muss kein »esoterischer Kram« sein, sondern einfach nur Dinge, die dein Leben mit Sinn erfüllen, wenn es gerade sehr banal erscheint. Andere Beispiele sind: Tagebuch schreiben, eine Kerze anzünden, ätherische Öle verteilen, ein warmes Bad nehmen, Tarotkarten ziehen oder eine geführte Meditation anhören.

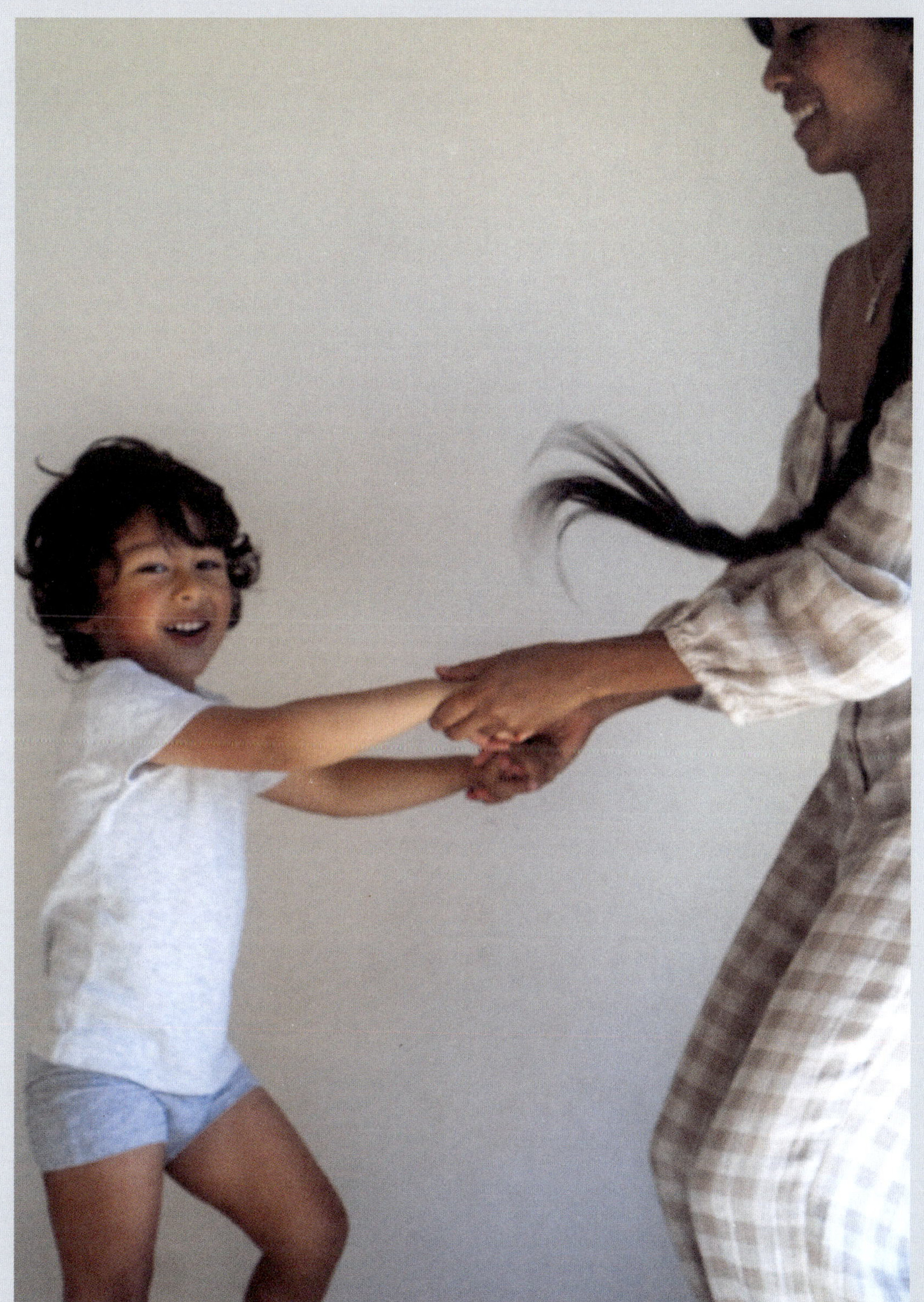

Anmerkung über den Vagusnerv

Der Vagusnerv ist ein langer, weit verzweigter Nerv, der dem Hirnstamm im Bereich der Medulla oblongata entspringt und mit Gewebe und Organen in Gesicht, Hals, Brust und Bauch – z. B. Stimmbänder, Verdauungstrakt, Herz, Lunge, Leber, Milz und Nieren – verbunden ist.

Dieses Netzwerk aus sensorischen und motorischen Fasern ermöglicht die Kommunikation zwischen Gehirn, Nervensystem und Darm – es teilt dem Gehirn mit, was im Körper vor sich geht, und reguliert gleichzeitig unterbewusste Körperfunktionen wie Schlucken, Atmen, Herzfrequenz, Wachsamkeit, Erregung, Immunfunktion und Verdauung. Vor allem aber ist der Vagusnerv Teil des Parasympathikus – das ist der Teil unseres Nervensystems, der für Ruhe und Erholung zuständig ist, während der Sympathikus bei Stress aktiv wird und die sogenannte Kampf- oder Fluchtreaktion (»fight-or-flight«) auslöst.

Der »Vagotonus« ist ein biologischer Prozess, der durch die Aktivität des Vagusnervs gesteuert wird. Ein erhöhter Vagotonus ergibt sich aus einer positiven Feedbackschleife zwischen körperlicher Gesundheit und emotionalem Wohlbefinden und aktiviert das parasympathische Nervensystem, das auf Belastungen mit Anpassung und Entspannung reagiert. Ein schwacher Vagotonus geht mit schlechter körperlicher und emotionaler Gesundheit einher und ist oft die Folge von dauerhaftem, chronischen Stress. In Studien wurde gezeigt, dass dies mit einer Reihe von Gesundheitsproblemen wie Angstzuständen, affektiven Störungen, Schlaflosigkeit, chronischen Schmerzen, Verdauungsproblemen und Herz-Kreislauf-Erkrankungen verbunden ist.

Darüber hinaus ist wissenschaftlich belegt, dass der Vagotonus von der Mutter auf den Säugling übertragen werden kann: Im Gegensatz zu Müttern ohne emotionale Beschwerden haben ängstliche, deprimierte oder aufgebrachte Mütter einen schwächeren Vagotonus, wodurch nach der Geburt auch bei deren Kindern die Vagusaktivität und der Serotonin- und Dopaminspiegel reduziert ist.

Die gute Nachricht ist, dass es zahlreiche, einfach in den Alltag integrierbare Übungen gibt, mit deren Hilfe der Vagusnerv in Form gebracht und gestärkt werden kann, wodurch sich die allgemeine körperliche und geistige Gesundheit verbessert. Es werden laufend mehr Forschungsergebnisse dazu veröffentlicht, wie und mit welchen Übungen der Vagotuns gestärkt werden kann. Empfohlen werden z. B. Zeit in der Natur, Atemarbeit, kalte Duschen, Achtsamkeit und Meditation, Lachen, Gurgeln und Singen/Summen, Nasenatmung sowie die Unterstützung der Verdauung durch bestimmte Vollwertkost und Nahrungsergänzungsmittel.

Es wird immer mehr wissenschaftlich fundierte Information dazu veröffentlicht, wie man den Vagusnerv unterstützen kann, und wir möchten dir ans Herz legen, dich weiter in dieses Thema zu vertiefen, denn es kann dein Wohlbefinden als Elternteil dramatisch steigern.

Tipp für den Vagusnerv:

Wenn du dich überfordert oder aufgebracht fühlst, während du dein Baby trägst (und wenn es dir gut genug geht, um dein Baby weiterhin zu tragen), dann versuche es mal mit lautem Summen. Der Vagusnerv geht auch durch die Stimmbänder und sowohl Summen als auch Singen können ihn aktivieren und kräftigen. Das wirkt sich nicht nur auf dein eigenes, sondern auch auf das Nervensystem deines Babys positiv aus, indem es seinen empfindlichen und auf dich abgestimmten Stresshormonspiegel reguliert.

Wie du dein Nervensystem unterstützen kannst

Was kannst du für dich selbst tun, wenn es dir nicht so gut geht? Zunächst einmal ist es wichtig, dass du bestimmst, was genau du fühlst, damit du dann Schritte setzen kannst, die dein Wohlbefinden steigern. Vielleicht schreckt dich der Gedanke, körperlich aktiv zu werden, total ab, aber du solltest dir klarmachen, dass du mehr bist als deine Gefühle, und indem du einfache, aber wirkungsvolle Maßnahmen ergreifst, kannst du sie ändern.

WENN DU DICH ANGESPANNT, UNRUHIG, NERVÖS ODER GEREIZT FÜHLST, DANN MACH ETWAS BERUHIGENDES.

- Beruhigende Musik
- Warmes Bad
- Aromatherapie: Lavendel, süße Orange, Kamille
- Fußbad
- Gesichtsmaske
- Tagebuch schreiben
- Zeichnen oder malen
- Meditieren
- Atemarbeit
- Kerze anzünden
- Ölmassage
- Am Meer oder am Fluss spazieren gehen

WENN DU DICH MATT, ERSCHÖPFT, ENTFREMDET, TRAURIG ODER UNMOTIVIERT FÜHLST, MACH ETWAS AKTIVIERENDES.

- Kochen
- Gärtnern
- Schwungvolle Musik hören
- Tanzen
- Eine:n Freund:in anrufen
- Kalte Dusche
- Kaffee trinken oder Mittagessen gehen
- Laufen oder joggen
- Saubermachen
- Atemarbeit

DAS FAMILIENLEBEN MEISTERN

Wie wir schon in Kapitel 1 erwähnten, hat sich die Beziehung zwischen dir und deinem:r Partner:in zweifellos verändert. Manche Paare schweben auf Wolke 7 und sind hingerissen von dem Wunder, das sie da geschaffen haben. Andere bekommen sich vor Wut und Bitterkeit kaum in den Griff, weil ihr eigenes Leben komplett kopfsteht, während im Leben ihres Partners oder ihrer Partnerin alles gleich geblieben zu sein scheint. Fast jedes Paar, das wir kennen, war schon an beiden Enden dieses Spektrums, und du sollst wissen, dass Fluchtfantasien, in denen du deine:n Partner:in verlässt, völlig normal sind (sogar, dass diese Fantasien in den ersten Wochen und Monaten nach der Geburt ständig auftauchen).

Letzteres ist meist eine Reaktion auf extremen Stress und Schlafentzug sowie auf das Fehlen von Bestätigung und Unterstützung. Stress und Erschöpfung können selbst der stärksten Beziehung Risse zufügen, und gerade in diesen frühen, schlaflosen Tagen und Nächten des Elterndaseins erkennen oft auch perfekt zueinander passende Paare, dass ihre Stressreaktionen überhaupt nicht zueinander passen.

Es ist häufig so, dass die gebärende Person sich in den ersten zwei Lebensjahren des Babys so auf dessen Überleben konzentriert, dass sie emotional und energiemäßig nicht auf die Bedürfnisse ihres Partners oder ihrer Partnerin eingehen kann. Wenn du dich deinem:r Partner:in entfremdet fühlst, solltest du vielleicht den Abschnitt über deine Bezugspersonen (ab Seite 27) noch einmal lesen, dich auf die Sprachen der Liebe™ einstellen und die Formulierung »in meinem Kopf klingt das so« verwenden, um deine Gefühle neutral zu kommunizieren.

Einige Tipps, wie ihr die physische und psychische Belastung in eurer Familie aufteilen könnt:

- Nutzt eure Stärken. Eine:r von euch ist vielleicht gut darin, die Rechnungen zu bezahlen, die Wäsche zu waschen und das Putzen zu übernehmen, während die andere Person gut kochen, Termine managen und aufräumen kann.
- Redet miteinander! Gesunde und glückliche Kinder großzuziehen, ist ein Riesenaufwand, der zeitweise psychisch sehr belastend sein kann. Wenn du das Gefühl hast, dass du viel mehr auf dich nimmst als dein:e Partner:in, solltet ihr darüber reden, woran ihr im Laufe eines Tages alles denken müsst. Wir hätten zwar gern, dass unsere Partner:innen Gedanken lesen können, aber das können sie nicht.
- Sprecht von eurer »Aufgabe« und nicht von »du oder ich«. Man lässt sich so leicht von den eigenen Aufgaben überwältigen, dass man nicht mehr sieht, wie hart die andere Person arbeitet. Das macht euch nur nachtragend. Wenn ihr euch aber gemeinsam um »die Aufgabe« kümmert, ist es leichter, als Team zusammenzuarbeiten.
- Legt die Latte nicht ganz so hoch. Es wird nicht immer so sein. Natürlich: Wenn ein ordentliches Zuhause wichtig für deine seelische Gesundheit ist, solltet ihr dem Aufräumen Priorität geben. Stellt fest, was euch am wichtigsten ist und was ihr ein bisschen vernachlässigen könnt.
- Macht Listen. Wenn ihr beide den Überblick habt, was in einem Tag, einer Woche oder einem Monat erreicht werden muss, fällt es leichter, die Aufgaben aufzuteilen.
- Denkt daran: Mit einem Neugeborenen zu Hause zu sein ist ein VOLLZEITJOB. Allein das Stillen oder Fläschchen-geben nimmt mehr als 30 Stunden pro Woche in Anspruch. Nur weil du den ganzen Tag zu Hause bist, heißt das nicht, dass du als Einzige alle Hausarbeiten erledigen sollst. Ein:e Partner:in geht zur Arbeit, der:die andere bleibt mit dem Baby zu Hause. Alles andere, was im Haushalt getan werden muss, solltet ihr euch aufteilen.

FALLS DU EIN BISSCHEN HILFE DABEI BRAUCHST, DICH AUSZUDRÜCKEN: WIR HABEN EIN PAAR MÜTTER IN UNSERER COMMUNITY GEFRAGT, WAS SIE PSYCHISCH BELASTET. HIER SIND IHRE ANTWORTEN:

»In wahlloser Reihenfolge: Formalitäten wie Anmeldungen, Fälligkeitstermine, Impfungen, Kursgebühren für den Musik- und Schwimmunterricht; Geburtstagsgeschenke für Freund:innen; zu klein gewordene Klamotten, Schuhe und Spielzeug aussortieren; Spielideen als Ersatz fürs Fernsehen finden; Kochrezepte für Gerichte finden, in denen man Gemüse verstecken kann, und die Zutaten für diese Gerichte kaufen; herausfinden, was die nächsten Meilensteine sind – z. B. in Sachen Schlaf, Toilettentraining, Schulbeginn etc. – und lernen, wie man dabei unterstützen kann. Sorgen, wie ich auf herausforderndes Verhalten wie Schlagen, nicht Zuhören usw. reagieren soll; recherchieren und mir anhören, was Expert:innen zu diesen Themen sagen … Wahrscheinlich vergesse ich noch hunderttausend Sachen, weil mir gerade alles über den Kopf wächst.« – Emily Hehir

»Essen. So viel, was mit Essen zu tun hat: das Vor- und Zubereiten. Vorausplanen. Einkaufen. Putzen. Kochen. Servieren. Wasserflaschen: sie sauber machen, befüllen. Alle daran erinnern, dass sie genug trinken sollen. Snacks (machen und anbieten). Vitamine. Nickerchen. Ausflüge um die Nickerchen herum planen (Kleinkind) und auf Zeichen von Müdigkeit achten (Baby). Nägel schneiden. Haare schneiden. Kleidung: kaufen und organisieren und bei jedem Wachstumsschub (oft) neu anordnen. Vorausschauend denken und einkaufen. Stundenlang nach Klamotten suchen, die die Müllberge nicht wachsen lassen und nicht furchtbar, aber trotzdem erschwinglich sind. Sonnencreme und -schutz. Usw. usw.« – Amy Pearson

»ALLES, was schon gesagt wurde, plus: Habe ich ihnen genug Bücher vorgelesen, ihnen genug anregende Spiele und genug ›freies Spielen‹ angeboten, damit sie ihre Fantasie und Kreativität entwickeln können? Schlafen sie genug? Schnarchen sie zu viel? Verstehen sie sich mit ihren Freund:innen? Setzen sie sich genug durch, oder sind sie womöglich zu dominant? Schicken wir sie schon in die Schule, oder sollen wir sie ein Jahr zurückstellen? Habe ich mit ihnen genug über soziale Ungerechtigkeiten gesprochen, oder habe ich sie zu früh ihrer Arglosigkeit beraubt? Sind ihre Lieblingsklamotten gewaschen und trocken für den Kindergarten morgen, oder gibt's in der Früh wieder einen Mega-Schreianfall? Sind ihre Klamotten ›genderneutral‹ genug? Oder wird man mich dafür verurteilen, dass sie die Glitzersachen tragen, die sie geschenkt bekommen haben? Habe ich sie mit Sonnencreme und einer extra Schicht Zink eingeschmiert? Ist die Sonnencreme ganz natürlich? Welchen Schlafsack soll ich einpacken, damit ihnen im Urlaub nicht zu heiß und nicht zu kalt ist? Soll ich dieses Bild in den sozialen Medien posten, oder greife ich damit in ihre Privatsphäre ein? Wie lang werden wir weg sein? Wie viele Snacks und Getränke werden wir brauchen? Und sind die gesund? Welche Unsicherheiten und komischen Eigenheiten übertrage ich unbewusst auf sie? Verbringen wir genug Zeit in der Natur? Haben wir bei Impfungen und Rechnungen auch keine Fristen versäumt?« – Rowie Cooke

SEX NACH DEM BABY

Das ist ein großes Thema.

Ärzte empfehlen, bis zum ersten Geschlechtsverkehr nach der Geburt vier bis sechs Wochen zu warten, damit Verletzungen an Vagina und Vulva verheilen können, der Wochenfluss beendet und das Infektionsrisiko geringer ist. Als wir die Mütter in unserer Community zu ihrem Sexualleben nach der Geburt befragten, waren die Antworten jedoch sehr unterschiedlich. Es gab eine große Gruppe, die erst nach vier bis sechs Monaten zum ersten Mal wieder Sex hatte, andere warteten noch viel länger (und wieder andere konnten fast gar nicht warten). Vielen war es peinlich, dass sie so lange damit gewartet hatten und dass sich ihr Sexualleben durch ihr Elternsein so sehr verändert hatte.

Dr. Martien Snellen schreibt in seinem Buch *Rekindling*: »Die postpartale Phase ist generell eine Zeit des Übergangs, und es ist nicht ungewöhnlich, dass sie beeinflusst, wie und wie oft man Sex hat – beziehungsweise kann es auch schon in der Schwangerschaft zu unwiderruflichen Veränderungen gekommen sein. Die Sache ist sehr komplex, sie hat mit sozialen und kulturellen Einflüssen zu tun, mit körperlichen und emotionalen Veränderungen, kontextabhängigen Faktoren, dem Stillen, Veränderungen in der Beziehung, Verlust der Autonomie, Änderungen im Körper- und Selbstbild und dem psychologischen Anpassungsprozess an das Elternsein – und dann ist da auch noch die ganz alltägliche Erschöpfung.«

Egal, wie lange wir warten, bis wir wieder Geschlechtsverkehr haben: Für die meisten von uns ändert sich unser Sexualleben nach der Geburt eines Kindes dramatisch, und es kann Monate (sogar Jahre) dauern, bis wir uns emotional und sexuell wirklich wieder bereit dafür fühlen. Nach der Geburt sind die Hormone auf das Stillen und die Genesung und nicht auf die Libido ausgerichtet: Das milchproduzierende Hormon Prolaktin hemmt die sexuelle Erregung, und ein niedriger Östrogenspiegel führt oft zu vaginaler Trockenheit. Die Art, wie Sex vor der Geburt für dich angenehm war, fühlt sich danach vielleicht nicht mehr gut oder sogar schmerzhaft an. Für viele, die darauf konditioniert wurden, Sex als etwas zu verstehen, womit sie dem:r Partner:in etwas geben und ihn:sie befriedigen, kann allein schon der Gedanke an Sex, zusätzlich zu allem, was sie als Mutter geben müssen, erdrückend sein.

Hier ist vieles im Spiel: die Hormone, körperliche Traumata oder Geburtsverletzungen, Erschöpfung, Berührungsüberdruss, das Gefühl, unser Körper würde jetzt unserem Baby gehören, (bewusster oder unbewusster) Groll unseren Partner:innen gegenüber, weil sich ihr Leben kaum verändert hat usw. Außerdem wird vielen erst in der Schwangerschaft bewusst, dass sie bisher immer erst nach ein paar Gläsern Wein Sex hatten und dass es ihnen ohne Alkohol oder andere Substanzen peinlich ist, ihre Bedürfnisse zu äußern. Viele enge Freund:innen haben uns anvertraut, dass es ihnen leichter fällt, einem One-Night-Stand zu sagen, was sie im Bett wollen, als ihrem:r langjährigen Partner:in.

In unserer Gesellschaft wird ein gesundes Sexualleben oft für den heiligen Gral einer Beziehung gehalten – aber was ist mit Gefühlen der Sicherheit und Zufriedenheit, mit gemeinsamen Zielen und dass man einander zum Lachen bringen kann? Ist es so schlimm, keinen Sex mit dem:r Partner:in haben zu wollen, wenn ansonsten in der Beziehung alles perfekt läuft? Letztendlich hängt die Antwort von dir und deinem:r Partner:in ab; wenn es zwischen euren sexuellen Bedürfnissen ein krasses Missverhältnis gibt, müsst ihr an eurer Beziehung arbeiten, damit die Bedürfnisse beider erfüllt werden.

»Für viele, die darauf konditioniert wurden, Sex als etwas zu verstehen, womit sie dem:r Partner:in etwas geben und ihn:sie befriedigen, kann allein schon der Gedanke an Sex, zusätzlich zu allem, was sie als Mutter geben müssen, erdrückend sein.«

Die Verbindung pflegen

Jeder Austausch zwischen euch beiden ist eine Gelegenheit, eure Verbindung zu pflegen. Wie reagierst du, wenn er:sie dir etwas mitteilt? Legst du das Handy beiseite, blickst du von deinem Baby auf, hörst du genau zu, wenn er:sie etwas sagt und antwortet, oder machst du weiter mit dem, was du gerade gemacht hast und ignorierst ihn:sie?

Dr. John Gottmann bezeichnet solche Momente als »Beziehungsangebote« und unsere Reaktionen darauf entweder als ein sich »Hinwenden« oder »Abwenden«. In seinen Untersuchungen fand er heraus, dass sich Paare, deren Ehen bestehen blieben, einander in 86 Prozent aller Gelegenheiten zuwandten, während dies bei Paaren, die sich scheiden ließen oder trennten, nur zu 33 Prozent der Fall war.

Es ist wichtig für euch, dass ihr hin und wieder ungestört Zeit miteinander verbringt. Ja klar, alle sagen das, aber selbst ein Rendezvous zu Hause ist ein guter Start. Euer Kind jemand anderem zu überlassen, mag euch Angst machen oder eine logistische Herausforderung sein, aber wenn und wann immer es möglich ist, solltet ihr auch mal gemeinsam außer Haus gehen und die Monotonie des Elterndaseins hinter euch lassen. Wenn Ausgehen am Abend nicht infrage kommt, dann geht doch tagsüber in den Park oder spaziert mit einem Kaffee in der Hand um den Häuserblock.

Geplante Intimität

Euphemia Russell, Lustcoach und Autorin des Bestsellers *Slow Pleasure*, schreibt: »Unsere Kultur ist von der Vorstellung besessen, authentische Intimität müsse spontan sein. Andererseits reservieren wir für alles, was uns im Leben wichtig ist, Zeit, um uns dieser Sache voll und ganz zu widmen.

Mein Ratschlag an alle, die in einer Beziehung leben, ist: Plant Zeit für ein lustvolles Beisammensein ein. Das heißt nicht gleich sexuelle Lust und geplanter Sex, sondern es geht um körperliches, gemeinsames Lustempfinden durch Dinge wie Massagen, Bäder, Hand in Hand spazieren gehen, rummachen, sexy Fotos voneinander machen oder was auch immer für euch beide/alle belebend ist.

Betrachtet es als Gelegenheit, euch in dem Durcheinander mit Kindern füreinander zu öffnen, weicher zu werden und eure Beziehung zu vertiefen.

Bei sexueller Intimität ist es wichtig, dass kein Druck ausgeübt wird, die Intensität dieser Dynamik auf die Spitze zu treiben. Löst euch beim Rummachen also von der Erwartung, daraus müsste eine bestimmte Art von sexuellem Vergnügen werden. Lernt stattdessen, Lust als etwas Mäanderndes, nicht Zielorientiertes oder Hierarchisches zu betrachten.«

Tipps für den:die Partner:in:

Es könnte lange dauern, bis deine Partnerin wieder so wie vor der Geburt Lust auf Sex hat. Sei geduldig, und wenn sie bereit ist, geh es langsam und sanft an. Auch wenn deine Partnerin das Okay vom Arzt bekommen hat, ist sie vielleicht trotzdem physisch und psychisch noch nicht bereit dazu. Überlass ihr die Führung und achte auf ihren Gesichtsausdruck, um zu erkennen, ob sie es genießt oder nicht. Verwende viel Gleitmittel, mach viele Pausen und mach dir keine Sorgen, wenn du mit Muttermilch angespritzt wirst – das kann bei einem Orgasmus passieren.

Verwendet Gleitmittel!

Wenn ihr wieder bereit für Sex seid, geht es langsam an und denkt daran: Gleitmittel ist euer Freund. Allerdings sind nicht alle Gleitmittel gleich gut, viele frei verkäufliche Marken können Parabene und andere schlechte Inhaltsstoffe enthalten, die das vaginale Mikrobiom stören und das Infektionsrisiko erhöhen. Auch von aromatisierten Gleitmitteln solltet ihr die Finger lassen, denn sie enthalten Zucker, der den vaginalen pH-Wert aus dem Gleichgewicht bringt. Vermeidet trotz der kurzfristigen Vorteile auch glycerinhaltige Gleitmittel, denn sie entziehen dem vaginalen Gewebe Feuchtigkeit. Eine gute Wahl sind entweder natürliche Gleitmittel auf Wasserbasis, oder ihr experimentiert mit unraffinierten, pflanzlichen Bio-Ölen wie Kokos- oder Jojobaöl. Falls ihr Kondome verwendet, müsst ihr allerdings beachten, dass Naturlatex durch Öl rissig werden kann. Wenn sich diese Mittel unangenehm anfühlen, dann sucht weiter, bis ihr etwas für euch Passendes findet.

Ein paar Worte über Pornos

Wir leben in einer Zeit, in der alle Arten von Pornos per Mausklick verfügbar sind, daher ist es wichtig, dass wir informiert und in der Lage sind, unvoreingenommen und frei von Scham darüber zu reden. Wenn dein:e Partner:in Pornos als Ventil für seine:ihre unbefriedigten, sexuellen Bedürfnisse betrachtet, erschüttert dich das vielleicht zutiefst (wenn das für dich eine Art von Untreue ist), oder du bist womöglich erleichtert (denn wenn sich dein:e Partner:in mit Pornos befriedigt, befreit dich das von sexuellen »Pflichten«). Egal, wie du dazu stehst: Häufiger Pornokonsum ist gefährlich, weil das Gehirn dadurch buchstäblich umprogrammiert wird.

Die visuell stimulierenden Eigenschaften von Pornos sind für das Gehirn starke Trigger. Wissenschaftler:innen vergleichen Pornokonsum häufig mit Drogenmissbrauch, denn beide verursachen einen Anstieg des Wohlfühl- und Belohnungsneurotransmitters Dopamin. Dopamin beeinflusst die Programmierung von Erinnerungen und Informationen. Das heißt: Wenn sich im Körper sinnliche Lust regt, weist die Erinnerung den Weg zu schon erlebten Möglichkeiten der Befriedigung.

Die Intensität von Pornos verursacht eine ähnlich hohe Dopaminsekretion wie stark süchtig machende Substanzen. Wenn sie oft und wiederholt angesehen werden, schädigen Pornos das Dopamin-Belohnungssystem und verursachen, dass man auf natürlichere Lustquellen (fast) nicht mehr reagiert und langfristig kaum noch mit dem:r Partner:in erregt werden kann. In Sachen Lustbefriedigung können Pornos dann an die Stelle einer romantischen Beziehung rücken. Dann ist es leichter, zum Handy oder Laptop zu greifen, als sich die Zeit zu nehmen und die Mühe zu machen, den:die Partner:in zu erregen.

Nichtsdestotrotz: Wenn du und dein:e Partner:in euch gemeinsam gerne Pornos anseht, um in Stimmung zu kommen, dann ist das okay! Wir respektieren und ermutigen zu allen Arten von sexueller Erkundung, solange alle Beteiligten sich dabei respektiert und wohlfühlen.

Macht das Beste aus Sex am Tag:

Wenn ihr abends, wenn die Kinder endlich schlafen, zu erschöpft für Sex seid, dann springt doch mal während des Nickerchens miteinander in die Kiste. Viele Mütter in unserer Community schwören darauf und sagen, es hält ihre Beziehung am Leben.

FINDE DEINE DORFGEMEINSCHAFT

Wir kennen den Spruch »um ein Kind aufzuziehen, braucht es ein ganzes Dorf«, aber es wird uns nur selten gesagt, woraus dieses Dorf besteht, wie es aussieht und wo wir es finden können. Vielleicht fragst auch du dich mittlerweile, wo dieses blöde, unerreichbare Dorf eigentlich ist. Beim Übertritt ins Elterndasein wird uns oft klar, dass die Freund:innen und Verwandten, die wir für unsere Dorfgemeinschaft hielten, geschäftige Menschen sind, die ihr Leben nicht einfach so ändern können, nur weil sich unseres verändert hat.

Wenn du bis jetzt Teil eines engen Freundeskreises warst und die Erste bist, die ein Baby bekommen hat, kann diese Erfahrung sehr befremdlich sein. Aber denk in Zeiten der Einsamkeit daran, dass weltweit täglich mehr als 300 000 Babys geboren werden. Irgendwo da draußen gibt es Menschen, die genauso sind wie du; du musst sie nur finden.

Vielleicht wird es dich überraschen, wie neue und alte Freundschaften (wieder) aufblühen, wenn du ein Baby hast.

Dir bewusst ein Dorf zu bauen, erfordert Arbeit und eine gewisse Verletzlichkeit. Du musst Kontakt mit Menschen suchen, die du nicht oder nur flüchtig kennst. Dabei fühlt man sich mitunter verlegen, nervös oder ungeschickt. Manchmal versteht man sich mit einer Person nicht so gut wie erwartet, und dann wieder mögt ihr euch wirklich gern, aber eure Kinder können sich nicht ausstehen.

Unser Rat: Gib die Suche nicht auf. Vertrau darauf, dass du jemanden finden wirst, in dessen Nähe du dich wohlfühlst. Eine Person, die du auch dann zu dir einladen kannst, wenn bei dir totales Chaos herrscht, du nicht geduscht hast und in einem Shirt voller Milchflecken rumläufst. Es gibt sie: die Person, mit der du endlos Tee trinken kannst, während du die Wäsche faltest, die dein Baby auf dem Arm hält, während du kochst, und deren Kinder mit deinen spielen, während ihr die Küche saubermacht. Freunde oder Freundinnen, deren bloße Anwesenheit dir das Elterndasein und das häusliche Leben leichter machen. Solche Freundschaften können ein Leben lang, oder für einen Lebensabschnitt, andauern. Wichtig ist, dass du dich in dieser wunderschönen, intensiven und brutalen Zeit in deinem Leben gut aufgehoben, gesehen und unterstützt fühlst.

Auch zur globalen Gemeinschaft gibt es noch etwas zu sagen. Das Dorf mag (vorerst) zwar so gut wie verloren sein, aber wir haben dennoch das Glück, in einer Zeit zu leben, in der wir uns mithilfe von Technologie mit Freund:innen, Stillberater:innen, Psycholog:innen, Doulas und Schlafexpert:innen auf der ganzen Welt in Verbindung setzen können. Der Online-Austausch lässt sich zwar nicht mit realem Kontakt vergleichen, dennoch schafft er eine Verbindung in einer Zeit, in der man sich sehr einsam fühlen kann.

Aus Freundschaften hinauswachsen

Die Zeit nach der Geburt ist ein guter Zeitpunkt, um Freundschaften zu beenden, aus denen du hinausgewachsen bist oder die dir nichts mehr bringen. Das kann schwer sein, aber die Erleichterung ist es wert. Im Rückblick ist es oft unglaublich, wie viel man ausgehalten hat, als man nicht so empfindlich war, und wie viele Verpflichtungen man auf sich genommen hat, weil die eigene Zeit und Energie nicht so kostbar waren. Wenn wir Beziehungen, die uns nichts mehr nützen, friedlich beenden, schaffen wir mehr Raum und Zeit für Positivität und Wachstum.

Das Beenden einer Freundschaft muss nicht dramatisch ablaufen. Es kann sanft und ehrlich geschehen, wahrscheinlich werden Tränen fließen, aber hoffentlich werden beide Seiten tief durchatmen und sich erleichtert fühlen – ohne großes Drama. Andererseits kann verletzendes Verhalten oder Drama dazu führen, dass wir eine Freundschaft genauer unter die Lupe nehmen oder uns dazu überwinden, sie zu beenden. Wenn man versucht, seinen Groll hinter sich zu lassen, ist es wichtig, sich vor Augen zu halten, dass für Vergebung weder ein Wieder-Aufwärmen der Freundschaft noch eine Aussöhnung notwendig sind.

Was das Thema Ärger und Groll betrifft: Wir lieben den buddhistischen Spruch, der besagt: »An Zorn festhalten ist wie Gift trinken und erwarten, dass der andere stirbt.« Für dich als Mutter ist das besonders relevant. Das Nervensystem unserer Kinder ist so eng mit unserem verbunden, dass es auch sie beeinflusst, wenn wir an Negativität festhalten.

Bei allem, womit wir uns beschäftigen müssen, haben wir Freundschaften verdient, in denen wir gefeiert werden. Freund:innen, die eine Oase der Ruhe für uns sind. Freund:innen, die uns aufbauen, nur Gutes über uns sagen, uns helfen, ohne zu urteilen, die neugierig bleiben, wenn wir anderer Meinung sind, und – und das ist das Wichtigste – bei denen wir ganz wir selbst sein können. Das Leben kann – vor allem, wenn man einmal ein Elternteil ist – sehr, sehr schwer sein. Freundschaften sollten das nicht sein.

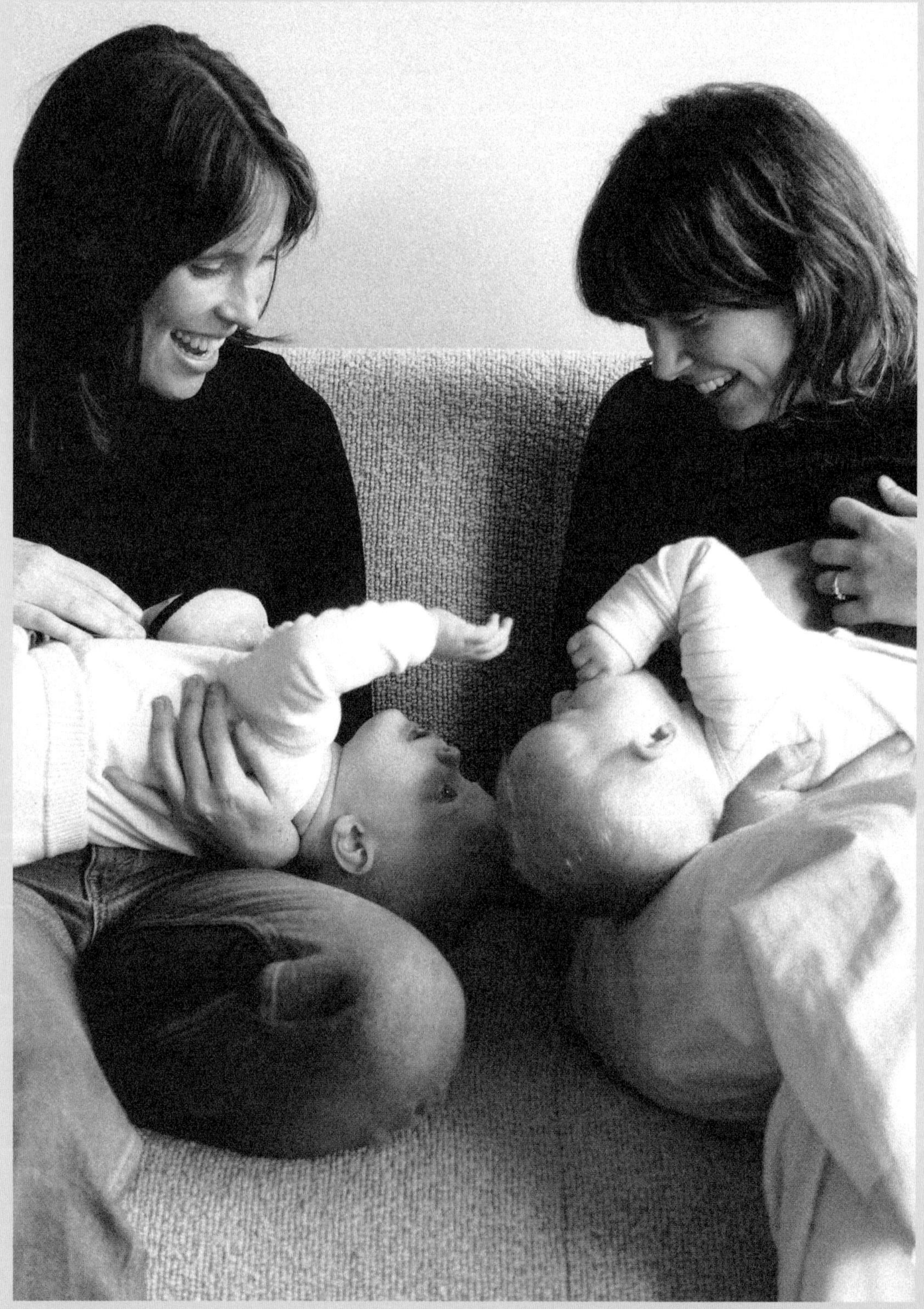

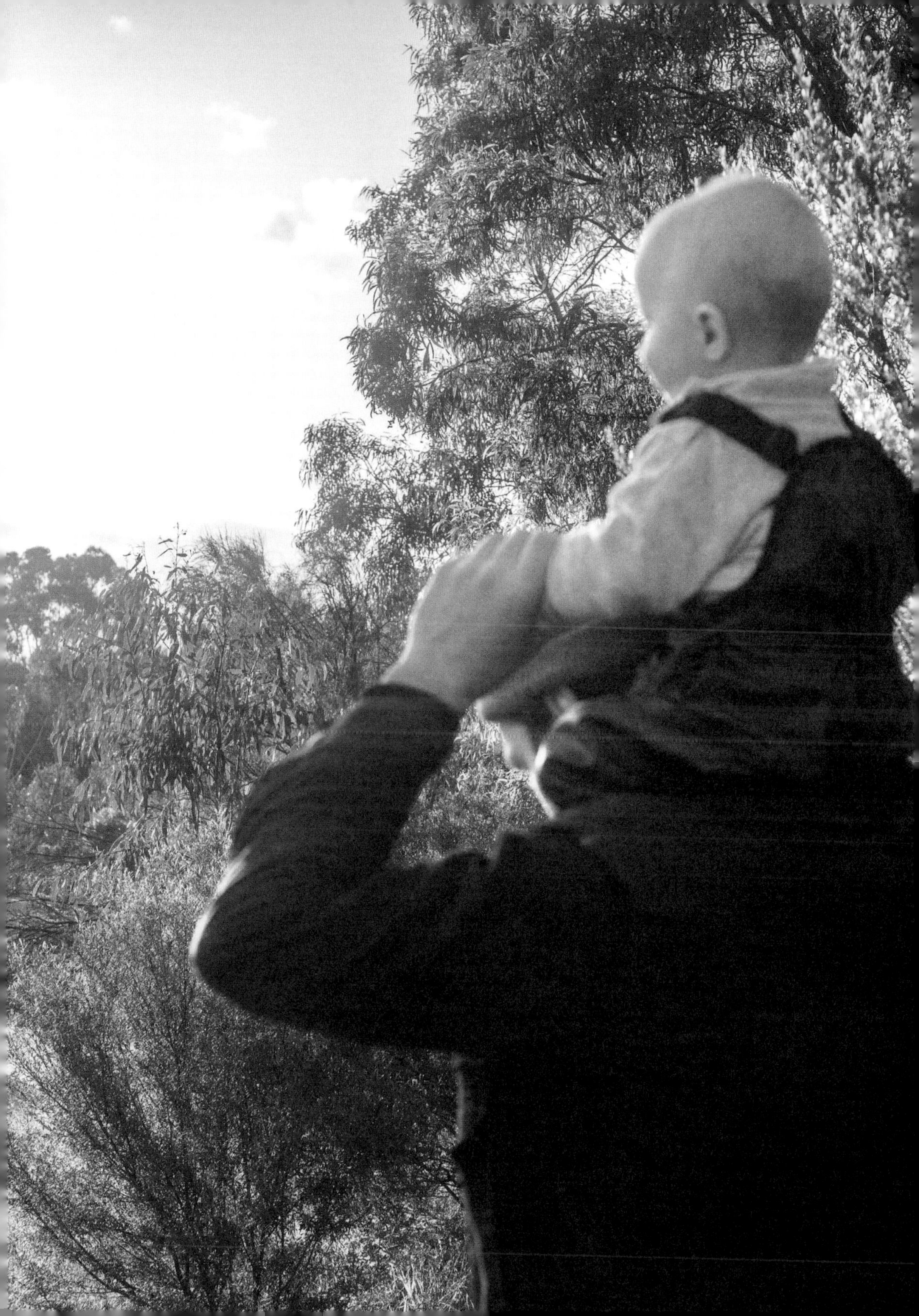

GROSSE KLEINE EMOTIONEN

Kinder großziehen. Anstrengend, oder?!

Gleich vorweg: Es ist echt heftig. Die Emotionen sind RIESIG, und egal, wie viel du gibst, nie scheint es genug zu sein. Vielleicht ist einer der schockierendsten Aspekte des Elternseins der Unterschied zwischen Erwartungen und Realität. Elternteil zu sein sieht und fühlt sich nur selten so an, wie wir es uns vorgestellt haben, ist selten so befriedigend, und noch seltener entsprechen unsere Kinder genau unseren Erwartungen. Nicht nur das, denn kein Kind gleicht dem anderen. Auch das ist oft ein Schock: Da hatten wir geglaubt, wir wüssten, wie der Hase läuft, und nun macht uns der jüngste Nachwuchs einen Strich durch die Rechnung.

Wenn dich Schlafprobleme oder die bewusstseinstötende Monotonie des Eltern-Alltags runterziehen, ist Folgendes vielleicht schwer zu erkennen: Kinder sind tatsächlich unsere besten Lehrer. Jedes Kind ist ein winziger Spiegel, der uns unsere besten Eigenschaften und unsere schlechtesten Angewohnheiten vor Augen führt. Außerdem zeigen uns unsere Kinder, wo das Kind in uns noch ein ungestilltes Bedürfnis nach Liebe und Aufmerksamkeit hat.

Du bist ihr sicherer Hafen

Wenn es gerade hoch hergeht, hilft es, daran zu denken, dass du der sichere Hafen deines Kindes bist. Kinder stauen alle Emotionen auf, bis sie sich bei jemandem sicher genug fühlen, um alles rauszulassen – bei dir! Du hast ihr Nervensystem vom ersten Tag an reguliert. Behalte das im Hinterkopf, wenn sie ausrasten, weil sie nicht ihre Lieblingsgabel bekommen haben oder weil der Toast in kleine statt in große Dreiecke geschnitten ist. Ihre Reaktion hat in der Regel nichts mit der Gabel oder dem Toast zu tun, sondern damit, dass ihre unersättliche Neugier unweigerlich zu Reizüberflutung führt, und die müssen sie erst verarbeiten. Vielleicht bitten sie dich sogar absichtlich um etwas, wovon sie wissen, dass du Nein sagen wirst. Das dient ihnen als emotionales Ventil, durch das sie sich wieder beruhigen können.

Wenn große Gefühlsausbrüche in deiner Kindheit nicht toleriert wurden, hast du vielleicht Probleme damit, wenn dein Kind einen hat. In solchen Augenblicken ist es für dein Kind am besten, wenn du deine Emotionen so regulierst, wie wir es im ersten Kapitel (S. 23) besprochen haben. Dein Kind braucht von dir, dass du ihm Halt gibst, mitfühlend bist und sein (in seinen Augen sehr reales) Problem ernst nimmst. Sein Erleben abzuwerten oder nicht anzuerkennen oder es für sein Verhalten (über das es übrigens keine Kontrolle hat) zu bestrafen, bewirkt nur, dass es sich nicht gesehen und gehört fühlt. Außerdem lernt es so nicht, wie es seine Emotionen regulieren kann.

Kinder brauchen Struktur:

Kinder haben oft Gefühlsausbrüche, wenn der gewohnte Rhythmus gestört ist, z. B. zu Weihnachten, an schulfreien Tagen oder in Urlauben, denn sie kommen schwer mit Unvorhersehbarkeit zurecht. Denk daran: Dein Kleinkind macht keine Schwierigkeiten – die Situation macht ihm Schwierigkeiten.

Unordnung verkraften

Für Unordnung gilt das Gleiche: Menschen, in deren Kindheit keine Unordnung toleriert wurde, fällt es oft schwerer, ruhig zu bleiben, wenn ihr Kleinkind wie ein Wirbelwind durch das Haus stürmt und eine Spur der Verwüstung hinterlässt. Wenn das auch für dich gilt, dann mach in den Momenten, wo dir das Chaos zu viel wird, Folgendes: innehalten und tief durchatmen. Dein Wert als Mensch ist nicht davon abhängig, wie ordentlich dein Zuhause ist.

Nach Beendigung einer und vor dem Beginn einer anderen Aktivität aufzuräumen, ist eine gute Angewohnheit – trotzdem werden Kinder hin und wieder Chaos anrichten. Versuche, Aufräumen in ein lustiges Spiel zu verwandeln, und schon bald wird es deinen Kindern riesigen Spaß machen.

Entschuldigung und Wiedergutmachung

Wenn dir von deinen Eltern oder Erziehungsberechtigten nicht vorgelebt wurde, wie man Verantwortung übernimmt und sich entschuldigt, dann kann auch das eine Herausforderung für dich sein. Du wirst nicht immer alles richtig machen, niemand kann das. Wir alle machen Fehler, oft gleich mehrmals am Tag. Wenn wir die Beherrschung verloren haben, ist das Wichtigste, dass wir zur »Entschuldigung und Wiedergutmachung« übergehen. Indem wir für unsere Fehler Verantwortung übernehmen, leben wir unseren Kindern vor, wie sie ihre eigenen Momente der Dysregulation wiedergutmachen können.

Das wird nicht erst dann wichtig, wenn unsere Kinder laufen und sprechen können, sondern schon davor. Wenn es dir bei Erwachsenen schwerfällt, Fehler einzugestehen und dich bei ihnen zu entschuldigen, dann kannst du mit Babys und kleinen Kindern wunderbar üben, denn sie werden dich nie verurteilen oder auslachen. Ihre Antwort ist immer Liebe.

Tipps zur Wiedergutmachung, wenn du ausgerastet bist:

Geh auf Augenhöhe: Geh in die Hocke, setz dich auf den Boden oder leg dich zu deinem Kind aufs Bett, sodass du Blickkontakt herstellen kannst. Komm nah genug, um mit ihm kuscheln zu können, wenn es dafür bereit ist.

Entschuldige dich: Lerne zu sagen: »Es tut mir leid, dass ich dich verärgert habe.«

Erkenne an, was geschehen ist: Sei aufrichtig und ernst und schildere, was passiert ist. Oft genügt ein Satz wie: »Ich bin böse geworden und hab geschrien.«

Sag, ich liebe dich: »Ich liebe dich so sehr, und ich wollte dich nicht traurig machen.«

Sag, dass du es beim nächsten Mal besser machen wirst: »Wenn ich wieder große Gefühle habe, werde ich versuchen, nicht zu schreien.«

Umarmt euch: Aber geh sicher, dass dein Kind bereit dafür ist.

Reflektiere: Denk darüber nach, was zu deinem Ausbruch geführt hat. Wie kannst du deine Emotionen beim nächsten Mal, wenn es dir zu viel wird, besser regulieren? Nur wenn wir selbst gut versorgt sind, können wir unseren Kindern die bestmöglichen Eltern sein.

Web-Empfehlung: Allen, die sich mit den großen Gefühlen ihres Kindes überfordert fühlen, empfehlen wir die (englischsprachigen) Online-Kurse von Big Little Feelings.

BINDUNG DURCH SPIEL

Eines der wichtigsten Dinge, die unsere Kinder brauchen, ist eine gesunde Bindung zu uns. Welche Bindung wir in den ersten drei Jahren ihres Lebens mit ihnen aufbauen, bestimmt, wie unsere Beziehung zu ihnen und wie ihre Beziehung zur Welt für den Rest ihres Lebens aussehen wird. Außerdem werden durch Bindungsmomente mit dem Kind in dessen Körper Hormone und Chemikalien freigesetzt, die für die Gehirnentwicklung wichtig sind. Was für eine Riesenverantwortung!

Anfangs bauen wir eine starke Bindung zu unserem Baby auf, indem wir es halten, viel Blickkontakt herstellen und uns um seine Bedürfnisse kümmern. Mit zunehmendem Alter ändern sich ihre Bedürfnisse und Ansprüche, und was sie von uns erwarten, ist von Tag zu Tag und von Kind zu Kind verschieden. Spielen ist eine der wichtigsten Arten, eine Bindung zu unserem Kind aufzubauen, es macht sie zufrieden und gibt ihnen das Gefühl, auf gleicher Ebene mit uns zu sein.

Kinder können noch nicht sagen: »Ich hatte einen schweren Tag, können wir reden?« Stattdessen sagen sie: »Kannst du mit mir spielen?« Hier sind ein paar Möglichkeiten, wie du die Bindung zu deinem Kind spielend stärken kannst, wenn deine Fantasie versagt, du erschöpft bist, nicht spielen magst oder einfach zu viel zu tun hast.

Geht ins Freie

Wenn man einen schweren Tag hat, kann es einem unmöglich oder schrecklich vorkommen hinauszugehen. Selbst an guten Tagen ist es ein Vollzeitjob, mit einem oder mehreren Kindern ins Freie zu kommen, aber wenn einer oder alle schlechte Laune haben, gibt es nichts Besseres als rauszugehen, um noch mal durchzustarten.

Das gilt vor allem dann, wenn du eine ewig lange To-do-Liste hast und sich deine Kinder viel zu sehr an dich klammern oder andauernd nörgeln. Sie spüren, dass wir abgelenkt sind, und das bringt ihr Nervensystem aus dem Gleichgewicht, weshalb sie versuchen, durch unerwünschtes Verhalten unsere Aufmerksamkeit auf sich zu lenken. Das passiert instinktiv! Mit ihnen raus in die Natur zu gehen ist ein starkes Gegenmittel. Weißt du noch, wie wir sagten, mithilfe der Natur könne sich unser Nervensystem neu einstellen? Für unsere Kleinen gilt das Gleiche. Sogar wenn es regnet, kann es riesigen Spaß machen, Jacke und Gummistiefel anzuziehen und bei einem Spaziergang um den Block in die Pfützen zu springen. Wenn du dir dafür Zeit nehmen kannst, wird es ihnen danach leichter fallen, sich allein zu beschäftigen, damit du dich um deine dringenden Aufgaben kümmern kannst.

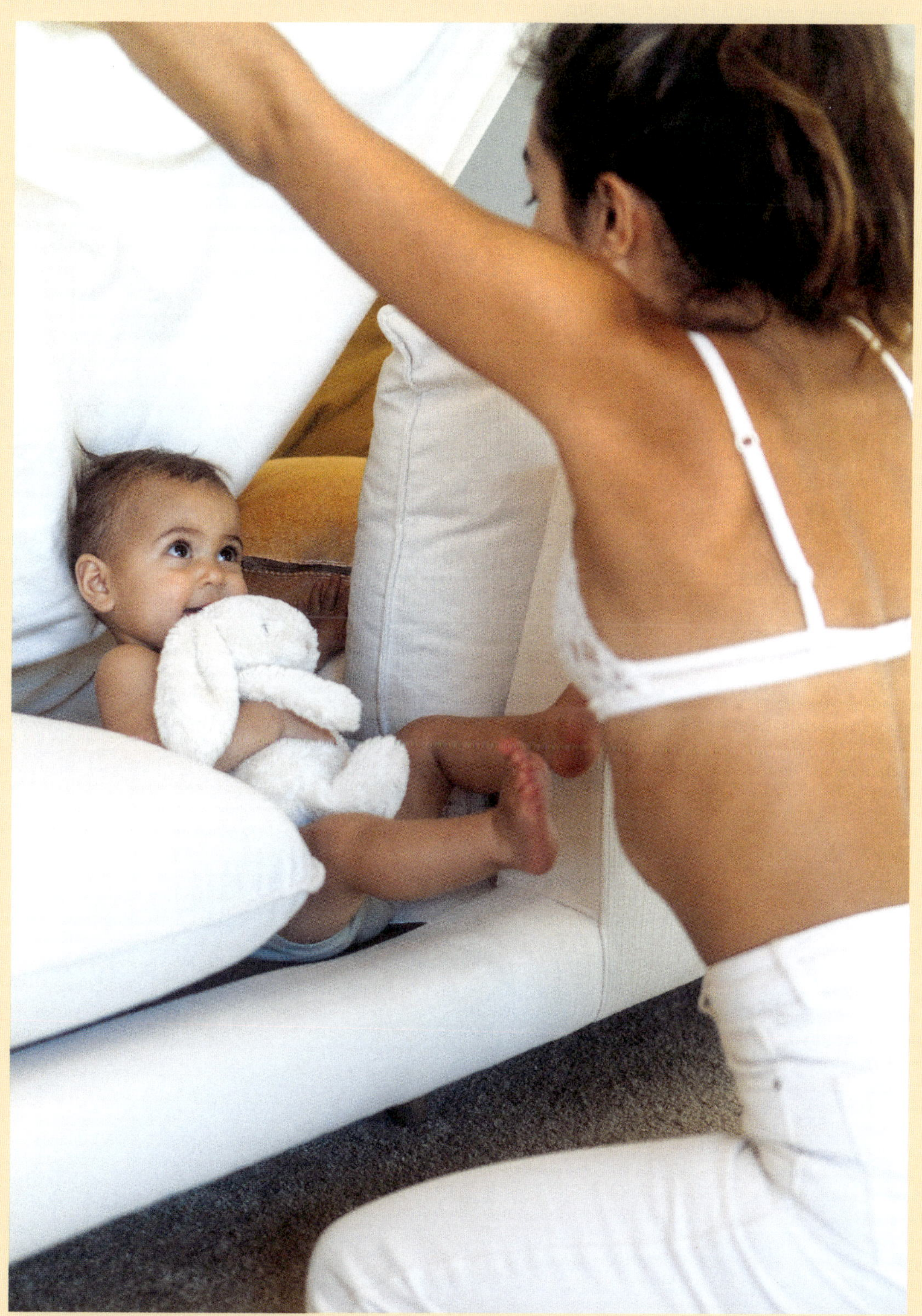

Sensorisches Spielen

In der Natur werden alle Sinne angesprochen. Wenn ihr nicht hinausgehen könnt, gibt es andere Möglichkeiten, die Sinne zu stimulieren. Sei es ein Behälter voller Wasser oder eine mit Reiskörnern gefüllte Schüssel: Sensorisches Spielen kann unsere Kleinen stundenlang beschäftigen. In ihrem Gehirn entstehen dabei nicht nur neue neuronale Verbindungen, und sie können ihre sprachlichen und motorischen Fertigkeiten weiterentwickeln, sondern es hilft ihnen auch dabei, sensorische Reize zu regulieren, sich in Problemlösung zu üben und sich ganz auf eine Sache zu konzentrieren (was dir dabei hilft, deinen Kram zu erledigen).

Biete das deinem Kind in der Küche an, während du Essen kochst, oder bereite mehrere Boxen vor, die du hervorholen kannst, wenn ein Wildfang gezähmt werden muss, während du dich um ein jüngeres Kind kümmerst. Die Boxen kannst du zum Beispiel mit Nudeln und einem Wollknäuel, mit kinetischem Sand und darin versteckten Muscheln und Edelsteinen oder mit Reis und ein paar Löffeln füllen – es gibt endlos viele Möglichkeiten. Suche in Gebrauchtwarenläden nach Holzschüsseln und -schaufeln, um dir einen Vorrat an sensorischen Materialien anzulegen.

Liegespiele

Wenn du krank oder erschöpft bist, deine Periode oder einfach keine Ideen mehr hast, sind Liegespiele ein Lebensretter. Leg dich einfach auf den Boden und lass deine Kinder die Führung übernehmen. Oder schlag eines der folgenden Spiele vor, wenn sie ein bisschen mehr Ansporn brauchen:

Was liegt auf meinem Po?? Dieses Spiel wurde von einer anonymen Mutter entwickelt und durch Hillary Frank populär. Wenn du kleine Kinder hast, kannst du dir ihr Gelächter vorstellen, wenn sie dir Gegenstände auf den Po legen und du mit den Pobacken wackelst, während du zu erraten versuchst, welcher Gegenstand es sein könnte. Du kannst dieses Spiel auch auf dem Rücken oder auf der Seite liegend spielen. Ziel des Spiels ist es zu erraten, welchen Gegenstand deine Kinder auf dich gelegt haben. Es zu erraten ist unmöglich – was wiederum das Selbstvertrauen von Kindern enorm stärkt, denn sie lieben es, wenn Erwachsene sich irren.

Ninjas ist ein Spiel, bei dem ein Hindernisparcours aufgebaut wird und du dich dann mit geschlossenen Augen hinlegst. Für deine Kinder ist es das Ziel des Spiels, den Parcours so leise wie möglich zu bewältigen. Wenn du sie hörst, machst du die Augen auf, und sie müssen zurück an den Start. Genial!

Weitere tolle Vorschläge aus unserer Community sind:

- Massage/Friseursalon/Arztpraxis – du bist natürlich immer die Kundin/Patientin.
- Zeichne mich schlafend – der Name sagt alles.
- Tote Fische/Schlafende Löwen oder andere Varianten, bei denen es darum geht, wer sich am längsten nicht bewegt.
- Babys – du bist das Baby, und dein Kind ist der Elternteil.
- Decken-/Kissenland – du legst dich hin und deine Kinder bedecken dich mit Decken oder Kissen.
- Legt euch auf eine Wiese und spielt Wolkenraten – eine gute Erinnerung, dass man auch draußen liegen kann.
- Körperrennbahn – leg dich auf den Boden und lass deine Kinder ihre Spielzeugautos über dich fahren.

Langeweile ist okay

Es ist unmöglich, die ganze Zeit mit deinen Kindern zu spielen. Wenn sie sich also darüber beklagen, dass sie sich langweilen, dann versuche, dich nicht schuldig zu fühlen. Langeweile ist gut für die Fantasie, denn sie verschafft deinem Kind Zeit und Ruhe, um in sich zu gehen und eine kreative Beschäftigungsmöglichkeit für sich zu finden.

Gib einfach Wasser dazu!

Wasser verbessert die Stimmung der Kleinen oft schlagartig. Es ist nicht nur beruhigend, es kann sie auch stundenlang beschäftigen. Hier sind einige Möglichkeiten, wie du mit Wasser Ruhe ins Geschehen bringen kannst:

- Fülle dein Spülbecken mit Seifenschaum, stelle einen Lernturm davor und gib deinem Kind ein paar Schüsseln und Utensilien zum »Abwaschen« – derweil kannst du das Abendessen vorbereiten.
- Lass ein Bad ein. Wenn dein Kind nicht rein will, steig selbst in die Wanne. Wahrscheinlich will es dann auch.
- Leg ein Handtuch auf den Boden und stelle ein paar mit Wasser gefüllte Schüsseln sowie Spielzeugtiere oder Krüge/Löffel/Schaufeln/Trichter usw. darauf.
- Füll eine Sprühflasche mit Wasser und lass sie damit die Fenster, den Boden, die Hausfassade, den Zaun, die Pflanzen im Freien usw. »sauber machen«.
- Für Wasserspiele im Freien kannst du das Planschbecken füllen, den Rasensprenger einschalten oder einen Wasserspieltisch aufstellen. Wenn sie für dich okay sind, machen auch Matschküchen stundenlang Spaß.
- Wenn Ausflüge möglich sind, könnt ihr auch an einen See, Fluss, das Meer oder einen Wasserfall fahren. Nebenbei erfahren die Kleinen dabei auch viel über unseren Planeten und seine wunderbaren Bewohner:innen.

Denk daran, dass Babys und Kinder niemals mit Wasser allein gelassen werden dürfen. Sogar in seichtem, nur 5 cm tiefem Wasser könnten sie ertrinken. Wasserspiele sind daher zwar eine gute Lösung, wenn die Kinder zu anhänglich, dominant oder trotzig sind, aber sie müssen dabei immer unter Aufsicht bleiben, und alle Wasserbehälter müssen danach ausgeleert werden.

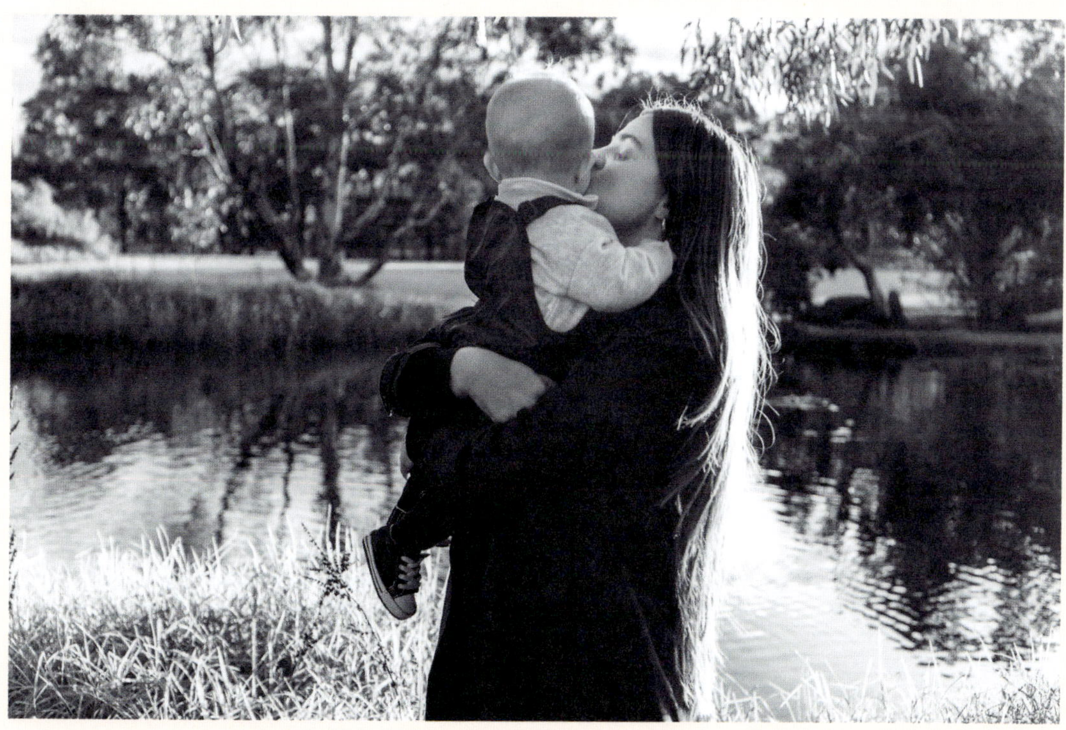

PRAKTISCHE TIPPS FÜR DEN TAG

Wie du guter Dinge aus dem Haus kommst

Egal, ob du ein Kind hast oder fünf, ob du mit dem Auto wegfährst oder zu Fuß gehst: Außer Haus zu gehen, kann einen total nervös und fertig machen. Da ist nicht nur die Sorge, wie dein Baby damit zurechtkommen und welchen Keimen es ausgesetzt sein wird, sondern es gibt auch wahnsinnig viel zu organisieren. Hier sind ein paar Tipps (betrachte sie als Versicherungspolicen), wie du leichter aus dem Haus kommst.

SEI GUT VORBEREITET

Die Tage, an denen du einfach die Schlüssel schnappen und losziehen konntest, sind vorbei. Babys sind darauf spezialisiert, extralang zu schlafen oder zu trinken, wenn du einen Termin hast, oder sich in dem Moment, wo ihr euch ins Auto setzt, von Kopf bis Fuß anzuspucken (oder die Windel vollzukacken). Ganz zu schweigen von den Kleinkindern, die sich ewig lang die Schuhe anziehen ... Der einfachste Weg zur Vermeidung von Stress ist, gute 15 bis 30 Minuten, bevor du rausgehen willst, mit dem Bereitmachen anzufangen: Schuhe anziehen, Zähne putzen, Wickelrucksack und alles, was ihr sonst noch braucht, an der Tür bereitstellen. Kontrolliere die kontrollierbaren Dinge und sei offen für Überraschungen.

Wir empfehlen, eine Tasche mit folgendem Inhalt vorzubereiten:

- Windeln und Wickelunterlage
- Feuchte Tücher (wahre Lebensretter für Flecken und klebrige Hände)
- Ersatzkleidung
- Kopfbedeckung und Sonnencreme
- Spielsachen. Pack ein Lieblingsspielzeug ein und eines, das dein Kind schon länger nicht gesehen hat. Sandspielzeug für den Strand oder Spielplatz, Zeichenmaterial fürs Café
- Spielmatte oder Picknickdecke für den Park oder Spielplatz
- Kinderwagen oder Tragehilfe, wenn ihr mit dem Auto fahrt, aber auch aussteigen und Wege zu Fuß erledigen wollt
- Lippenbalsam, Ohrstöpsel und was immer du sonst noch brauchst
- Ein wiederverwendbarer Kaffeebecher für ein Getränk zum Mitnehmen
- Snacks für dich und die Kinder
- Wasserflasche für dich und die Kinder

Es kann hilfreich sein, diese Tasche immer größtenteils gepackt und einsatzbereit zu haben. Wenn du dann außer Haus gehst, gibst du einfach nur noch Wasserflaschen und Snacks hinein. Sieh noch mal alles kurz durch, um sicherzugehen, dass nichts fehlt. Ein großes Geschäft wegzumachen, wenn man die Feuchttücher vergessen hat, ist keine schöne Sache.

Heißer Tipp:

Bewahre immer eine Packung feuchte Tücher, Windeln und ein Badetuch im Auto auf; man weiß ja nie, wann man die brauchen wird, aber wenn es dann so weit ist, wirst du dir selbst dafür danken.

ZIEH DICH SELBST IN LETZTER MINUTE AN

Das kann bedeuten, dass du in Unterwäsche rumläufst und weißt, was du genau vor dem Rausgehen anziehen wirst, oder dass du, bis die Kinder im Buggy oder Auto sitzen, einen Bademantel über deinem Outfit anhast. Dadurch bist du nicht gezwungen, dir wegen Spucke-, Kacke- oder anderer Flecken in letzter Minute ein neues Outfit zu suchen.

WENN MÖGLICH, STILLE UND WICKLE DEIN KIND VOR DEM RAUSGEHEN NOCH MAL

Ein sattes Baby mit trockenem Popo ist garantiert zufriedener als ein hungriges mit nasser Windel.

VERMEIDE STOSSZEITEN UND ÜBERFÜLLTE ORTE

Wenn du mit einem Neugeborenen zum ersten Mal einen Ausflug machst, gehst du am besten nicht weit von zu Hause weg: ein Spaziergang um den Block oder ein Besuch bei Freund:innen, die in der Nähe wohnen, genügt. Wenn deine Kinder älter werden, dann überlege dir, ob ihr kleines Nervensystem den Ausflug bewältigen kann. In den Park spazieren oder die Großeltern besuchen? Wunderbar. Zum Supermarkt oder Einkaufszentrum zur Hauptverkehrszeit? Keine gute Idee.

DENK DRAN, ES IST OKAY, WENN DEIN BABY WEINT ...

... auch dann, wenn es zu Hause normalerweise nicht weint. Du brauchst dich nicht zu schämen, und du bist nicht der schlechteste Elternteil der Welt. Im Allgemeinen rechnen die Leute damit, dass Babys weinen, und wenn jemand ein Problem damit hat, nun ja ... dann hat es mehr mit dieser Person zu tun als mit dir. Auch wenn du es nicht glaubst: Die meisten Leute starren dir nicht entsetzt nach, während du vergeblich versuchst, dein Kind zu besänftigen; und dein Kind hat auch gar nicht so lange geweint, wie es dir vorkam.

Das Gute ist: Wir können dir versprechen, dass es mit der Zeit leichter wird, das Haus zu verlassen. Irgendwann kriegen deine Kinder die Kurve und siehe da: Sie spazieren selbst zum Auto, ein Spielzeug in der Hand und keine Windel mehr in Sicht.

TIEF DURCHATMEN

Wenn dein Kind sich weh getan hat oder es aufgebracht ist, dann hilf ihm, seinen Körper wieder zu spüren, indem ihr gemeinsam dreimal tief ein- und ausatmet. Wenn du deinem Kind beibringst, wie es sein Nervensystem mithilfe der Atmung regulieren kann, machst du ihm eines der besten Geschenke überhaupt. Deine Kinder werden das zwar nicht immer verstehen oder sich für das, was du ihnen zeigst, interessieren, aber irgendwann, nach vielen Wiederholungen, wird deine sanfte Führung Früchte tragen. Sobald das eintritt, verfügen sie für den Rest ihres Lebens über eine Methode, mit der sie sich selbst beruhigen können, auch, wenn du nicht dabei bist. Mit deinem Kind tief durchzuatmen, hilft auch dir und deinem eigenen Nervensystem: So fühlst du dich weniger überfordert, während du versuchst, mit den großen kleinen Emotionen deines Lieblings zurechtzukommen.

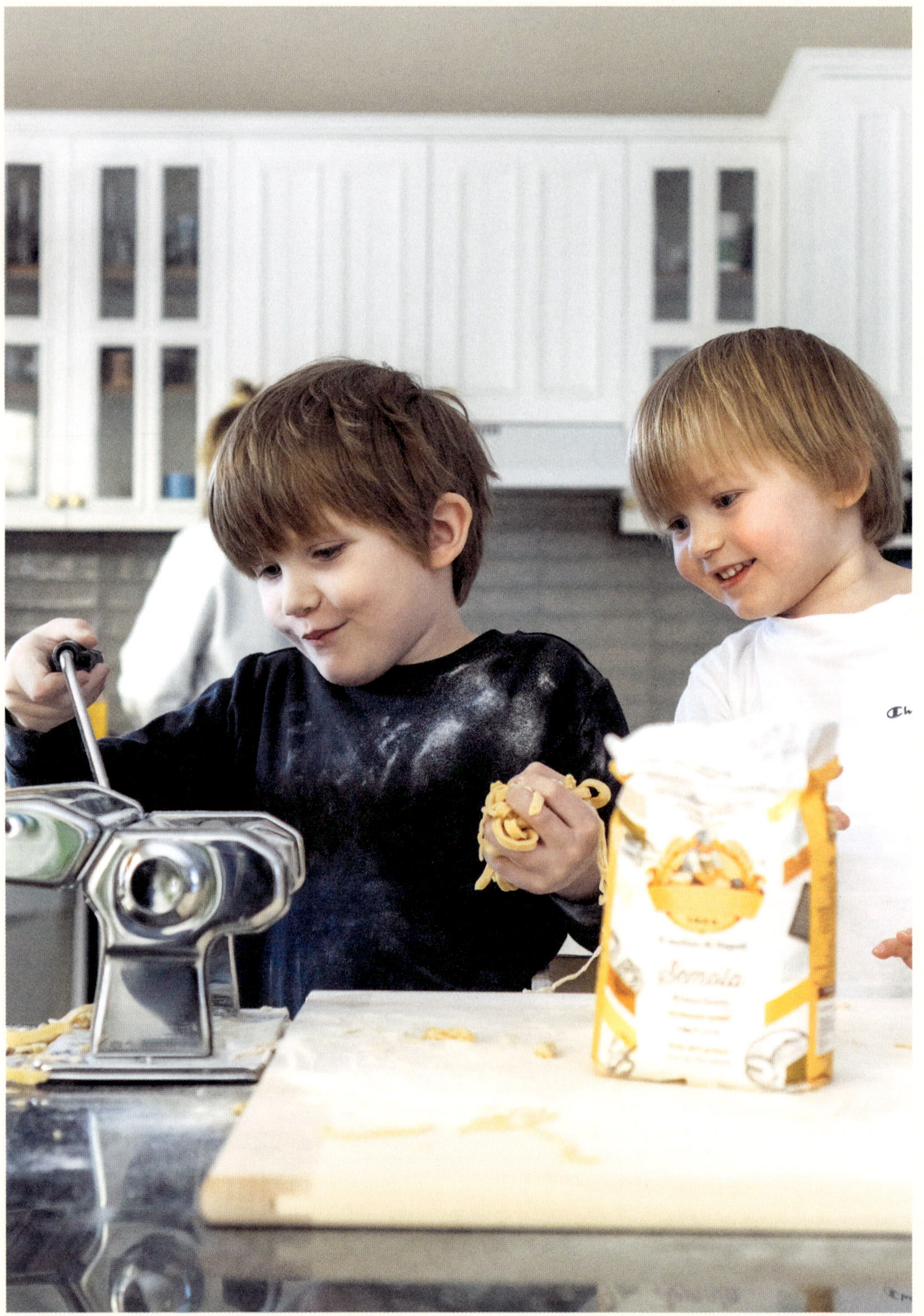

Rund ums Essen und Kochen

Mahlzeiten machen viel Stress. Die Zubereitung erfordert Zeit, schafft Chaos in der Küche, und dann isst es sowieso keiner. Und neben allem, was du für deine Kleinen tun musst, solltest du auch noch dich selbst gesund ernähren.

KOCH MEHR UND DAFÜR SELTENER

Täglich neue Speisen vor- und zuzubereiten, ist nicht für alle praktikabel. Oft hat man so viele andere Dinge im Kopf, dass man sich nicht auch noch an die Rieseneinkaufsliste erinnern kann. Wenn du Woche für Woche immer wieder die gleichen paar Mahlzeiten kochst, bis du sie satt hast, hast du weniger Aufwand, denn die Arbeitsschritte für die Zubereitung werden vertrauter, und du kannst die Zutaten in großen Mengen einkaufen.

Wenn dein Baby noch sehr anhänglich ist, ist das erste Nickerchen am Tag die beste Zeit, um große Mengen vorzubereiten. Koche genug für Mittag- und Abendessen und friere Überschüssiges ein. Wenn du das ein paar Mal die Woche machst, hast du am Ende eine super Auswahl an Mahlzeiten parat. Denk daran, alles mit Namen und Datum zu beschriften, dann weißt du, was da im Gefrierschrank liegt und wann es aufgebraucht werden muss. Marker und Abdeckband leisten dafür gute Dienste, also halte sie in der Küchenschublade immer griffbereit.

WÄRM ES EINFACH AUF

An manchen Tagen wirst du keine Lust auf dein Tiefkühlessen haben, aber sobald du es aufgewärmt hast und dir der Duft in die Nase steigt, erinnerst du dich meistens wieder, wie köstlich diese Mahlzeit ist und warum du sie gekocht hast. Und wenn dir die Minestrone wirklich bis hier oben steht, dann bring die letzte Tiefkühlportion doch einem:r Freund:in vorbei, sie wird ihm:ihr schmecken. Genau solche guten Taten halten die Dorfgemeinschaft lebendig.

KAUFE DEINE LEBENSMITTEL MIT CLICK-AND-COLLECT!

Beim Supermarkt mit dem Baby (oder Kleinkind) nicht aus dem Auto zu müssen, ist eine kleine Revolution. Es spart auch Geld, weil man im Laden keine Impulskäufe machen kann. Außerdem kannst du die Lebensmittel am Abend bestellen, wenn dein Kind schläft, so ist es einfacher, eine Einkaufsliste zu erstellen und dich daran zu halten. Oder vielleicht lässt du dir die Einkäufe gleich nach Hause bringen, dann musst du nicht mal ins Auto steigen! Fülle auf jeden Fall deinen Vorrat an haltbaren Lebensmitteln und Grundnahrungsmitteln auf, z. B. Tiefkühlgemüse, Bohnen in Dosen, Sardinen, Nüssen, Samen und Eier, dann kannst du, auch wenn der Kühlschrank leer ist, etwas Nahrhaftes zubereiten.

KLEINE MECKERER ERNÄHREN

Wenn die Kinder kein Interesse an deinem Essen haben, dann gib ihnen Snackteller oder dekonstruierte Versionen deiner Mahlzeiten. Sie sollten jedenfalls stärkehaltige Kohlenhydrate, Obst oder Gemüse, Protein und gesundes Fett bekommen, dann ist ihr Nährstoffbedarf gedeckt. Wenn dein Kind etwas ablehnt oder pingelig ist, lautet der Konsens (solange es keine sensorischen Aversionen gegen bestimmte Nahrungsmittel hat): Nicht davon beeindrucken lassen, dann geht das irgendwann vorbei. Kinderrezepte gibt es in Hülle und Fülle.

Heißer Tipp:

Leg einen Stift und Notizblock in deine Küche und schreibe dir die Dinge, die dir ausgehen, gleich auf. Ade, hektische Supermarkteinkäufe in letzter Minute, weil du etwas vergessen hast!

Hausarbeit

Es ist prima, wenn du ein bisschen kochen oder die Wäsche waschen kannst, während dein Kind schläft, aber wenn es nachts noch oft aufwacht, musst auch du dich tagsüber mal ausruhen, Punkt. Versuche auch ein bisschen zu schlafen, während dein Kind schläft, und beziehe es dann in die Hausarbeit ein, während es wach ist. Mach Musik an und albert ein bisschen rum, während du deine To-do-Liste abhakst. Kinder LIEBEN es, helfen zu dürfen und sich dadurch für etwas zuständig und verantwortlich zu fühlen – so machst du aus der Hausarbeit ein lustiges Spiel. Ja, manchmal ist das einfach nicht möglich, und manchmal fühlt man sich schuldig, weil man keine Zeit zum Spielen hat, weil erst die Wäsche aufgehängt werden muss. Wenn du wenigstens hin und wieder (und sei es auch nur am Wochenende) gleichzeitig mit deinem Kind ein Nickerchen machst, bist du besser ausgeruht, hast mehr Energie und kannst mehr geben.

Und wenn du an einem Tag zu »gar nichts« gekommen bist, dann zieh doch mal Bilanz. Wie misst du deinen Wert? Anhand der Geschirrteile, die du gespült, und der Klamotten, die du weggeräumt hast, oder anhand der Kindertränen, die du in ein Lächeln verwandelt hast?

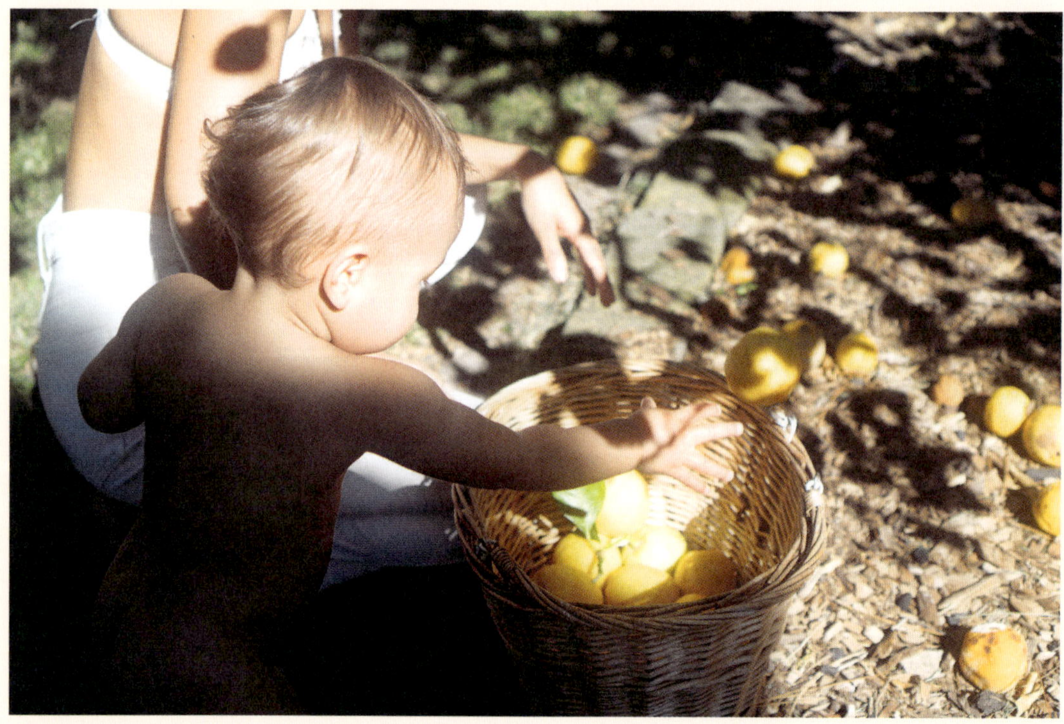

Rückkehr in den Beruf

Die Rückkehr in den Beruf ist ein RIESENthema, und wie bei allem in Sachen Elternsein können auch hier die Situationen sehr unterschiedlich sein, daher gibt es keine Patentlösung für alle. Welchen Weg du einschlägst, ist deine ganz persönliche Entscheidung. Egal, ob du selbstständig oder angestellt bist, selbst, wenn du deine Arbeit liebst, gilt: Es kann viel Angst und Überlastung damit einhergehen.

Wenn du eine:n Partner:in hast, kann es hilfreich sein, eure Arbeitszeit zusammengenommen und nicht getrennt zu sehen.

Wenn ihr beide in Vollzeit und ohne flexible Arbeitseinteilung arbeitet, wird es schwierig sein, euch um die Bedürfnisse eurer Kinder und um den Haushalt, euer eigenes Wohlbefinden und um euer soziales Leben zu kümmern.

Zum Glück kommt langsam, aber doch Veränderung in unsere Gesellschaft. Immer mehr Menschen machen sich selbstständig oder geben die Neun-bis-fünf-Uhr-Mühle zugunsten von flexiblen Arbeitszeiten auf, die eine bessere Vereinbarkeit von Berufs- und Privatleben ermöglichen. Alison Rice, Beraterin für bewusste Karriereentscheidungen, empfiehlt: »Überdenke, was ›Verdienen‹ bedeutet. In jedem Lebensabschnitt verdienen wir, was uns am wichtigsten ist. Manchmal ist das Geld. Dann wieder Zeit und Flexibilität. Und in wieder anderen Zeiten sind es Beziehungen, Familie und Freund:innen.«

Egal, wie die Situation für dich aussieht: Es ist oft schwer, eine berufstätige Mutter zu sein, und viele Arten von Erwerbsarbeit sind mit einem Vollzeit-Elterndasein nicht vereinbar. Die Soziologin und Mutterschaftsexpertin Dr. Sophie Brock spricht vom »Care-Career-Conundrum« (Betreuungs-Berufs-Dilemma) und ruft in Erinnerung, dass Mütter Schuldgefühle bekommen, weil die Gesellschaft nicht darauf ausgerichtet ist, Mütter, insbesondere berufstätige Mütter, zu unterstützen.

»Mütter sind gefangen zwischen einer Wirtschaft, die sagt, die Arbeit steht an erster Stelle, und einer Gesellschaft, die sagt, die Kinder stehen an erster Stelle. Aber wer setzt sich für die Bedürfnisse von Müttern ein? Was dabei herauskommt, ist eine ganze Generation von ausgebrannten Frauen.«

DAPHNE DELVAUX, ESQ.

SCHULDGEFÜHLE UND DER MYTHOS DER PERFEKTEN MUTTER

VON DR. SOPHIE BROCK

Wenn dich bei all diesen Themen – von Bindung und Spiel, Wiedereinstieg ins Berufsleben, Ruhe bewahren bis hin zu gesunder Ernährung, guter Kleidung für deine Kinder usw. – Schuldgefühle beschleichen, dann bist du nicht allein. Bei vielen kommen Schuldgefühle durch den enormen Druck, dem sie ausgesetzt sind, als Irritation und Wut zum Ausdruck.

Dr. Sophie Brock erklärt mithilfe ihres Modells der »Wut-Schuld-Falle« (Anger-Guilt-Trap™), warum der »Mythos der perfekten Mutter« zu einem Kreislauf von Schuldgefühlen und Wutausbrüchen führt.

Wie Mütter die Mutterschaft erleben, wird von vielen Faktoren beeinflusst, unter anderem ihrem sozialen und kulturellen Kontext.

In der Gesellschaft gibt es ein bestimmtes Ideal, wie eine »perfekte Mutter« zu sein hat – das ist der »Mythos der perfekten Mutter«. Er definiert das unrealistische und idealisierte Bild der Mutter, die sich voller Dankbarkeit und Glück für ihre Kinder aufopfert und nie an sich selbst denkt. Hinzu kommen noch so viele andere Idealbilder von der mythologisierten, perfekten Mutter, dass dieses Vorbild für die meisten unerreichbar bleibt. Folglich haben Mütter ständig das Gefühl, sie wären nicht gut genug, und da sie den Mythos der perfekten Mutter durch ihre Sozialisierung verinnerlicht haben, fühlen sich die meisten deshalb schuldig.

Das Modell der Wut-Schuld-Falle veranschaulicht, wie Mütter ihre Schuldgefühle zu kompensieren versuchen, indem sie sich selbst noch mehr unter Druck setzen – um sich noch mehr aufzuopfern, noch mehr zu geben, noch mehr zu tun und zu sein. Mit anderen Worten: Sie setzen alles daran, sich noch besser in den Mythos der perfekten Mutter »einzuordnen«. Dieses Streben trägt zu ihrer allgemeinen Erschöpfung bei bzw. verschlimmert diese, weil sie in unserem kulturellen und sozialen Gefüge auch kaum Unterstützung bekommen. Sie opfern sich immer mehr auf, und nie ist es genug. Letztendlich fühlen sie sich gekränkt: Sie haben alles gegeben, und es wird nicht wertgeschätzt. Irgendwann läuft dann das Fass über, und all der Groll und Frust kommen an die Oberfläche. Das Äußern dieser Wut führt – besonders weil es nicht zum Mythos der perfekten Mutter passt – wiederum zu Schuldgefühlen. So beginnt der Kreislauf der Wut-Schuld-Falle von vorn.

Eigentlich können Wut und Schuld auch ganz normale und gesunde Aspekte unseres Lebens als Mutter sein. Wenn Mütter aber wegen dieses Mythos' der perfekten Mutter in einem Kreislauf aus Wut und Schuld gefangen sind, wird dadurch ihr ganzes Dasein als Mutter beeinträchtigt.

Hier sind Sophies Tipps, wie wir Wut und Schuld für Veränderungen nutzen können:

1. Durchschaue die Wut-Schuld-Falle™ und erkenne, wann du darin gefangen bist.
2. Begegne dem, was deine Schuld und Wut offenbaren, mit Neugier.
3. Verstehe das soziale Konstrukt der Mutterschaft und löse dich vom Mythos der perfekten Mutter – definiere stattdessen, was deine EIGENEN Werte sind.
4. Akzeptiere und rechne mit Ambivalenz: Es ist nicht nur normal, zwei scheinbar gegensätzliche Gefühle zu haben (z. B. Mutter sein ist so erfüllend/Mutter sein langweilt mich zu Tode), sondern es ist auch wichtig für uns und unsere Kinder.
5. Bring dich mit dir selbst in Einklang und hole dir Unterstützung. Beides wirkt Schuldgefühlen entgegen und kann verändern, wie du deine Wut empfindest (und sie äußerst). Dadurch kann sich sehr viel zum Positiven wenden.

Die Wut-Schuld-Falle™ in der Mutterschaft

VON DR. SOPHIE BROCK

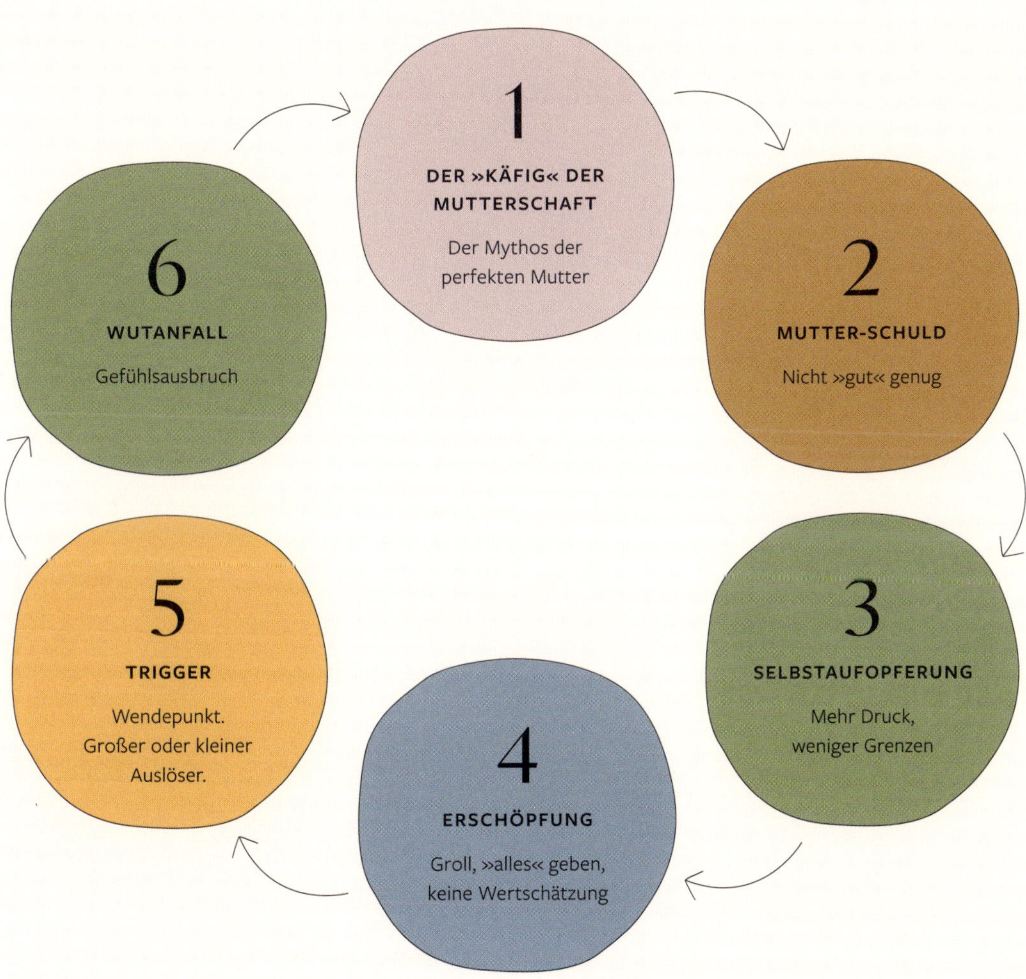

Zu guter Letzt

Wenn wir nur einen einzigen Tipp zum Thema Kindererziehung geben könnten, dann wäre es dieser: Wenn etwas nicht funktioniert, ändere es!

Du hattest wahrscheinlich bestimmte Vorstellungen davon, wie einfach sich dein Kind in deine Tagesplanung fügen würde, wie gut es schlafen und essen und wie »brav« es sein wird ... und wie es dementsprechend wäre, Mutter oder Vater zu sein. Wir möchten dich dazu ermuntern, diese Vorstellungen loszulassen und zu dem zurückzukommen, was wir dir am Beginn unseres Buches empfohlen haben – akzeptiere das, was ist.

Folge deiner Intuition, um herauszufinden, was für dich und deine Familie am besten funktioniert, und ignoriere, was du deiner Meinung nach tun »solltest«. Bitte um Hilfe. Führe ehrliche und konstruktive Gespräche mit den Menschen, die dir nahestehen, damit ihr Pläne machen könnt, die dir und deiner Familie zu mehr Wohlbefinden verhelfen. Denk daran: Wir müssen uns auch um uns selbst kümmern, damit wir unseren Kindern die bestmöglichen Eltern sein können.

Es kann eine Weile dauern, bis du den richtigen Modus findest, und selbst dann läuft nicht immer alles glatt. Auch wenn jede Familie anders ist, auf der Berg-und-Tal-Bahn des Elterndaseins seid ihr nicht allein. Es wird Tage geben, an denen dir mehr abverlangt wird, als du dir je vorstellen konntest – doch du wirst selbst an den schlimmsten Tagen von mehr Liebe erfüllt sein, als du je für möglich gehalten hast. Das sind nun mal die zwei Seiten des Elternseins.

Halte durch, ihr schafft das. Es stimmt wirklich: Keine Zeit dauert so lang und geht so schnell vorbei.

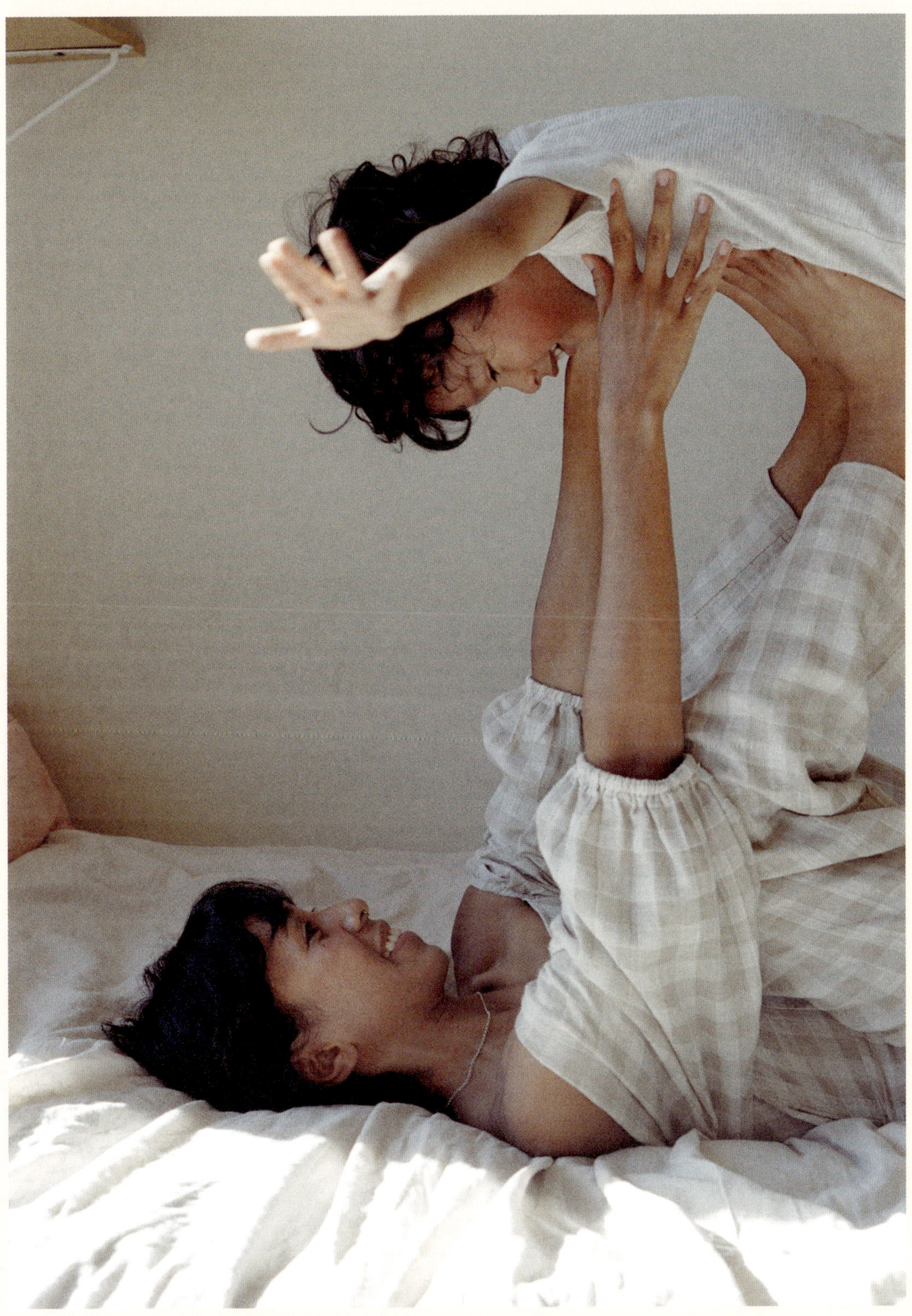

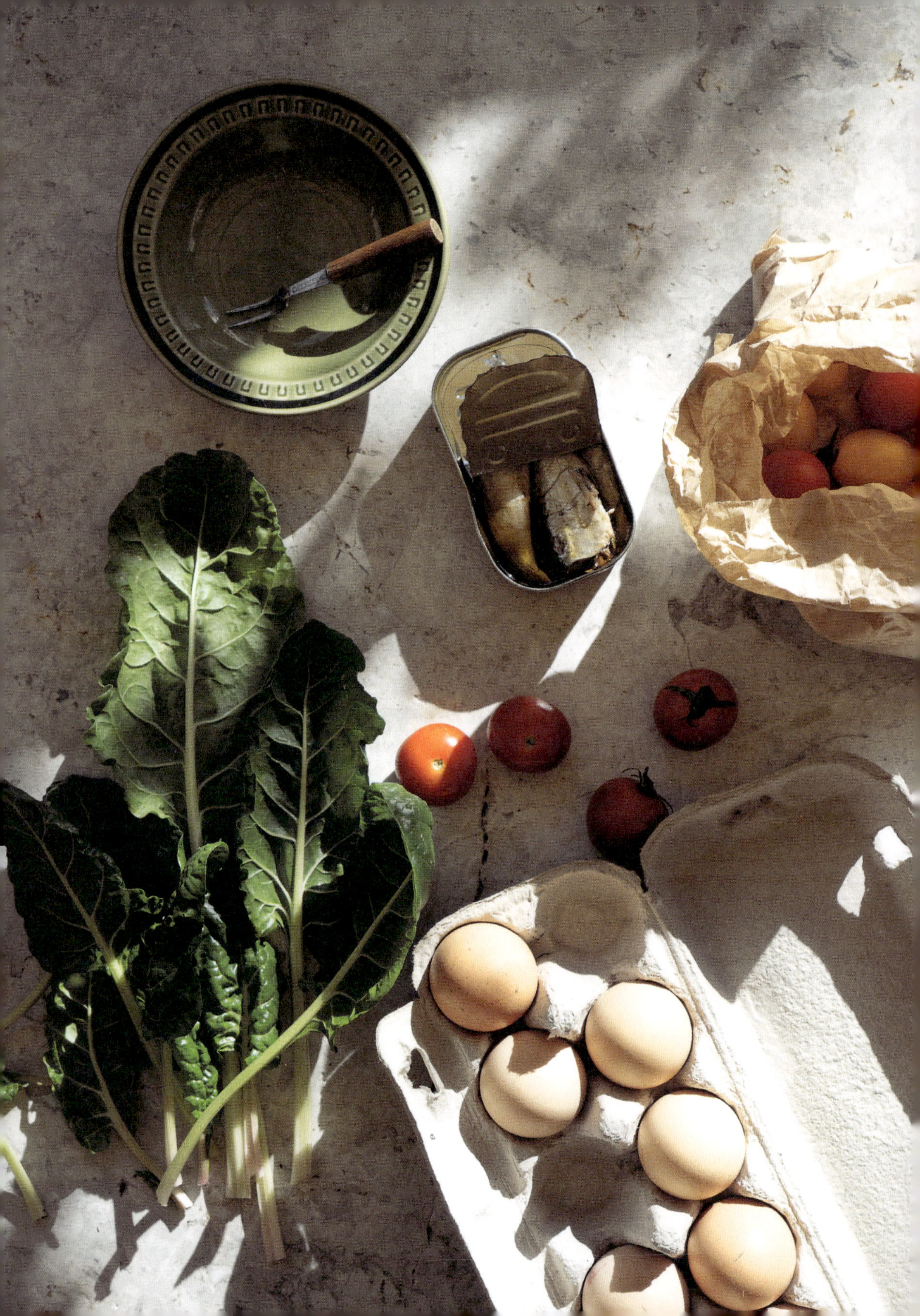

EINFACHE

KAPITEL SECHS

REZEPTE

Wir sind ganz versessen auf Essen.

Wir kochen und essen für unser Leben gern, und wir reden die ganze Zeit davon. Gutes und gesundes Essen bedeutet uns so viel, dass wir Mama Goodness ins Leben gerufen haben – ein Unternehmen, das neuen Müttern in Melbourne (da sind wir zu Hause) Essen bringt.

Mit den folgenden Rezepten für die Zeit nach der Geburt erheben wir keinerlei Anspruch auf Vollständigkeit. Dafür reicht hier der Platz nicht aus, und außerdem gibt es schon so viele tolle Rezeptsammlungen für das Wochenbett, dass wir hier nur noch Rezepte vorstellen wollten, die das, was es schon gibt, ergänzen.

Auf den folgenden Seiten findest du einfache und trotzdem nahrhafte Rezepte, die du nicht nur während der Schwangerschaft und im Wochenbett machen kannst, sondern auch, wenn deine Kinder schon größer sind – vom Kleinkind bis zum Teenager. Die meisten Rezepte bieten die Wahl zwischen Fleisch- oder Pflanzenproteinen, und sie enthalten die beste natürliche Nährstoff-, Antioxidantien- und Ballaststoffquelle: Pflanzen.

Egal, ob du Veganer:in, Vegetarier:in, Pescetarier:in, Flexitarier:in oder Allesesser:in bist: Es ist wissenschaftlich erwiesen, dass eine vorwiegend pflanzliche Ernährung am besten für die allgemeine Gesundheit ist. Außerdem wird für die optimale Versorgung der Darmflora empfohlen, im Laufe einer Woche mindestens dreißig verschiedene pflanzliche Lebensmittel zu essen, das ist gut für unsere Laune und Abwehrkraft und ermöglicht eine optimale Aufnahme von Nährstoffen.

Aber nicht nur weil pflanzliche Lebensmittel so gesund sind, legen wir großen Wert darauf, dass unsere Kund:innen mehr davon essen – es ist auch besser für unseren Planeten. Wir leben in einer Zeit, in der es für unseren Planeten notwendig ist, dass wir kleine Veränderungen mit großer Wirkung vornehmen, und unsere Teller sind dafür ein wunderbarer Ausgangspunkt.

Die folgenden Rezepte sind umweltfreundlich, einfach zuzubereiten, erfordern wenig Geschirr und werden dich hoffentlich inspirieren, wenn du gerade nicht weißt, was du kochen sollst. Sie können sowohl von Anfänger:innen als auch Meisterköch:innen in maximal einer Stunde (oft VIEL weniger) nachgekocht werden. Es ist die Art von Essen, die du sogar mit Baby auf der Hüfte blitzschnell machen kannst, und du kannst es auch gleich in großen Mengen zubereiten, damit du es einfrieren und in den kommenden Wochen und Monaten genießen kannst.

Wie wir schon im vorigen Kapitel sagten: Versuche mehr und dafür seltener zu kochen. Vertrau auf die einfache Methode, dieselben Mahlzeiten in großen Mengen zu kochen. Dabei findest du heraus, welche Gerichte du am liebsten magst, und kannst sie mit der Zeit ohne viel Nachdenken zubereiten.

Im Mittelpunkt stehen Blattgemüse, Hafer, Eier und Hülsenfrüchte, denn diese Lebensmittel bilden die Grundlage für eine optimale Ernährung nach der Geburt. Wir empfehlen, kein industriell verarbeitetes Fleisch zu essen. Greif stattdessen lieber auf tierische Produkte aus Weidehaltung zurück, z. B. von örtlichen Bauernhöfen und Bio-Metzgern. Je gesünder die Tiere und je weniger Hormone und Antibiotika sie bekommen haben, desto gesünder ihr Fleisch.

Inhalt

Bitte beachte, dass in diesem Buch Esslöffel mit einem Fassungsvermögen von 20 ml verwendet werden. Bei Esslöffeln mit 15 ml Fassungsvermögen sollten gehäufte Esslöffel verwendet werden. Die Rezepte wurden in einem herkömmlichen Backofen (Ober- und Unterhitze) zubereitet. Bei Heißluftherden sollte die Temperatur um 20 °C gesenkt werden.

SUPERSCHNELLE MILCHBILDUNGSKEKSE

FÜR 15 KEKSE

160 g Ahornsirup
200 g naturbelassene Erdnussbutter
90 g gemahlene Mandeln
90 g zarte Haferflocken
1 ½ TL Backpulver
30 g Kakaopulver
1 EL Hanfsamen
1 EL Chiasamen
1 EL geschroteter Leinsamen
1 TL Vanilleextrakt
1 Prise Salz

In Jess' Buch Vegan One-Pot Wonders *gibt es eine Variante von diesen Keksen, die bei den Müttern in unserer Community so beliebt sind, dass wir sie auch in dieses Buch einfach aufnehmen mussten.*

In diesem Rezept verwenden wir keine Bierhefe, denn damit diese milchfördernde Eigenschaften hätte, müsste man viel zu viel davon beigeben. Stattdessen greifen wir für diese schnellen, einfachen und köstlichen Kekse auf die milchfördernden Eigenschaften von Haferflocken, Mandeln und Erdnussbutter zurück und geben ihnen mit unserem unverkennbaren Samen-Trio einen zusätzlichen Omega-3-Kick.

Den Backofen auf 180 °C vorheizen, das Backblech mit Backpapier auslegen.

Ahornsirup und Erdnussbutter in einer Schüssel vermischen. Zum Weichmachen, wenn nötig, leicht erwärmen. Die restlichen Zutaten hinzufügen und verrühren.

Aus dem Gemisch 15 Bällchen formen und auf das Backpapier legen. Mit einer Gabel oder der Hand zu etwa 1 cm dicken Kreisen flach drücken und 8–10 Minuten lang, oder bis sie gut duften, backen.

Aus dem Backofen nehmen und auf dem Blech auskühlen lassen.

Luftdicht verschlossen, sind die Kekse mindestens einen Monat lang haltbar.

Abbildung auf den Seiten 180–181, von links nach rechts: Umami-Tahin-Schnitten; Weiche Hafer-Schoko-Schnitten; Superschnelle Milchbildungskekse.

UMAMI-TAHIN-SCHNITTEN

FÜR 10–15 SCHNITTEN

90 g dunkles Tahin oder Mandelmus
115 g Naturhonig aus der Region oder Ahornsirup
40 g Kakaobutter
1 große Prise Meersalz
25 g gepuffter brauner Reis
25 g gepuffter Quinoa
35 g Goji-Beeren
35 g Kakao Nibs
55 g Kürbiskerne, geröstet
55 g Walnüsse, gehackt und geröstet
Sesam und Meersalzflocken zum Garnieren

Diese Schnitten sind vollgepackt mit hormonliebenden Fetten in Form von Nüssen und Samen, und die Mischung aus süß und salzig sorgt für das perfekte Umami-Geschmackserlebnis. Immer, wenn wir sie Kund:innen oder bei Zusammenkünften servieren, werden sie in kürzester Zeit sowohl von Kindern als auch Erwachsenen weggefuttert.

Wir lieben genau diese Zutatenkombination, aber wie bei den meisten von unseren Rezepten sind Nüsse, Samen und getrocknete Früchte beliebig ersetzbar, z. B. Mandeln statt Walnüsse, getrocknete Cranberrys statt Goji-Beeren.

Zur Erinnerung: Kinder unter einem Jahr sollten noch keinen Honig essen. Wenn du diese Schnitten also auch den neugierigen Kleinen anbieten möchtest, nimm Ahornsirup und fein gehackte Nüsse!

Eine 15 cm × 30 cm große Kasten-Backform mit Backpapier auslegen. Das Backpapier sollte über den Rand der Form stehen, damit du die Schnitten später am Papier herausnehmen kannst.

In einem kleinen Topf Tahin (oder Mandelmus), Honig (oder Ahornsirup), Kakaobutter und Salz bei niedriger Hitze unter ständigem Rühren schmelzen. Achtung: Die Mischung kann sehr schnell anbrennen!

Die übrigen Zutaten in einer großen Schüssel vermischen. Die geschmolzenen Zutaten auf die trockenen gießen und gut verrühren. Die Mischung in die mit Backpapier ausgelegte Form geben und fest andrücken. Mit Sesam und Salzflocken betreuen.

Für mehrere Stunden oder über Nacht in den Kühlschrank stellen.

Mit dem Backpapier aus der Form heben.

In Scheiben schneiden und bis zu einem Monat in einem luftdichten Behälter im Kühlschrank aufbewahren.

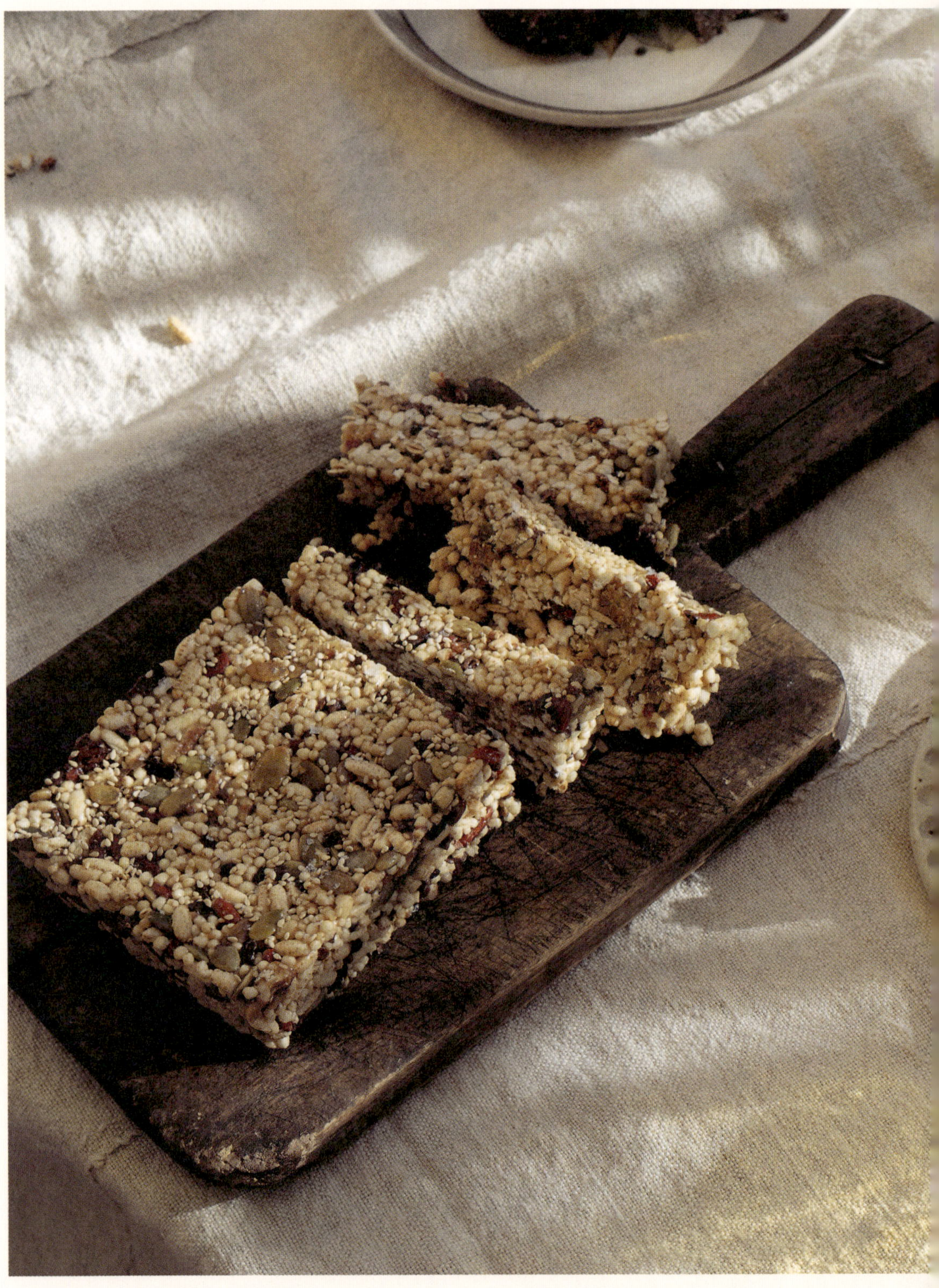

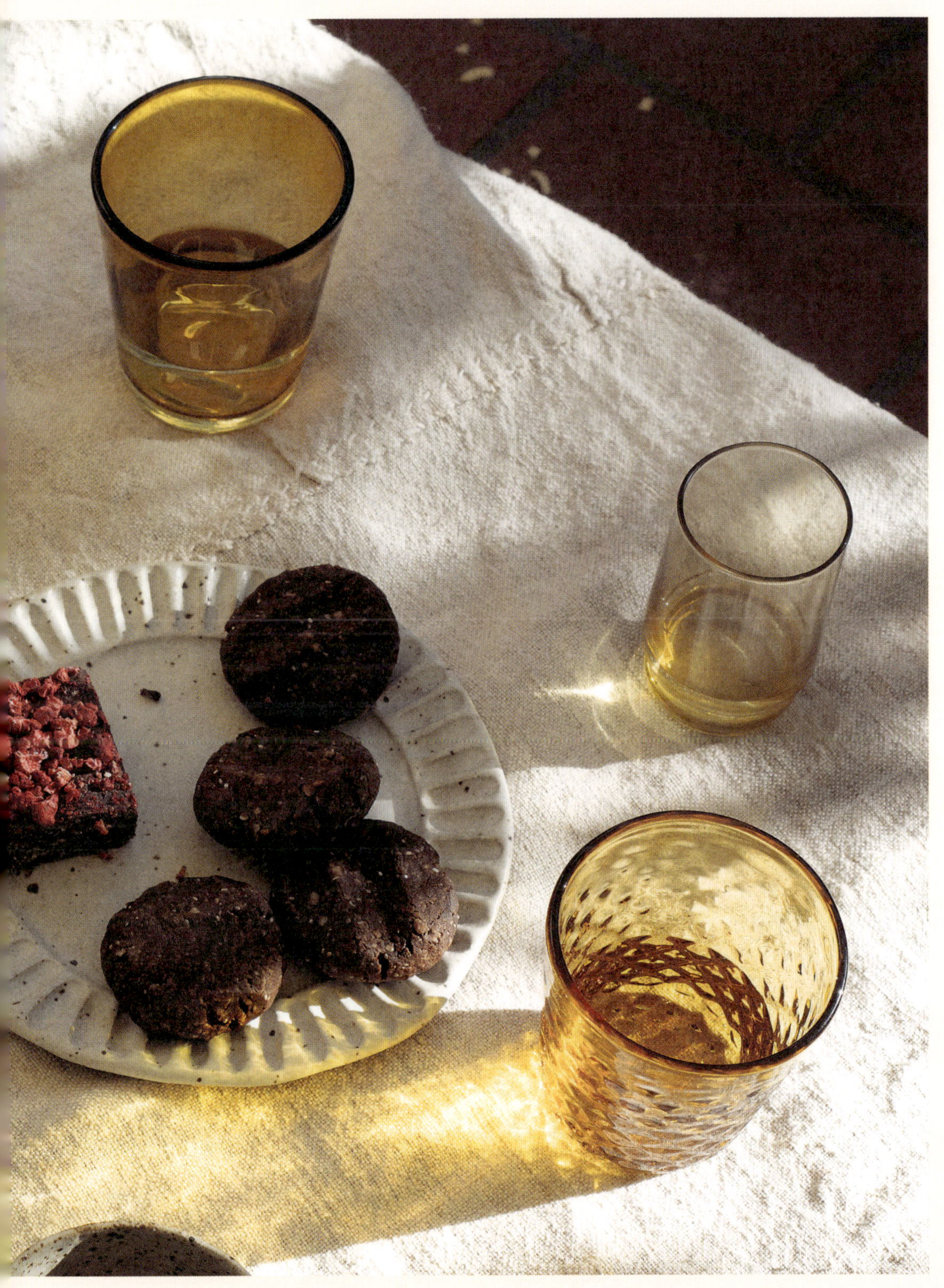

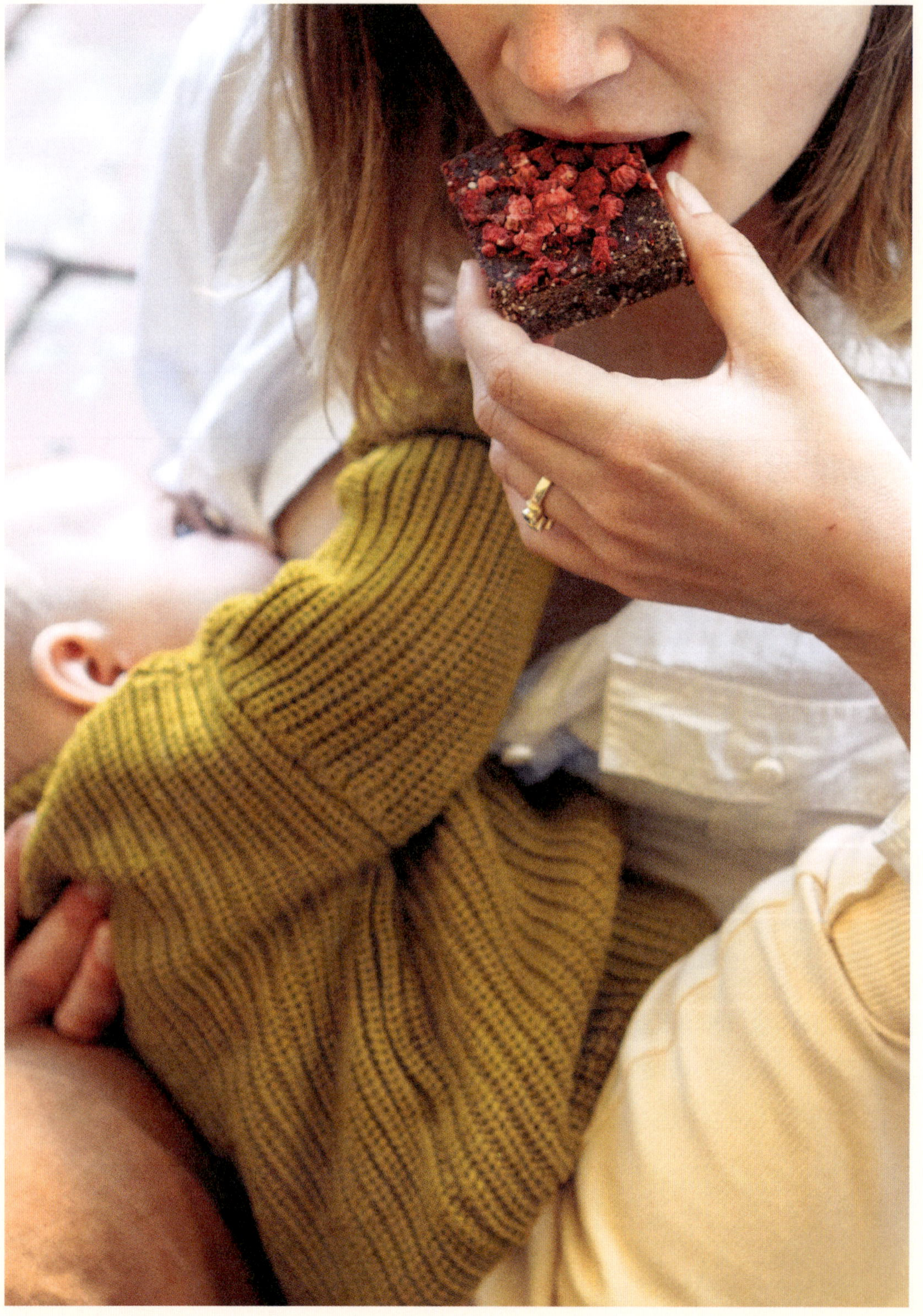

WEICHE HAFER-SCHOKO-SCHNITTEN

FÜR 16–25 STÜCKE

10 frische Medjool-Datteln, entkernt
120 g Sultaninen (goldene Rosinen)
90 g Mandeln, geröstet
70 g Kürbiskerne
40 g Hanfsamen
90 g kernige (Porridge-) Haferflocken
90 g Kokosraspeln
60 g Kakaopulver
1 TL Vanilleextrakt
1 Prise Meersalz
280 g naturbelassene Erdnussbutter
120 g Kokosöl, geschmolzen
gefriergetrocknete Himbeeren zum Garnieren (optional)

Diese Schnitten sind voller gesunder Fette, antioxidantienreichem Kakaopulver und milchbildender Haferflocken und Erdnussbutter – einfach perfekt!

Eine 20 cm × 20 cm große Backform mit Backpapier auslegen.

Alle Zutaten außer Erdnussbutter und Kokosöl in einer Küchenmaschine (oder mit einem Pürierstab) zerhäckseln, bis sich feine Krümel bilden (ca. 20 Sekunden). Bei laufender Maschine Erdnussbutter und Kokosöl dazugeben und zerkleinern, bis alles gut vermischt ist.

Die Mischung in die Backform geben und mit befeuchteten Fingern oder der Rückseite eines Esslöffels fest andrücken. Optional: Die glatte Oberfläche mit den gefriergetrockneten Himbeeren bestreuen. Für einige Stunden oder über Nacht in den Kühlschrank stellen.

Mit dem Backpapier aus der Form heben. Für kleinere Schnitten in 4 cm × 4 cm, für größere Schnitten in 5 cm × 5 cm große Schnitten schneiden. Du kannst sie aber auch in Rechtecke oder Dreiecke schneiden – deiner Fantasie sind keine Grenzen gesetzt!

In einem luftdichten Behälter sind die Schnitten bis zu einem Monat lang haltbar.

KAROTTEN-BLAUBEER-FRÜHSTÜCKSKÜCHLEIN

FÜR 6–12 KÜCHLEIN

Kokosöl für die Form
400 ml Kokosmilch aus der Dose
2 EL Chiasamen
1 TL Apfelessig
230 g (etwa 3 mittelgroße) Karotten, gerieben
80 ml Ahornsirup
80 ml Olivenöl oder geschmolzenes Kokosöl
200 g zarte Haferflocken
40 g Goji-Beeren
2 EL Hanfsamen
2 EL geschroteter Leinsamen
2 TL gemahlener Ingwer
1 TL gemahlener Zimt
1 TL Vanilleextrakt
¼ TL gemahlene Muskatnuss
1 TL Natron
1 TL Backpulver
1 Prise Meersalz
50 g Walnüsse
115 g frische oder gefrorene Blaubeeren

Zum Servieren:
Kokosnuss-Joghurt
geriebene unbehandelte Bio-Zitronenschale
Milch nach Wahl

Das Originalrezept für diese Küchlein stammt aus Jess' Kochbuch Vegan One-Pot Wonders *und hat bei den Müttern in unserer Community sofort Kultstatus erlangt. Seitdem wir die Küchlein auf den Menüplan von Mama-Goodness gesetzt haben, sind sie nur noch kultiger geworden, also mussten wir sie einfach in dieses Buch aufnehmen! Wir haben Wochenbett-freundliche Goji-Beeren, Hanf- und Leinsamen hinzugefügt, was sie zum perfekten Snack für jede Tageszeit macht (manche unserer Kund:innen nennen sie auch »Frühstücks-, Mittags- und Abendküchlein«).*

Den Backofen auf 160 °C vorheizen und das Muffinblech (für 12 normalgroße oder für 6 riesengroße Muffins) mit Kokosöl einfetten.

Die Kokosmilch, die Chiasamen und den Apfelessig in einer Schüssel verrühren und gerinnen lassen, währenddessen die Karotten schälen und reiben.

Den Ahornsirup, das Olivenöl (oder Kokosöl) und die geriebenen Karotten zur Kokosmilch-Mischung geben, gut verrühren, dann die trockenen Zutaten hinzufügen und gut vermischen. Die Blaubeeren unterheben, dann den Teig in die Muffinformen füllen und 20–30 Minuten lang backen, bis die Küchlein oben goldbraun und an den Rändern knusprig sind.

Aus dem Backofen nehmen und 10 Minuten in der Form auskühlen lassen. Mit Kokosnuss-Joghurt und Zitronenschale garnieren oder in einer Schüssel Milch nach Wahl warm servieren.

Im Kühlschrank bis zu 4 Tage lang oder im Gefrierschrank bis zu 3 Monate lang haltbar.

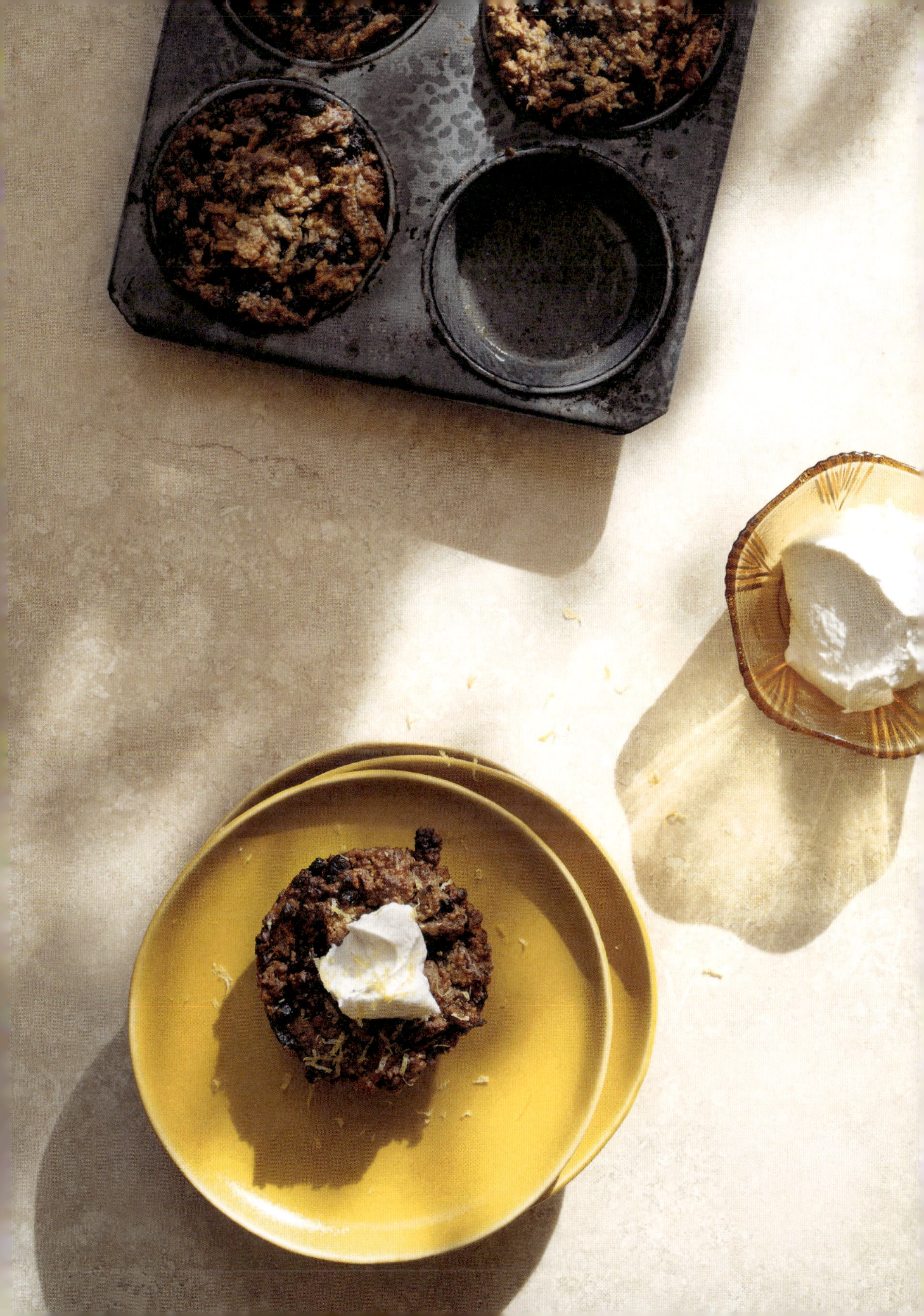

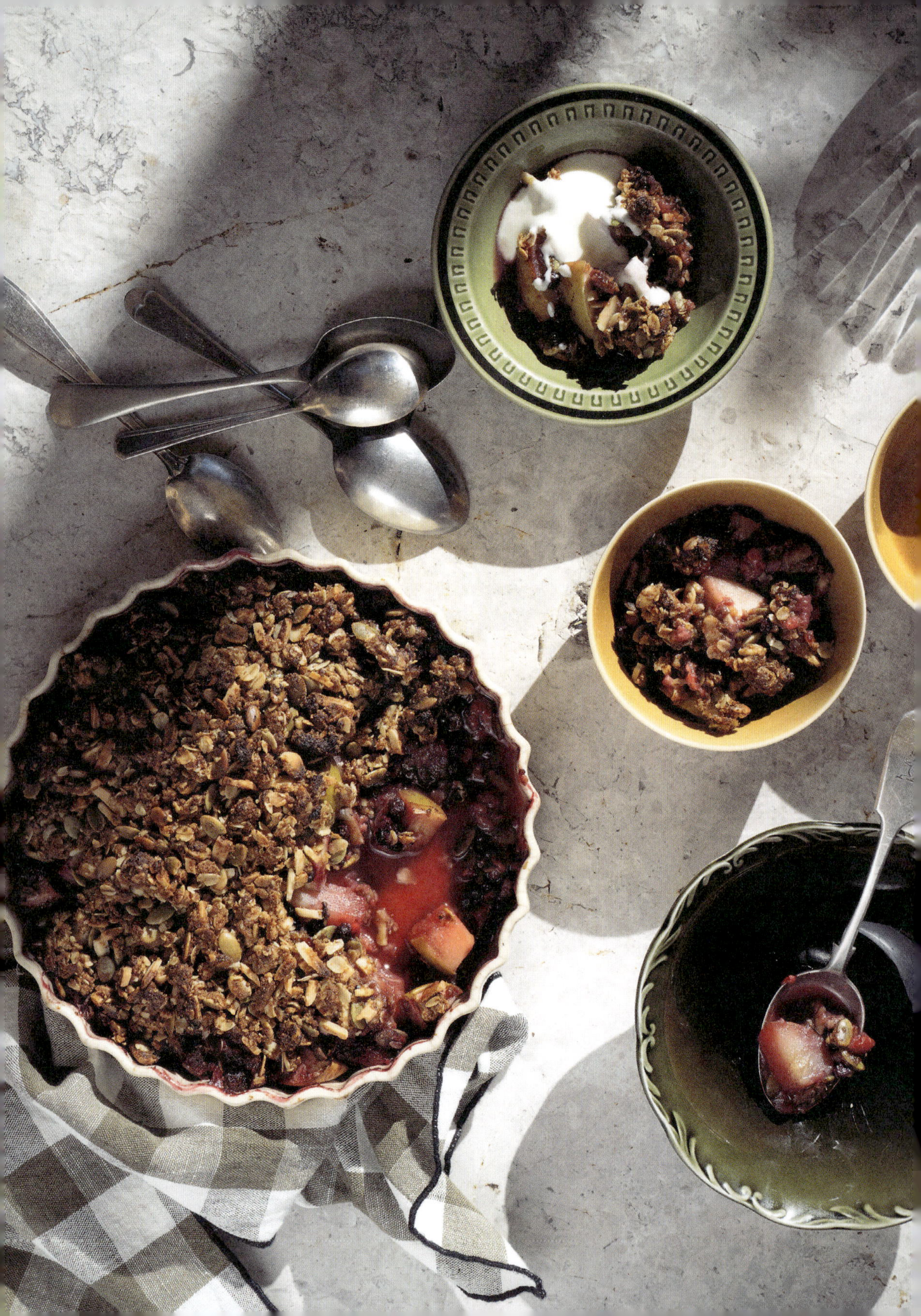

ALLES-MÖGLICHE-CRUMBLE

FÜR 4 PERSONEN

Für den Obst-Teil (insgesamt ca. 1,5 l):
2–3 Äpfel, in 1,5 cm große Stücke geschnitten
2–3 Birnen, in 1,5 cm große Stücke geschnitten
125 g Himbeeren
155 g Blaubeeren
Saft von 1 Zitrone
1 TL Kokosblütenzucker

Für den Crumble-Teil:
50 g kernige (Porridge-) Haferflocken
60 g Hafermehl
60 g gestiftelte Mandeln
70 g Kürbiskerne
85 g Kokosblütenzucker
Schale von 1 unbehandelten Bio-Zitrone
1 großzügiger Spritzer Vanilleextrakt
100 g Weidebutter oder Kokosöl

Zum Servieren:
Schlagsahne oder Joghurt nach Wahl

Wer liebt Crumble nicht? Jess hat die schönsten Erinnerungen daran, wie ihre liebe Freundin Nina ihr einen Crumble vorbeibrachte, nachdem sie Jude zur Welt gebracht hatte. Kleine Gesten bedeuten so viel.

Wir haben ihn den Alles-Mögliche-Crumble genannt, weil man mit den Zutaten – solange die Verhältnisse gleich bleiben – wild drauflos experimentieren kann. Hm, kommt uns dieser Trend langsam bekannt vor?

Wir lassen die Schale auf unserem Obst, weil sie viele Nähr- und Ballaststoffe enthält, du kannst das Obst aber auch schälen, wenn dir das von der Konsistenz her lieber ist.

Den Backofen auf 180 °C vorheizen.

Die Obststücke mit dem Zitronensaft und dem Zucker in eine Schüssel geben. Gut vermischen, in eine Pie-(oder Quiche-)Form geben und 20–30 Minuten lang backen, bis das Obst weich zu werden beginnt. Zwischendurch einmal umrühren.

Alle Zutaten für den Crumble-Teil in eine Schüssel geben und mit den Fingerspitzen zerbröseln. Wenn das Obst etwas weich geworden ist, noch einmal durchrühren und die Crumble-Mischung darüber verteilen. Im Backofen weitere 40 Minuten backen.

10 Minuten abkühlen lassen, dann mit Schlagsahne, Joghurt oder Kokosjoghurt servieren.

HAFERTRAUM-MIX

FÜR 7 PERSONEN

4 EL gestiftelte Mandeln
4 EL Sonnenblumenkerne
4 EL Kürbiskerne
2 EL Hanfsamen
2 EL Chiasamen
2 EL geschroteter Leinsamen
2 EL Goji-Beeren
350 g kernige (Porridge-) Haferflocken
1 TL Vanillepulver

Mittlerweile ist dir bestimmt klar, wie viel Power Haferflocken in die Wochenbettzeit bringen. Sie enthalten viele Ballaststoffe und Eisen, und sie sind eines der besten Galaktagoga. Aber obwohl sie köstlich und nahrhaft sind, empfiehlt Vaughne aus ihrer Sicht als Heilpraktikerin, sie nicht allein zu essen, denn dann würden sie den Blutzuckerspiegel zu schnell erhöhen, und du würdest recht bald, nachdem du sie gegessen hast, wieder hungrig werden. Du solltest sie daher mit Proteinen kombinieren, damit sie länger satt halten.

Diese Trockenmischung enthält sehr viele Proteine und Ballaststoffe und eignet sich prima dafür, dass du sie schon in der Schwangerschaft zubereitest. Du kannst sie dann entweder für Porridge oder für Overnight Oats verwenden, je nach Jahreszeit und Tagesverfassung. Genial, oder?

Den Backofen auf 200 °C vorheizen. Die gestiftelten Mandeln, Sonnenblumenkerne und Kürbiskerne auf ein Backblech streuen und 5 Minuten lang rösten. Auskühlen lassen.

In einer großen Schüssel die geröstete Kerne-Mischung mit den übrigen Zutaten vermengen. In einem luftdichten Gefäß aufbewahren.

Für Overnight Oats:
75 g Hafertraum-Mix mit 375 ml Milch nach Wahl in eine Schale geben.

Nach Belieben mit Ahornsirup süßen oder einen Spritzer Vanilleextrakt beigeben, falls du für die Trockenmischung kein Vanillepulver hattest.

Über Nacht in den Kühlschrank stellen. Am Morgen gut durchrühren und mit einem Klacks Nussbutter oder Joghurt und unserem Gewürz-Digestiv-Kompott (siehe Seite 191) oder mit frischem Obst nach Wahl abrunden.

Für Porridge:
75 g Hafertraum-Mix mit 375 ml Milch nach Wahl in einen kleinen Topf geben und auf mittlerer Stufe erhitzen. Unter häufigem Rühren etwa 5 Minuten lang, oder bis der Brei dick und cremig ist, kochen.

Nach Belieben mit Ahornsirup süßen oder einen Spritzer Vanilleextrakt beigeben, falls du für die Trockenmischung kein Vanillepulver hattest.

In eine Schale geben und mit einem Klacks Nussbutter oder Joghurt und unserem Gewürz-Digestiv-Kompott (siehe Seite 191) oder frischem Obst nach Wahl abrunden.

Das Beste aus beiden Welten:
Für den cremigsten Porridge aller Zeiten den Hafertraum-Mix über Nacht einweichen, in der Früh erwärmen und mit weiteren Zutaten abrunden.

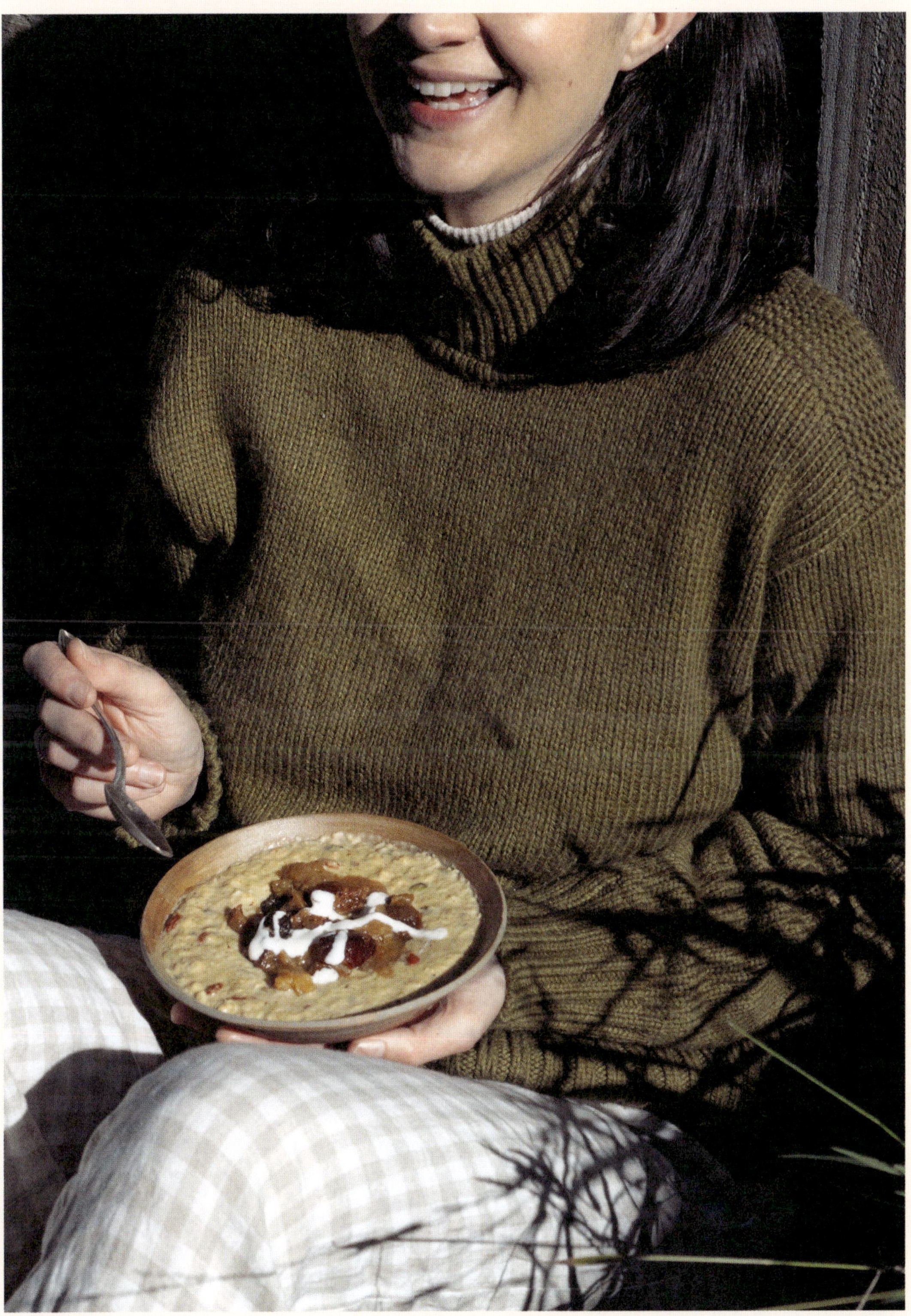

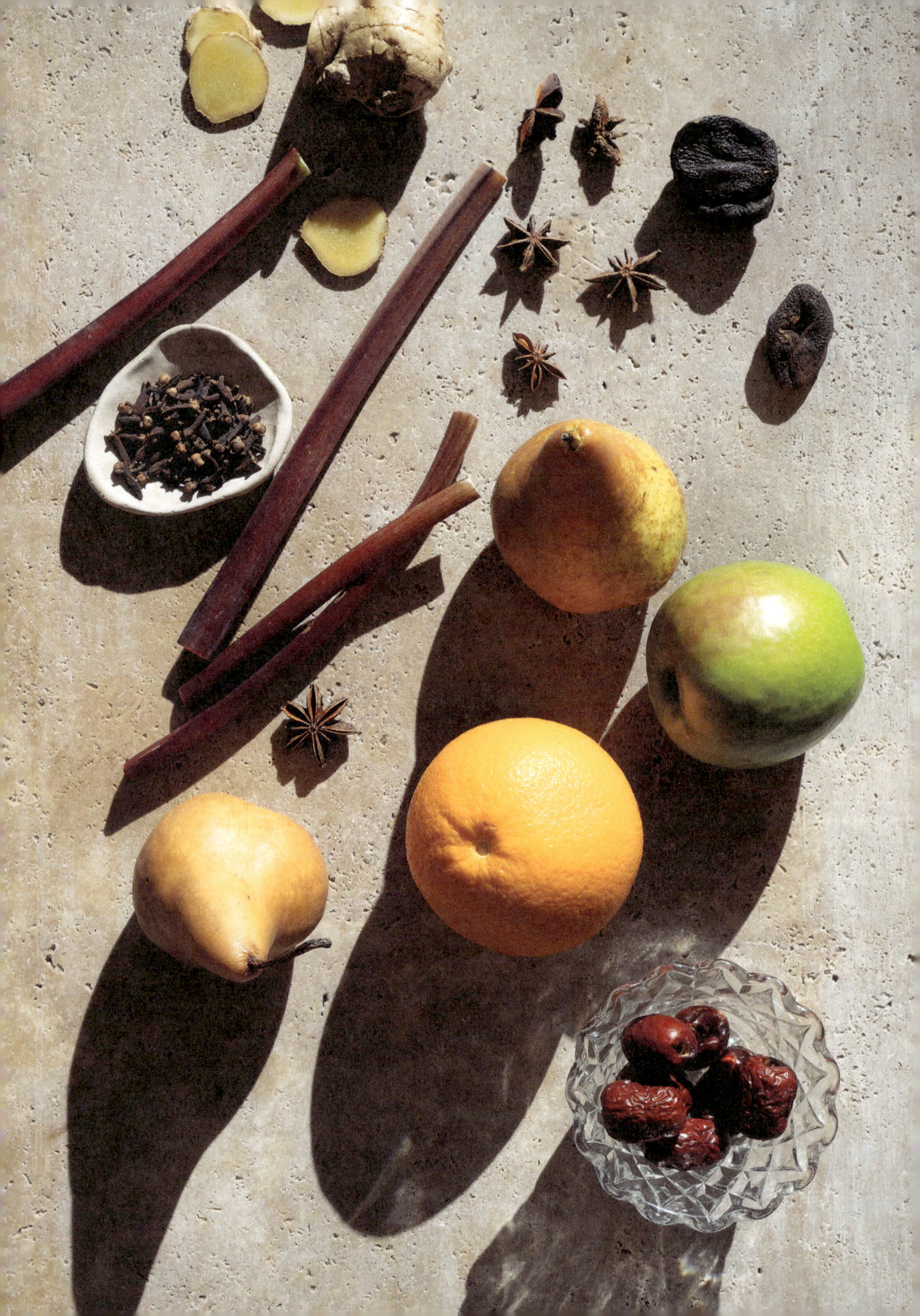

GEWÜRZ-DIGESTIV-KOMPOTT

FÜR 4–8 PERSONEN

3 Granny-Smith-Äpfel, geschält und in 3 cm große Stücke geschnitten
3 Birnen, geschält und in 3 cm große Stücke geschnitten
6–8 Stangen Rhabarber, ohne Blätter, in 3 cm große Stücke geschnitten
200 g (ca. 18 Stück) Dörrpflaumen, halbiert und entkernt
100 g (ca. 16 Stück) getrocknete Aprikosen, halbiert
50 g (ca. 16) Chinesische Datteln
1 daumengroßes Stück Ingwer, geschält und in Scheiben geschnitten
2 Zimtstangen
2 Stück Sternanis
1 unbehandelte Bio-Orange, die Schale in dicke Streifen geschnitten, der Saft ausgepresst
ein paar in die Orangenschale gedrückte Gewürznelken

Hier ist das perfekte Rezept für deinen Darm! Wenn du etwas nachhelfen musst, damit sich die Dinge da unten in Bewegung setzen, ist dieses aromatische, mit wärmenden Gewürzen verfeinerte Kompott voll ballaststoffreichem Obst genau das Richtige.

Nach der Geburt wird es dir gut tun und den ersten Stuhlgang im Wochenbett fördern. Auch für die Kleinen ist es ein wunderbares Mittel gegen Verstopfung. Achte bei Kindern nur darauf, dass du vorher alle ganzen Gewürze entfernst, damit sich dein Kind nicht daran verschluckt.

Obst und Gewürze in einen großen Topf geben. Den Orangensaft, die Orangenschale und 500 ml Wasser hinzufügen. Das Obst wird anfangs nicht vollständig bedeckt sein, beim Kochen taucht es aber immer mehr in den eigenen Saft ein.

Auf hoher Stufe aufkochen lassen. Die Hitze reduzieren und 10–15 Minuten lang köcheln lassen, gelegentlich umrühren. Die oberen Obststücke in den köstlichen Saft drücken.

Den Herd ausschalten und 10–15 Minuten lang stehen lassen. Das Obst wird noch weicher, während es auskühlt.

Das ausgekühlte Kompott in einen Glasbehälter geben. Im Kühlschrank bis zu 2 Wochen haltbar. Man kann es auch wunderbar einfrieren. Mit dem Hafertraum-Porridge, den Overnight Oats oder mit Joghurt und Nüssen genießen.

Tipp: Den Rhabarber kannst du außerhalb der Saison auch durch einen zusätzlichen Apfel und eine Birne ersetzen.

KLEINES, TOLLES SUPERBROT

FÜR 10–15 SCHEIBEN

190 g kernige (Porridge-) Haferflocken
180 g Mandeln
100 g Walnüsse
80 g Kürbiskerne
40 g Hanfsamen
40 g geschroteter Leinsamen
40 g Chiasamen
50 g (4 EL) Flohsamenschalen
1 ½ TL Salz
3 EL Olivenöl
1 EL Ahornsirup

Die Idee für dieses Brot stammt von keiner geringeren als Sarah Britton von My New Roots, *die seitdem unzählige Abwandlungen dieses weizenfreien und ballaststoffreichen Brots inspiriert hat. In unsere Version haben wir unser geliebtes Hanf-, Chia- und Leinsamen-Trio aufgenommen, außerdem Kürbiskerne und ganz viele Mandeln.*

Die Haferflocken und Flohsamenschalen machen es zur perfekten ersten Mahlzeit nach der Geburt. Iss es einfach so – getoastet und mit Butter bestrichen – oder pack für eine gehaltvollere Mahlzeit Hummus, Tomaten und Avocado drauf. Hafer ist ein Galaktagogum, das heißt, es fördert die Milchproduktion, und Flohsamenschalen halten die Verdauung in Gang, und das ist – wie wir in Kapitel 3 besprochen haben – wichtig für den ersten Stuhlgang nach der Geburt!

Eine 10 cm × 20 cm große Kasten-Backform mit Backpapier auslegen.

Die trockenen Zutaten in einer großen Schüssel vermischen. Das Olivenöl und den Ahornsirup sowie 500 ml Wasser hinzufügen und gut verrühren. In die mit Backpapier ausgelegte Form geben und fest andrücken, die Oberfläche mit der Rückseite eines Löffels glätten. Über Nacht in den Kühlschrank stellen.

Am nächsten Tag den Backofen auf 200 °C vorheizen.

Das Brot in der Kasten-Backform in den vorgeheizten Backofen stellen und 30 Minuten lang backen. Aus dem Backofen nehmen, das Brot aus der Form heben, das Backpapier entfernen und das Brot mit der Unterseite nach oben direkt auf das Backgitter im Ofen legen.

30–40 Minuten lang weiterbacken. Wenn es fertig ist, sollte es beim Darauf-Klopfen hohl klingen.

Auskühlen lassen, dann in Scheiben schneiden.

Obwohl das Brot durchgebacken ist, empfehlen wir, jede Scheibe vor dem Essen noch zu toasten. Das bringt die wunderbaren Aromen der vielen Nüsse und Samen noch besser zur Geltung.

In einem luftdichten Behälter bis zu einer Woche lang haltbar. Man kann das Brot auch sehr gut einfrieren, denk aber daran, es vorher in Scheiben zu schneiden.

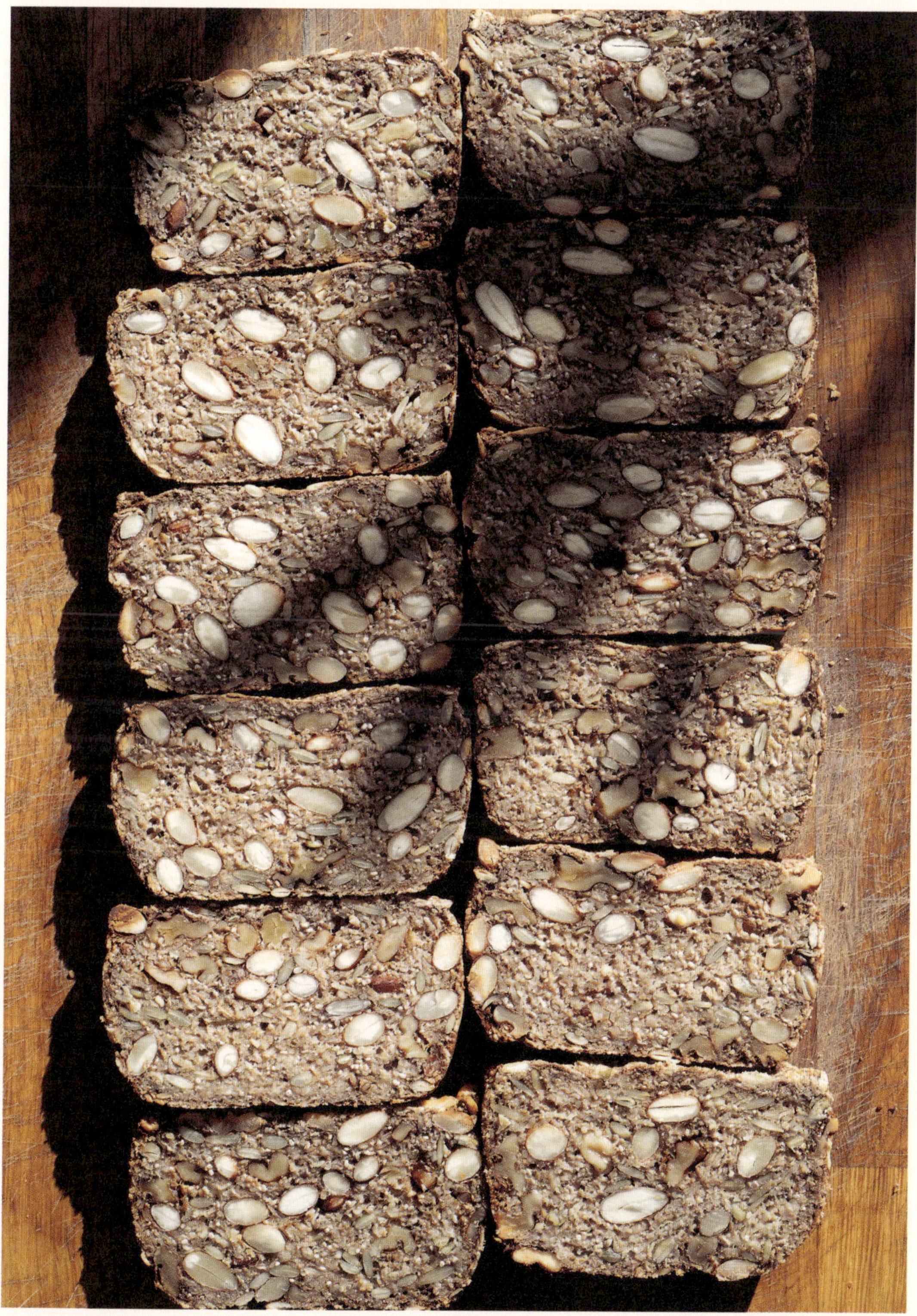

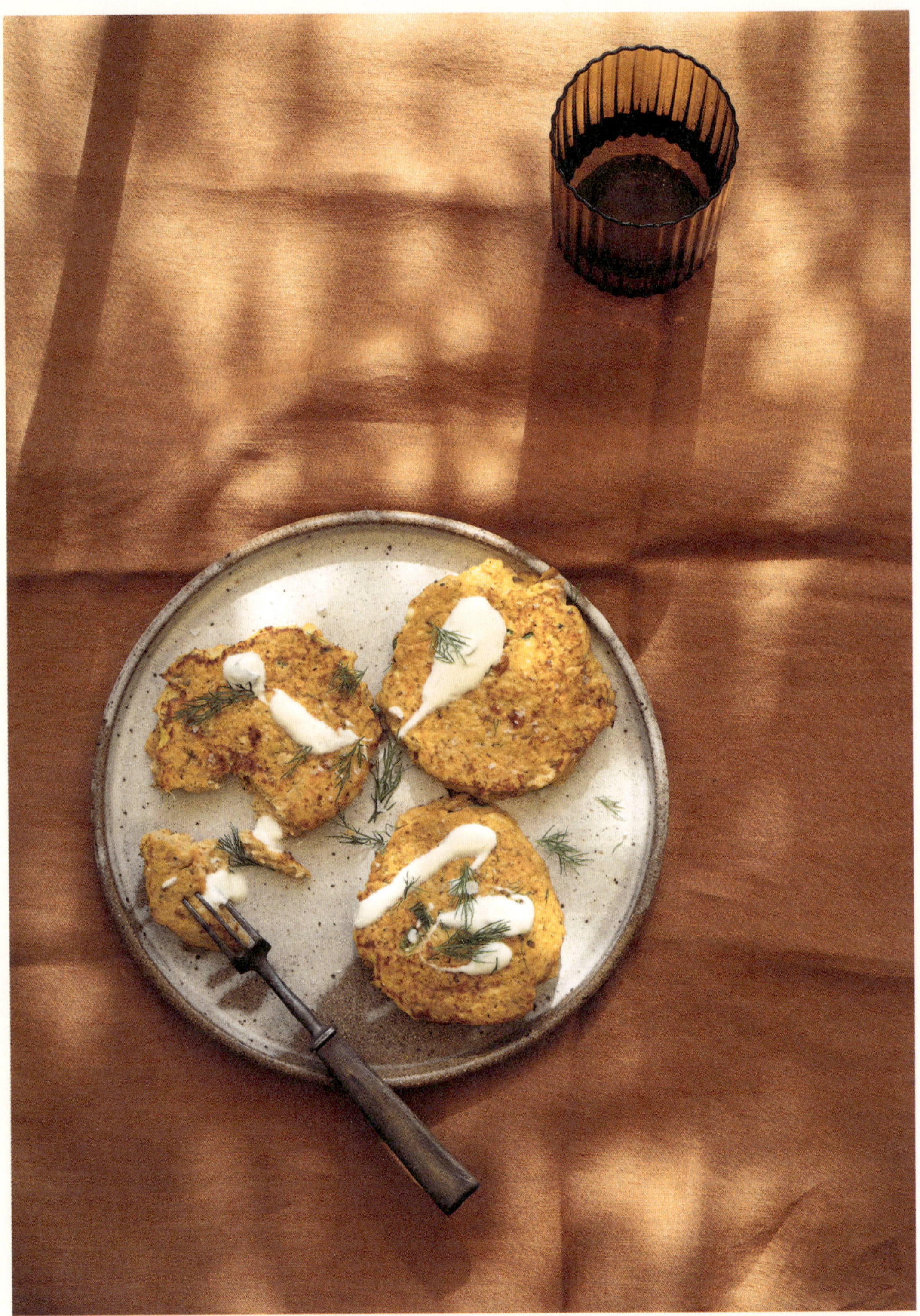

SÜSSKARTOFFEL-LACHS-FRIKADELLEN

FÜR 15 HANDTELLER-GROSSE FRIKADELLEN

500 g (etwa 1 mittelgroße) Süßkartoffel, in Stücke geschnitten, weich gekocht und abgetropft
500 g Wildlachs, zerstampft
3 Eier
25 g gemahlene Mandeln
2 EL frischer Dill oder Kräuter nach Wahl (wir lieben Koriandergrün und glatte Petersilie)
3 (ca. 30 g) Frühlingszwiebeln, in feine Ringe geschnitten
1 EL unbehandelte Bio-Zitronenschale
1 TL Meersalz
Olivenöl oder Ghee zum Braten

Zum Servieren:
Zitronensaft
Zaziki
Kräuter zum Garnieren

Mit diesen Fischfrikadellen versorgst du dein Gehirn und deinen Hormonhaushalt im Wochenbett mit vielen gesunden Fetten. Statt Lachs kannst du auch anderen, nachhaltig gefangenen Fisch wie Makrelen oder Sardinen verwenden. Dies ist eine der einfachsten, schmackhaftesten und nährstoffreichsten Arten, Fisch zu essen: Die Frikadellen enthalten eine Menge DHA, dazu noch Kalzium, wenn man die Gräten drinlässt, sowie Ballaststoffe von der Süßkartoffel und durch die Eier und Mandeln noch extra Proteine. Man kann sie wunderbar einfrieren, deshalb ist es empfehlenswert, sie in der Schwangerschaft vorzubereiten, damit du sie dann als neue Mama aufwärmen kannst, wenn du Kraft tanken musst, aber weder Zeit noch Energie zum Kochen hast.

Alle Zutaten in einer großen Schüssel vermengen und mit einer Gabel zerdrücken. Mit Pfeffer abschmecken. Das Lachsgemisch zu handtellergroßen Frikadellen formen.

1 EL Olivenöl oder Ghee in einer Pfanne auf mittlerer Stufe erhitzen. Die Frikadellen portionsweise, je Seite etwa 3 Minuten lang, in der Pfanne braten.

Mit einem Spritzer Zitronensaft und etwas Zaziki servieren.

Im Kühlschrank bis zu 4 Tage, im Gefrierschrank bis zu 4 Wochen lang haltbar. Zum Auftauen und Erwärmen bei niedriger bis mittlerer Hitze mit etwas Ghee in eine Pfanne legen oder in die Mikrowelle geben.

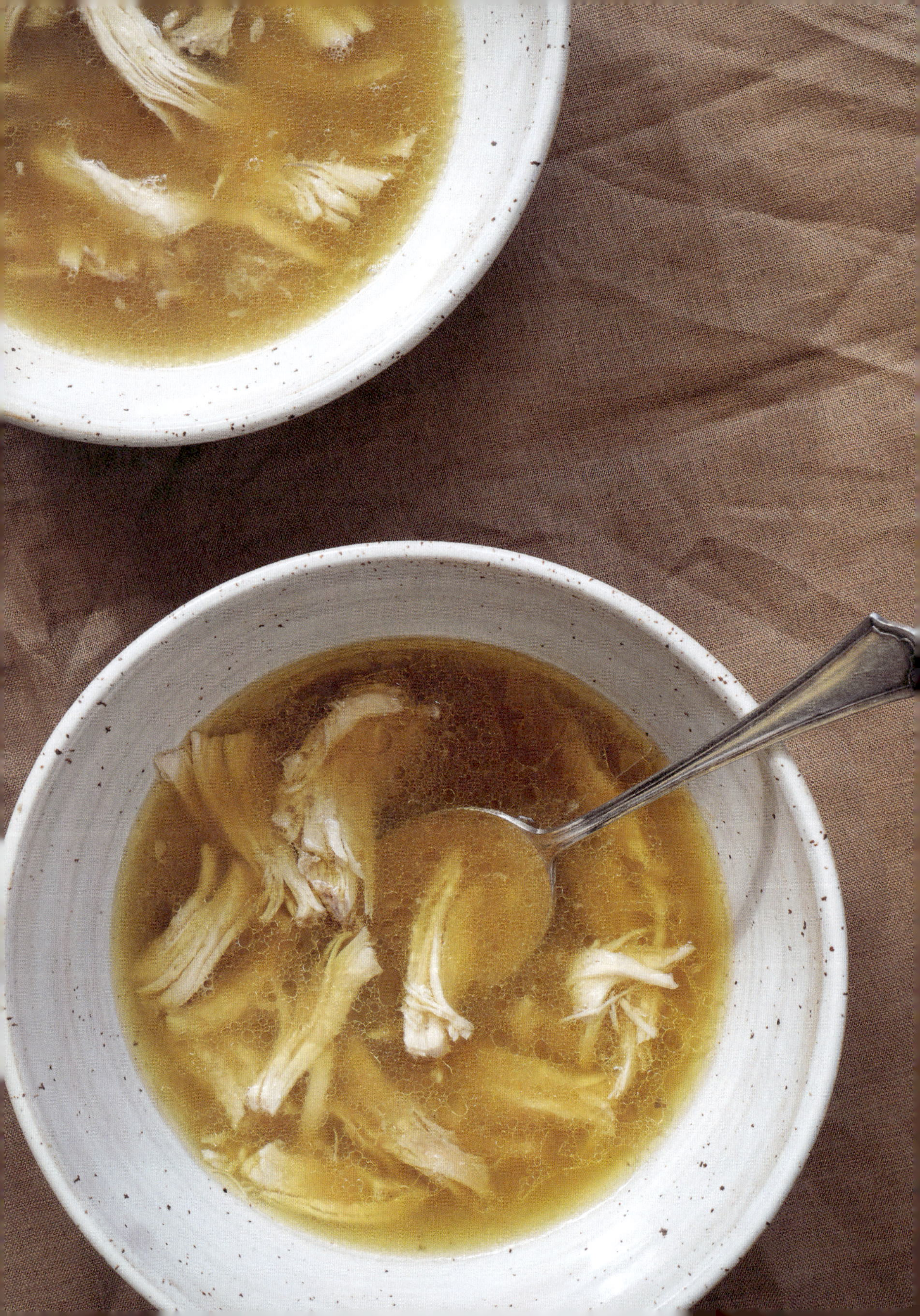

HIMMLISCHE HÜHNERBRÜHE

FÜR 2,5 LITER

1 ganzes Bio-Huhn
2 Karotten, in große Stücke geschnitten
2 Stangen Sellerie, in große Stücke geschnitten
1 mittelgroße Zwiebel, halbiert und geschält
4 Knoblauchzehen
50 g (ein etwa daumengroßes Stück) Ingwer, in Stücke geschnitten
1 Zimtstange
2 Lorbeerblätter
1 TL schwarze Pfefferkörner
¼ TL Cayennepfeffer
ca. 3 l Wasser

Dieses Rezept ist so einfach, dass du es sogar mit halb geschlossenen Augen hinbekommst – und das tun im frühen Wochenbett viele Mütter, die wir kennen, tatsächlich! Dadurch, dass für diese Brühe ein ganzes Huhn verwendet wird, bekommst du auch noch viel gekochtes Fleisch, das du in den kommenden Tagen für das Mittag- oder Abendessen verwenden kannst.

Die Brühe enthält viel Kollagen, Vitamine und Mineralien sowie die Aminosäuren Glycin und Arginin, die entzündungshemmend wirken und sowohl die hormonelle Gesundheit als auch den Genesungsprozess von Haut, Muskeln und Gelenken unterstützen.

Zuerst das ganze Huhn und dann alle anderen Zutaten in einen großen, dickbodigen Suppentopf geben, Wasser dazugießen, bis es etwa 5 cm über dem Huhn steht.

Zum Kochen bringen, dann abdecken und bei niedriger Hitze 5–6 Stunden lang köcheln lassen, bis sich das Fleisch vom Knochen löst.

Vom Herd nehmen und das Huhn mit einer Zange oder mit Gabeln vorsichtig aus dem Topf heben. Das Fleisch von den Knochen lösen. Die Knochen wegwerfen; das Fleisch ist im Kühlschrank 4 Tage lang haltbar.

Die Brühe durch ein Metallsieb in eine große Schüssel abseihen, etwas abkühlen lassen, dann die Brühe in Glasflaschen oder -gefäße füllen. Heiß servieren, entweder pur oder mit dem ausgelösten Hühnerfleisch.

Im Kühlschrank ist die Brühe bis zu 2 Tage, im Gefrierschrank bis zu 3 Monate lang haltbar.

Hinweis:
Wenn du die Brühe einfrieren willst, solltest du die Gläser nicht ganz voll machen. So verhinderst du, dass das Glas platzt, wenn sich die Flüssigkeit beim Gefrieren ausdehnt.

MAGISCHE HEILBRÜHE

FÜR CA. 3 LITER

1 Zwiebel mit Schale, in Viertel geschnitten
1 Karotte, in große Stücke geschnitten
1 Stange Sellerie mit Blättern, in große Stücke geschnitten
50 g (ein etwa daumengroßes Stück) Ingwer, in Scheibchen geschnitten
6–8 Knoblauchzehen, geschält
10 g getrockneter Seetang (Wakame oder Kelp)
5–6 getrocknete Shiitake-Pilze (etwa 10 g)
5–6 Chinesische Datteln (Jujube)
1 EL Goji-Beeren
1 Stiel Zitronengras, längs halbiert
1 Zimtstange
3 Stück Sternanis
1 EL Koriandersamen
1 EL weiße Pfefferkörner
1 ½ TL Salz
1 TL Miso-Paste zum Servieren

Diese Brühe enthält lauter Zutaten, die den Körper wärmen, Heilungsprozesse anregen und das Immunsystem stärken. Sie vereint einen maximalen Nährwert mit leichter Verdaulichkeit und ist leicht genug, um sie aus einer Tasse zu trinken. Auch wenn du gerade keinen Appetit hast, bist du so dennoch mit vielen wertvollen Nährstoffen versorgt. Indem du Nudeln und Gemüse dazugibst, wie z. B. unser 5-Minuten-Nudelrezept *auf S. 209**, kannst du die Brühe sättigender machen.*

Alle Zutaten in einen großen Kochtopf geben, 4 Liter Wasser dazugießen und zum Kochen bringen. Auf niedrige Stufe zurückschalten und zugedeckt 2 Stunden lang köcheln lassen.

Vom Herd nehmen und auskühlen lassen, dann durch ein Sieb in einen anderen, großen Topf seihen. Die Brühe in Gläser abfüllen.

Zum Servieren einen Teelöffel Miso-Paste in eine Tasse geben. Etwas warme Brühe daraufgießen und verrühren, bis sich die Miso-Paste aufgelöst hat, dann die Tasse mit Brühe auffüllen.

Die übrige Brühe in einem Glasbehälter aufbewahren, im Kühlschrank ist sie bis zu einer Woche oder im Gefrierschrank bis zu 3 Monate lang haltbar.

Hinweis:
Wenn du die Brühe einfrieren willst, solltest du die Gläser nicht ganz voll machen. So verhinderst du, dass das Glas platzt, wenn sich die Flüssigkeit beim Gefrieren ausdehnt.

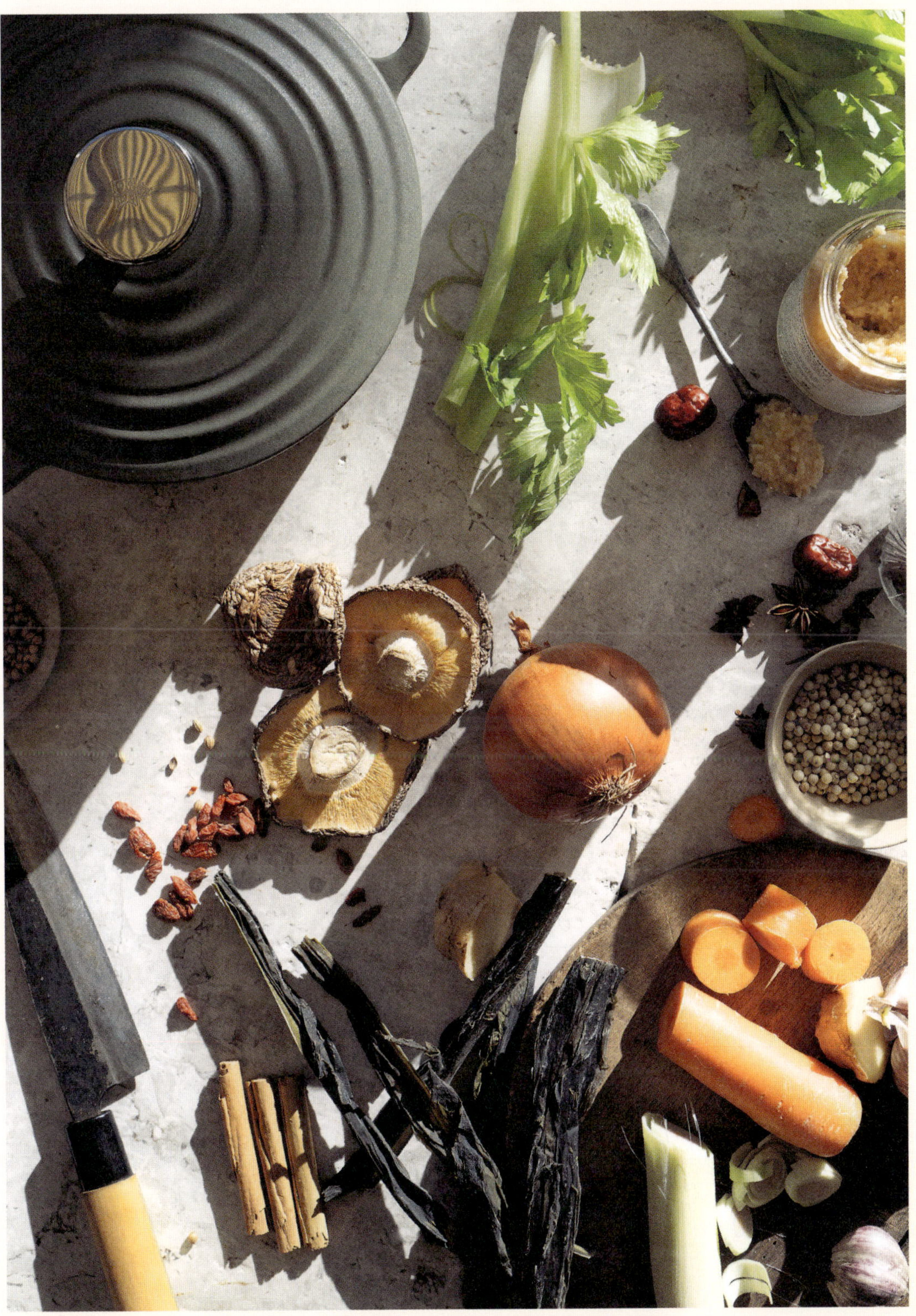

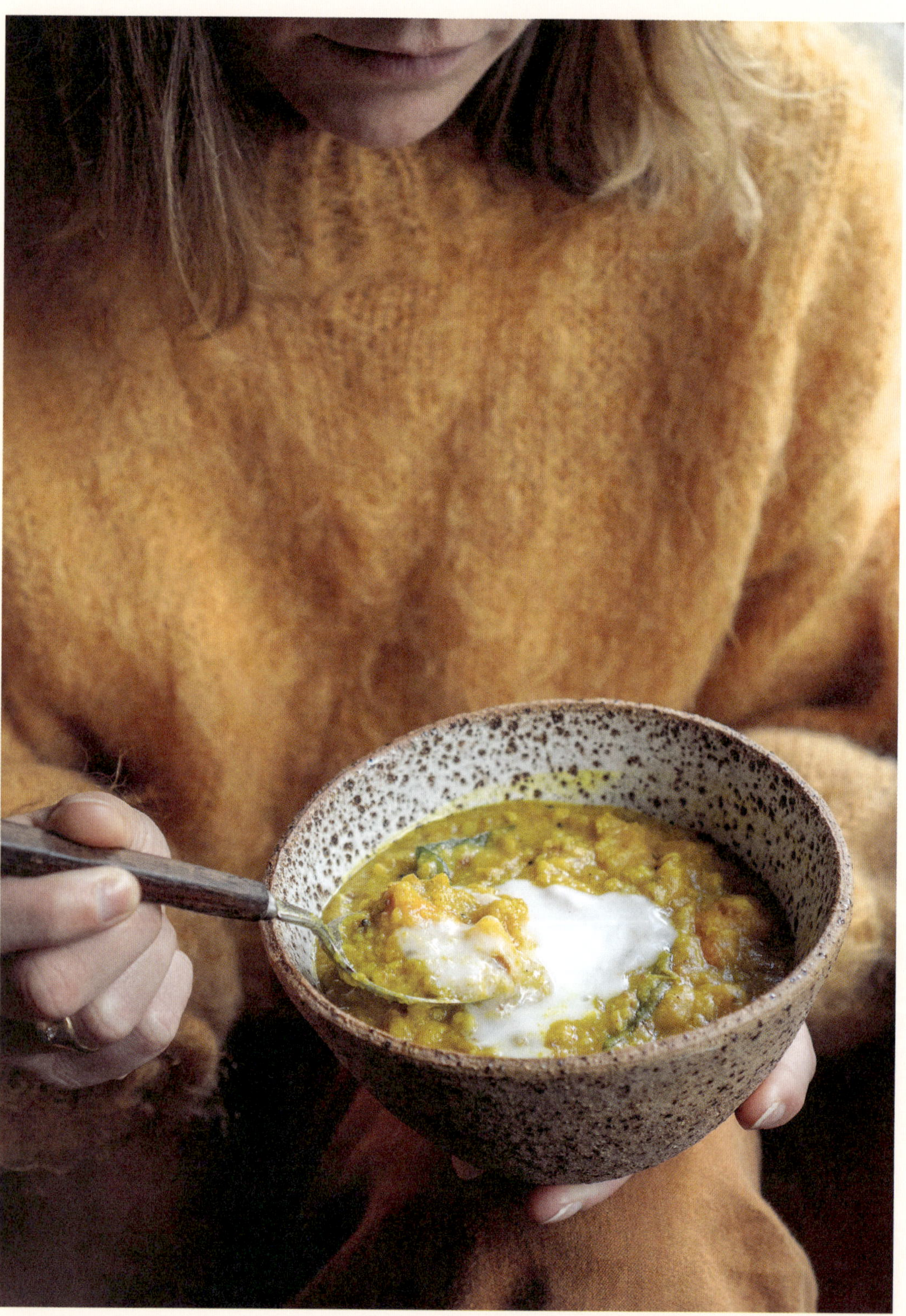

GOLDENES DAL

FÜR 4–6 PERSONEN

Für die Gewürzmischung:
1 geh. EL Kreuzkümmel (ganz)
1 geh. EL gemahlener Koriander
1 geh. EL gemahlene Kurkuma
1 geh. EL Fenchelsamen
1 TL gelbe Senfkörner
1 TL gemahlene Bockshornklee-samen
½ TL schwarzer Pfeffer, frisch gemahlen
½ TL Asafoetida (Hing-Pulver)
½ TL gemahlener Zimt
1 Zweig Curry-Blätter

Für das Dal:
4 EL Kokosöl oder Ghee
1 Zwiebel, gewürfelt
30 g frischer Ingwer, geschält und gehackt
3 Knoblauchzehen, gehackt
2 TL Meersalz
200 g getrocknetes Mung Dal, abgespült oder über Nacht eingeweicht, abgetropft
550 g Süßkartoffel, in 1 cm große Würfel geschnitten

Zum Servieren:
gedämpfter Basmati-Reis oder indisches Fladenbrot
ungesüßter Naturjoghurt oder Kokosjoghurt (optional)
indisches Chutney (optional)

Nichts ist so wärmend und wohltuend wie ein köstlicher Teller Dal. Wir finden, dass Dal für das Wochenbett eines der besten Gerichte überhaupt ist. Es fühlt sich wie die herzliche Umarmung eines:r alten Freund:in an, und die Kombination aus leicht verdaulichen Mungbohnen und heilkräftigen Gewürzen machen es selbst für den empfindlichsten Darm zur Wohltat.

Alle Gewürze in einer kleinen Schale vermischen.

2 EL des Kokosöls (oder Ghee) auf mittlerer Stufe in einem großen Topf erhitzen.

Die Zwiebel und den Ingwer hinzugeben und etwa 5 Minuten lang anbraten, bis die Zwiebel bräunlich sind. Knoblauch und Salz hinzugeben und nach einer Minute das abgetropfte Dal hinzufügen, für eine weitere Minute braten.

Die Süßkartoffelstücke und 1 Liter Wasser hinzufügen, umrühren und aufkochen lassen. Auf niedrige Stufe zurückschalten und 30 Minuten köcheln lassen, gelegentlich umrühren. Wenn nötig, gegen Ende der Kochzeit noch 250 ml Wasser hinzufügen, um die gewünschte Konsistenz zu erzielen.

Das restliche Öl (oder Ghee) in einer großen Pfanne erhitzen. Die Curryblätter und Gewürze hinzufügen und etwa eine Minute lang unter ständigem Rühren anbraten, bis die Blätter duften und knusprig sind und die Gewürze zu knistern beginnen.

Die Gewürzmischung über das Dal gießen und einrühren.

Das Dal in Schalen füllen und mit Basmati-Reis oder indischem Fladenbrot servieren.

Mit Joghurt und/oder einem Löffel indischem Chutney (optional) abrunden.

Im Kühlschrank ist das Dal ein paar Tage lang haltbar, und es eignet sich sehr gut zum Einfrieren. Beim Aufwärmen muss möglicherweise Wasser hinzugefügt werden, denn beim Abkühlen wird das Dal wesentlich dicker.

Tipp: Du kannst den ungekochten Basmati-Reis auch gemeinsam mit dem Mung Dal einweichen und ihn mit einem extra TL Salz und einem zusätzlichen Liter Wasser zur gleichen Zeit wie den Mung Dal hinzufügen. Voilà: Jetzt hast du Kitchari, ein wärmendes ayurvedisches Gericht, das in der Wochenbettzeit sehr beliebt ist.

MAMA GOODNESS SUPERGRÜNE LINSENSUPPE

FÜR 4–6 PERSONEN

3 EL Olivenöl
1 Zwiebel, fein gehackt
3 Karotten, gewürfelt
3 Stangen Sellerie, fein gehackt
3 große oder 5 kleine Knoblauchzehen, fein gehackt
2 EL Kreuzkümmel (ganz)
1 TL gemahlener Bockshornklee
370 g schwarze Beluga-Linsen, über Nacht eingeweicht
1 l Fond/Brühe
250 g gefrorenes Blattgemüse (wir verwenden Grünkohl)

Zum Servieren:
1 Spritzer Zitronensaft
getoastetes Sauerteigbrot (optional)
kleines, tolles Superbrot (S. 192, optional)

Diese Suppe steht seit 2019, dem Gründungsjahr von Mama Goodness, auf unserer Speisekarte. Sie ist bei Erwachsenen und Kindern gleichermaßen beliebt, und oft erreichen uns Nachrichten von glücklichen Eltern, die uns dafür danken, dass wir ihren Kindern grünes Gemüse schmackhaft gemacht haben. Wie bei jeder Suppe liegt der Schlüssel zum besten Geschmack in der Verwendung der besten Brühe, die du auftreiben kannst, oder vielleicht hast du sogar hausgemachte Hühnerbrühe da. Wir verwenden in diesem Rezept gefrorenes Blattgemüse, weil es alle Nährstoffe enthält, ohne dass es gewaschen und geschnitten werden muss; natürlich kannst du aber auch frisches Blattgemüse (das lieben wir noch mehr) verwenden, wenn du die Zeit und Energie dazu hast.

Das Öl in einem großen Topf bei mittlerer Stufe erhitzen, die Zwiebel hinzugeben und weitere 5–10 Minuten anschwitzen lassen, bis sie weich, aber nicht braun ist. Karotten und Sellerie hinzugeben und weitere 5–10 Minuten garen, bis alles weich und leicht gebräunt ist.

Den Knoblauch, Kreuzkümmel und Bockshornklee hinzugeben und etwa 2 Minuten weiterbraten, bis alles aromatisch duftet.

Die Linsen abtropfen lassen und zusammen mit der Brühe und 500 ml Wasser hinzugeben. Aufkochen und 20 Minuten lang köcheln lassen, bis sich die Linsen mit einem Holzlöffel am Kochtopfrand leicht zerdrücken lassen.

Wenn die Linsen gar sind, das Blattgemüse hinzufügen und für weitere 5–10 Minuten kochen, dann vom Herd nehmen. Mit Salz und frisch gemahlenem Pfeffer abschmecken.

Mit einem Spritzer frischem Zitronensaft und nach Belieben mit einem Stück getoastetem Sauerteigbrot oder unserem kleinen, tollen Superbrot (S. 192) servieren.

In einem luftdicht verschlossenen Behälter ist die Suppe im Kühlschrank bis zu 5 Tage, im Gefrierschrank bis zu 3 Monate lang haltbar.

Abbildung auf den Seiten 204–205 von unten links nach rechts: Kürbis-Kokos-Eintopf, gebratene Blumenkohl-Suppe, Mama Goodness supergrüne Linsensuppe.

KÜRBIS-KOKOS-EINTOPF

FÜR 4–6 PERSONEN

3 EL Kokosöl oder Ghee
1 Zwiebel, gewürfelt
50 g frischer Ingwer, geschält und in kleine Streifen geschnitten
3–4 Knoblauchzehen, fein gehackt
4 Kaffir-Limettenblätter, in schmale Streifen geschnitten
1 kg Kent-Kürbis (oder Hokkaido), geschält und in mundgerechte Stücke geschnitten
400 ml Kokosmilch aus der Dose
400 ml Gemüse- oder Hühnerbrühe
250 g Tempeh, zerbröckelt
1–2 Bund Pak Choi, gewaschen und in mundgerechte Stücke geschnitten

Zum Servieren:
gekochter Quinoa oder Reis
Natur- oder Kokosjoghurt
Koriandergrün

Wenn du noch nie Tempeh probiert hast, dann ist dieses Rezept ein guter Anfang. Es wird aus fermentierten Sojabohnen hergestellt, ist eine ausgezeichnete magere Proteinquelle und enthält Präbiotika, die zur Gesundheit der Darmflora beitragen. Falls dich das noch immer nicht überzeugt, kannst du das Tempeh auch durch Tofu, Huhn, Fisch oder Rindfleisch ersetzen, auch damit wird dieser Eintopf ein Gedicht.

Das Kokosöl (oder das Ghee) auf mittlerer bis hoher Stufe in einem großen Topf erhitzen. Die Zwiebel und den Ingwer hinzugeben und anbraten, bis die Zwiebel glasig und leicht gebräunt ist.

Den Knoblauch und die Kaffir-Limettenblätter hinzufügen und unter ständigem Rühren weiterbraten, bis sie duften. Die Kürbisstücke hinzugeben und eine Minute schwenken.

Kokosmilch, Brühe und Tempeh hinzufügen. Aufkochen lassen, dann auf niedriger Flamme unter gelegentlichem Rühren 20 Minuten köcheln lassen. Wenn der Kürbis weich ist und sich an den Kanten auflöst, den Pak Choi hinzufügen und verrühren, bis er zusammenfällt. 3 Minuten lang köcheln lassen (länger bei gefrorenem Pak Choi).

Wenn nötig, mit Salz (falls die Brühe nicht schon salzig genug ist) und Pfeffer abschmecken.

Mit gekochtem Quinoa oder Reis sowie mit Joghurt und Koriandergrün garniert, sofort servieren.

Im Kühlschrank bis zu 4 Tage lang haltbar.

Hinweis:
Auf dem umseitigen Foto von diesem Eintopf haben wir den Pak Choi vergessen – ups! Du kannst ihn mit oder ohne zubereiten, er ist so oder so köstlich.

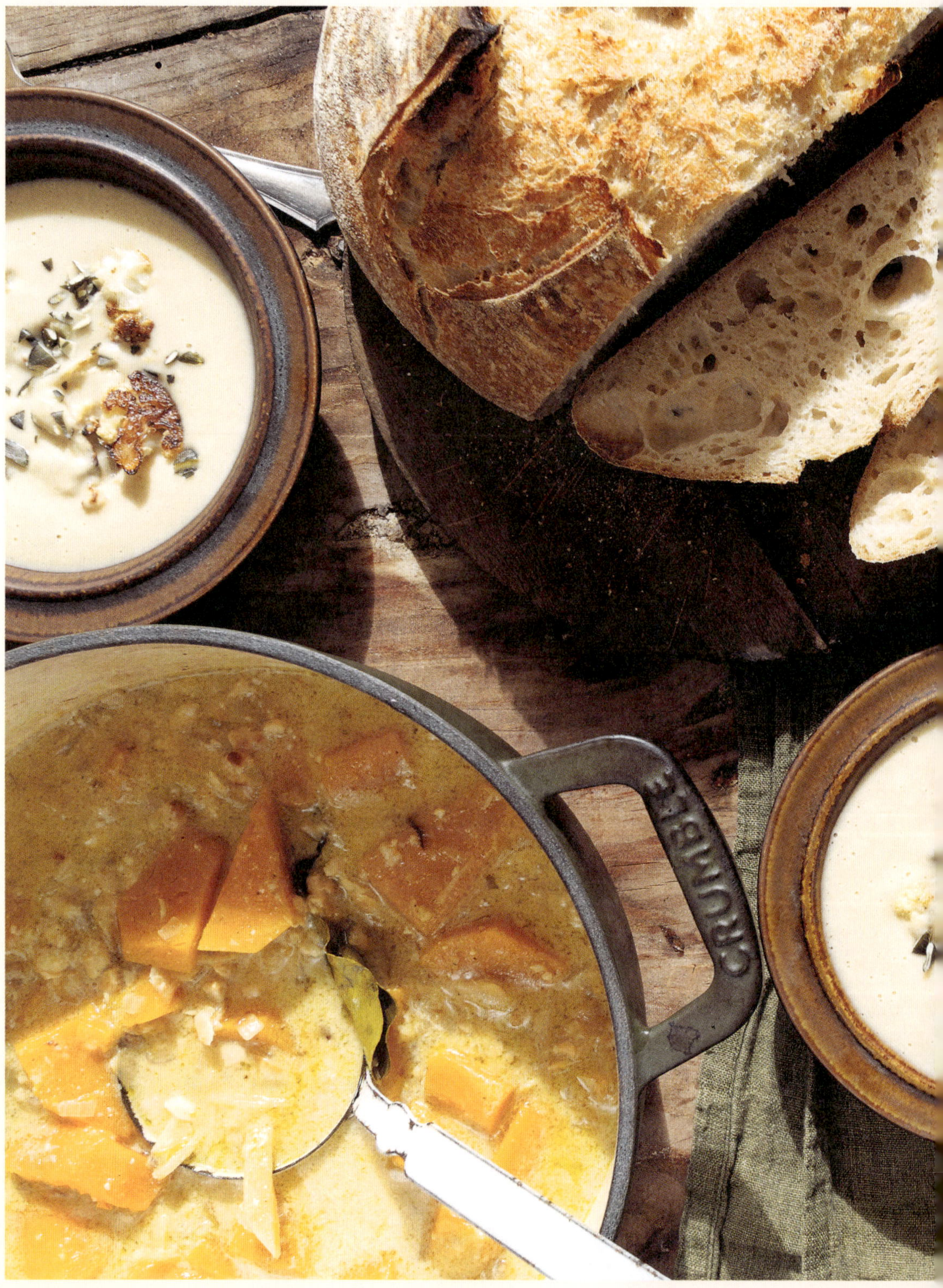
CRUMBLE

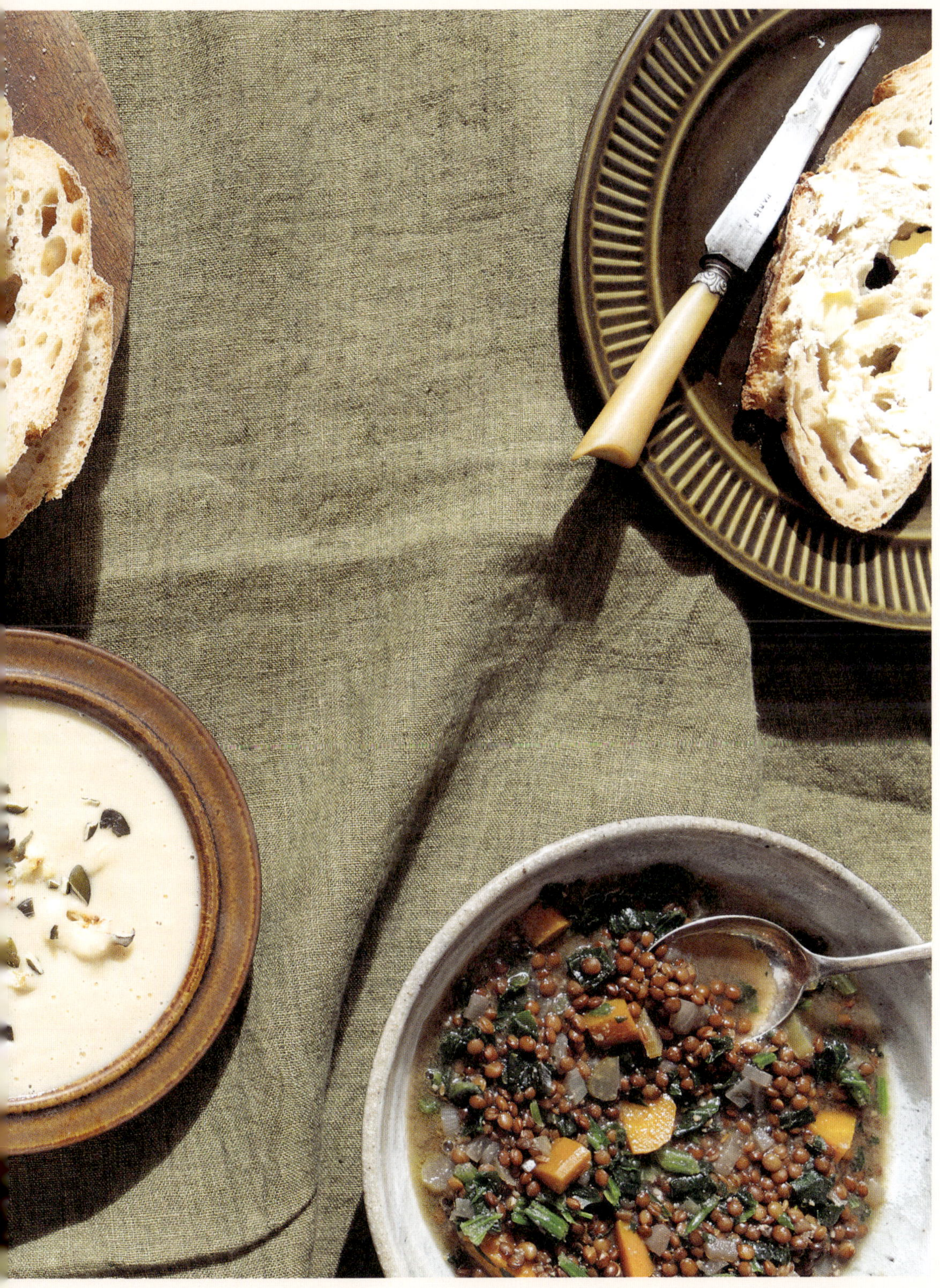

GERÖSTETE BLUMENKOHL-SUPPE

FÜR 4–6 PERSONEN

1 großer (900 g) Blumenkohl, in mundgerechte Röschen geschnitten
1 mittelgroße Zwiebel, geschält und in Achtel geschnitten
4 Knoblauchzehen (mit Schale)
½ TL Meersalz
1 TL gemahlener Kreuzkümmel
2–3 EL Olivenöl
400 g Cannellini-Bohnen aus der Dose, abgetropft und gespült
1 l Hühner- oder Gemüsebrühe
zum Garnieren: geröstete Kürbiskerne
zum Servieren: getoastetes Sauerteigbrot

Diese köstliche Cremesuppe ist ein bisschen trügerisch, weil man sie nicht in einem Topf kocht! Stattdessen wird das Gemüse im Backofen gegart und dann mit einer Dose Bohnen und herzhafter Brühe im Mixer püriert.

Blumenkohl gehört zur Familie der Kreuzblütler, welche die Leber und den Hormonhaushalt unterstützen. Die Cannellini-Bohnen sorgen für eine cremige Konsistenz und versorgen deinen Körper mit Proteinen und Ballaststoffen. Alle unsere Wochenbett-Klient:innen bekommen diese Suppe von uns serviert, und sie alle verputzen sie im Nu!

Den Backofen auf 220 °C vorheizen.

Die Blumenkohlröschen mit den Zwiebelstücken und den Knoblauchzehen in eine große Schüssel geben. Salz, Kreuzkümmel und einen guten Schuss Olivenöl hinzufügen. Vermischen, bis die Blumenkohlröschen mit dem Öl und den Gewürzen benetzt sind.

Alles auf ein Backblech geben und im Backofen 30 Minuten lang backen. Nach der halben Backzeit umrühren, damit alles gleichmäßig durchgegart wird. 10 Minuten abkühlen lassen.

Die Hälfte des gegarten Blumenkohls, alle Zwiebelstücke und alle Knoblauchzehen (die Schale zuerst entfernen) sowie die Bohnen und die abgekühlte Brühe in einen Mixer geben.

Auf hoher Stufe cremig pürieren, dann die übrigen Blumenkohlröschen einrühren. Mit Salz abschmecken.

Mit gerösteten Kürbiskernen garnieren und mit getoastetem Sauerteigbrot servieren.

Tipp: Dieses Gericht schmeckt auch auf gekochten Nudeln vorzüglich!

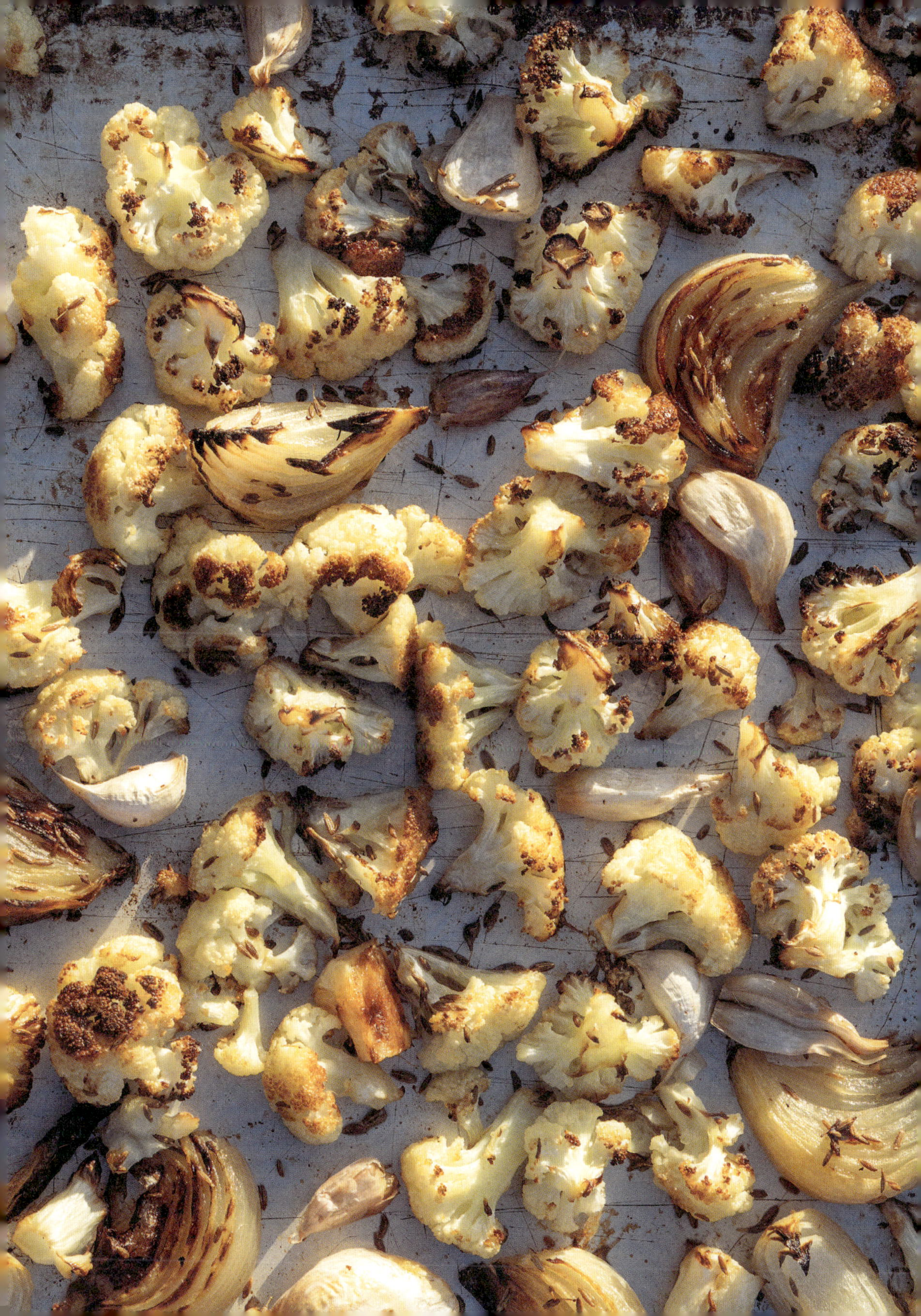

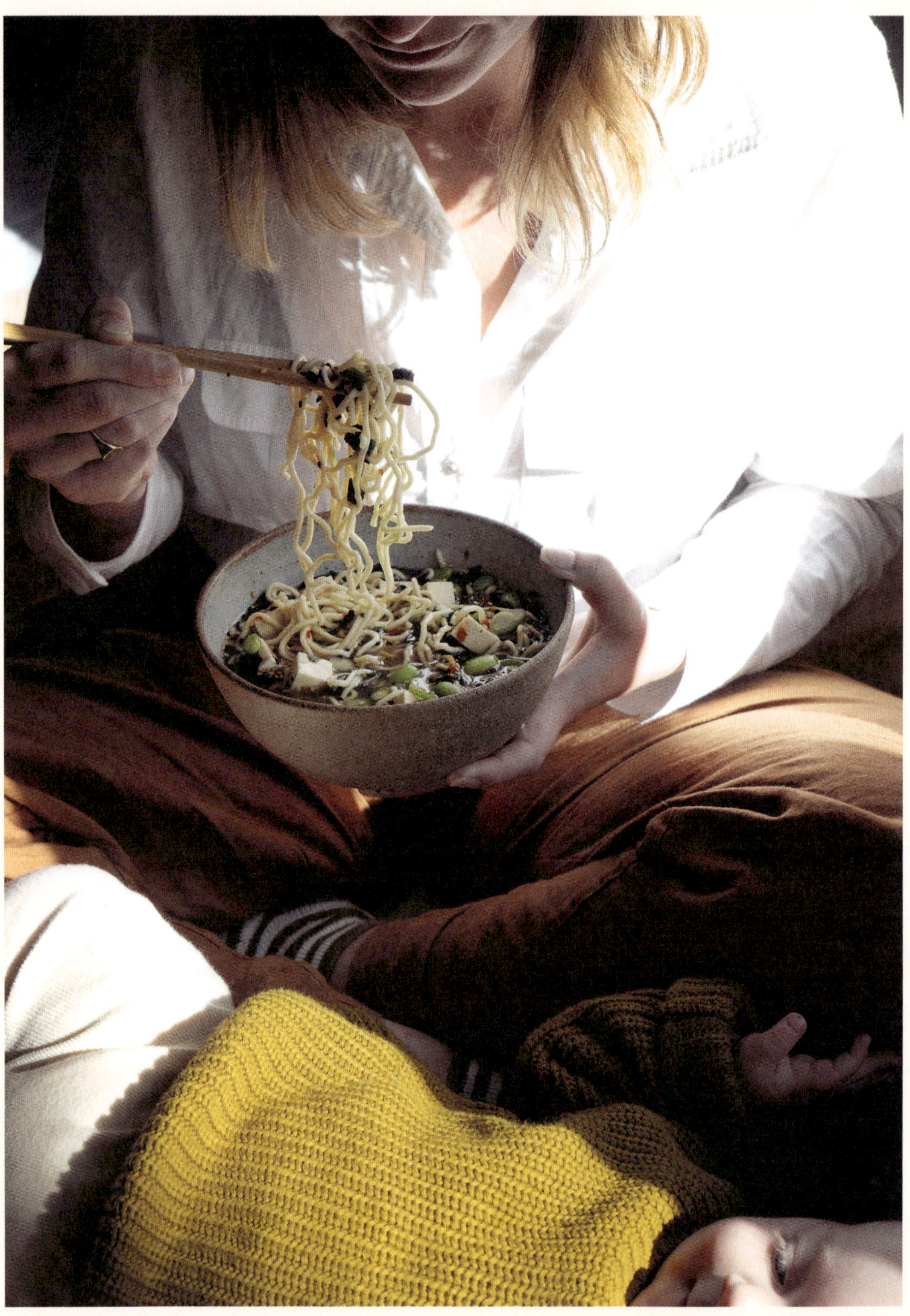

5-MINUTEN-NUDELN

FÜR 1 PERSON

300 ml Gemüsebrühe, Himmlische Hühnerbrühe (S. 197) oder Magische Heilbrühe (S. 198)
125 g weicher Tofu, gewürfelt
100 g getrocknete Nudeln
50 g gefrorene Edamame
70 g gefrorener Spinat
1 Frühlingszwiebel, gehackt (optional)
1 TL frischer Ingwer, gerieben (optional)
zum Garnieren: 1 EL gerösteter schwarzer und weißer Sesam
Tamari, nach Geschmack
Sambal Oelek (oder eine andere Chilisauce), nach Geschmack (optional)

An Tagen, an denen du mit den Kindern allein bist, ist dieses Gericht im Handumdrehen gemacht. Wir haben die Zutaten dafür immer zu Hause, sodass wir sie, selbst, wenn wir »nichts« im Kühlschrank haben, aus dem Gefrierschrank und der Speisekammer holen und dieses Wohlfühlessen in Windeseile zubereiten können.

Die Brühe zum Kochen bringen. Den Tofu und die Nudeln dazugeben und 2 Minuten lang kochen.

Die Edamame, den Spinat, die gehackte Frühlingszwiebel und den (optionalen) geriebenen Ingwer dazugeben. 3 Minuten lang unter Rühren kochen, bis der Spinat aufgetaut und die Nudeln, Edamame und Tofu gar sind.

Einen EL Sesam hinzufügen. In eine große Suppenschüssel füllen und nach Belieben mit Tamari und Sambal-Oelek (oder einer anderen Chilisauce) verfeinern. 5–10 Minuten abkühlen lassen, während du dich um andere Dinge kümmerst, dann sattschlürfen.

Hinweis:
Für dieses Rezept werden Nudeln mit einer Kochzeit von 5 Minuten verwendet. Überprüfe die Packungsangabe: Falls deine Nudeln eine längere Kochzeit haben, kannst du sie vor den anderen Zutaten in die kochende Brühe geben.

Tipps: Den Tofu kannst du auch durch 125 g gekochtes und zerkleinertes Hühnerfleisch ersetzen.

Anstatt Nudeln kannst du auch 100 g spiralisierte Zucchini verwenden.

INGWER-REIS

FÜR 4–6 PERSONEN

3 EL geröstetes Sesamöl
60 g frischer Ingwer, geschält und fein gehackt
6–8 Knoblauchzehen, fein gehackt
400 g Jasminreis
300–400 g fester Tofu, abgetropft, ausgedrückt und in 1 cm große Würfel geschnitten
1 l Gemüse- oder Hühnerbrühe
300 g gefrorener Spinat
140 g gefrorene Erbsen

Würzmittel:
Tamari oder Sojasoße
Sambal Oelek
Sesam-Algen-Streusel (S. 229)

Zum Servieren (optional):
weich gekochtes oder gebratenes Ei
geröstetes Sesamöl
Kimchi
gerösteter Sesam (als Alternative zu Sesam-Algen-Streuseln)
reife Avocado, gewürfelt
Chiliöl oder Sriracha-Sauce (als Alternative zu Sambal Oelek)

In Jess' Buch Vegan One-Pot Wonders *gibt es eine Version dieses Rezepts, das seitdem in unserer Community Kultstatus hat. Es wird von Freund:innen, Kleinkindern und Doulas gleichermaßen geliebt. Um die Zubereitung noch schneller und einfacher zu machen, verwenden wir in dieser Version gefrorenen Spinat, und um noch mehr Grün hineinzubringen, haben wir gefrorene Erbsen dazu ergänzt. Es ist eines dieser Rezepte, die du mit deinen Vorräten aus dem Tiefkühlschrank zaubern und die du solo oder mit einem Ei garniert essen kannst.*

Das Sesamöl in einem großen Topf auf mittlerer Stufe erhitzen. Den Ingwer und Knoblauch hinzufügen und 2 Minuten anbraten, bis sie aromatisch duften.

Den Reis dazugeben und unter ständigem Rühren ein paar Minuten lang mitbraten, dann den Tofu und die Brühe hinzufügen. Abdecken, aufkochen lassen und dann auf niedriger Stufe 15 Minuten köcheln lassen.

Den Spinat und die Erbsen dazugeben und in den Reis rühren, damit sie schneller auftauen. Weitere 2 Minuten kochen.

Vom Herd nehmen, umrühren, dann zugedeckt 10 Minuten stehen lassen. Währenddessen die Würzmittel bereitstellen und die Avocado würfeln (falls erwünscht).

Den Reis in Schalen und mit den bevorzugten Würzmitteln und Garnierungen servieren.

In einem luftdicht verschlossenen Behälter im Kühlschrank bis zu 3 Tage, im Gefrierschrank bis zu 3 Monate lang haltbar.

Tipps: Den Tofu kannst du auch durch klein geschnittenes Hühnerfleisch ersetzen.

Wenn du Reste in einer Pfanne aufwärmst, kannst du ein Ei darüberschlagen und es in den Reis rühren. Schmeckt wunderbar zum Frühstück oder als Snack.

Den Ingwer und Knoblauch kannst du auch in großen Portionen mit dem Zerkleinerer oder Mixer hacken und portionsweise einfrieren. Pro Portion benötigst du ca. 90 g Ingwer und Knoblauch. Als Alternative kannst du beides auch im Glas kaufen. Frischer Ingwer und Knoblauch sind für uns zwar immer die erste Wahl, aber wir wissen auch, wie wichtig es ist, die Dinge im frühen Wochenbett so einfach wie möglich zu gestalten. Achte nur darauf, dass keine Konservierungsmittel enthalten sind.

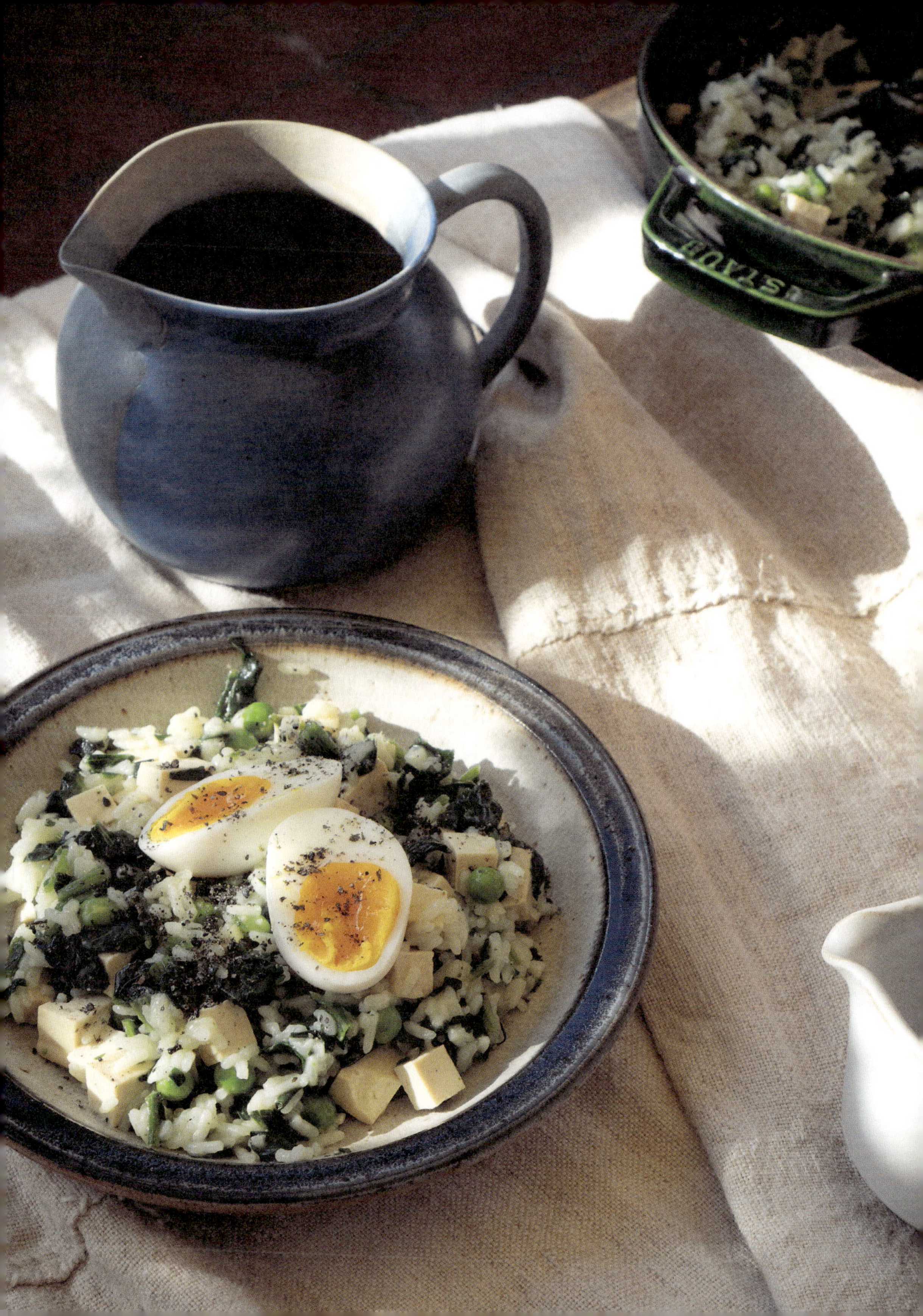
STAUB

GRÜNKOHL-PILZ-RISOTTO

FÜR 4–6 PERSONEN

- reichlich Olivenöl
- 100 g frische Shiitake-Pilze, in dünne Scheiben geschnitten
- 400 g Champignons, in dünne Scheiben geschnitten
- 1 große Prise Salz
- 2 l Gemüse- oder Hühnerbrühe
- 1 Zwiebel, gewürfelt
- 4 Knoblauchzehen, geschält und gehackt
- 660 g Arborio- bzw. Risotto-Reis
- 500 ml kochendes Wasser
- 1 TL getrockneter Thymian
- ½ TL Muskatnuss, gerieben
- Schale und Saft von 1 unbehandelten Bio-Zitrone
- 150 g frischer oder gefrorener Grünkohl, zerkleinert
- 1 Handvoll Basilikumblätter, in dünne Streifen geschnitten (optional)
- 50+ g Parmesan, extra zum Servieren, oder 25 g Nährhefe

Dieses köstliche Risotto schmeckt nach mehr und enthält jede Menge immunstärkende Shiitake-Pilze und kalziumreichen Grünkohl. Wir machen es sehr oft für unsere Wöchnerinnen, und sie essen es jedes Mal im Nu auf und wollen noch eine Portion.

Das Olivenöl in einer großen Pfanne auf mittlerer bis hoher Stufe erhitzen. Die Pilze und eine große Prise Salz hinzufügen und etwa 10 Minuten braten, bis die Flüssigkeit verdampft ist und die Pilze anfangen zu karamellisieren.

Die Brühe in einem Topf vorsichtig erhitzen.

Währenddessen reichlich Olivenöl in einem großen Topf auf mittlerer Stufe erhitzen. Die Zwiebel hinzufügen und 5 Minuten lang anbraten. Den Knoblauch hinzufügen und unter Rühren für 2 Minuten weiterbraten, bis alles aromatisch duftet. Dann den Reis hinzugeben und eine Minute lang glasig anschwitzen.

Mit Brühe ablöschen, sodass der Reis gerade bedeckt ist, oft umrühren, bis die Flüssigkeit aufgesogen ist. Diesen Vorgang mit der restlichen Brühe wiederholen, bis die ganze Brühe aufgesogen ist. Danach das Wasser ebenfalls schrittweise hinzugeben, verrühren und aufsaugen lassen. Nach etwa 25 Minuten sollte der Reis gar und cremig sein.

Den Thymian, die Muskatnuss, die Zitronenschale und den Zitronensaft, die gebratenen Pilze, den zerkleinerten Grünkohl und den optionalen Basilikum dazugeben und 3–5 Minuten lang rühren, bis der Grünkohl zusammengefallen ist. Den Parmesan dazugeben und mit Salz und Pfeffer abschmecken.

In Schüsseln servieren und mit zusätzlichem Parmesan oder Nährhefe bestreuen. Auch mit gerösteten Pinienkernen wird das Risotto zur Gaumenfreude.

Tipp: Im Kühlschrank bis zu 3 Tage, im Gefrierschrank bis zu 3 Monate haltbar.

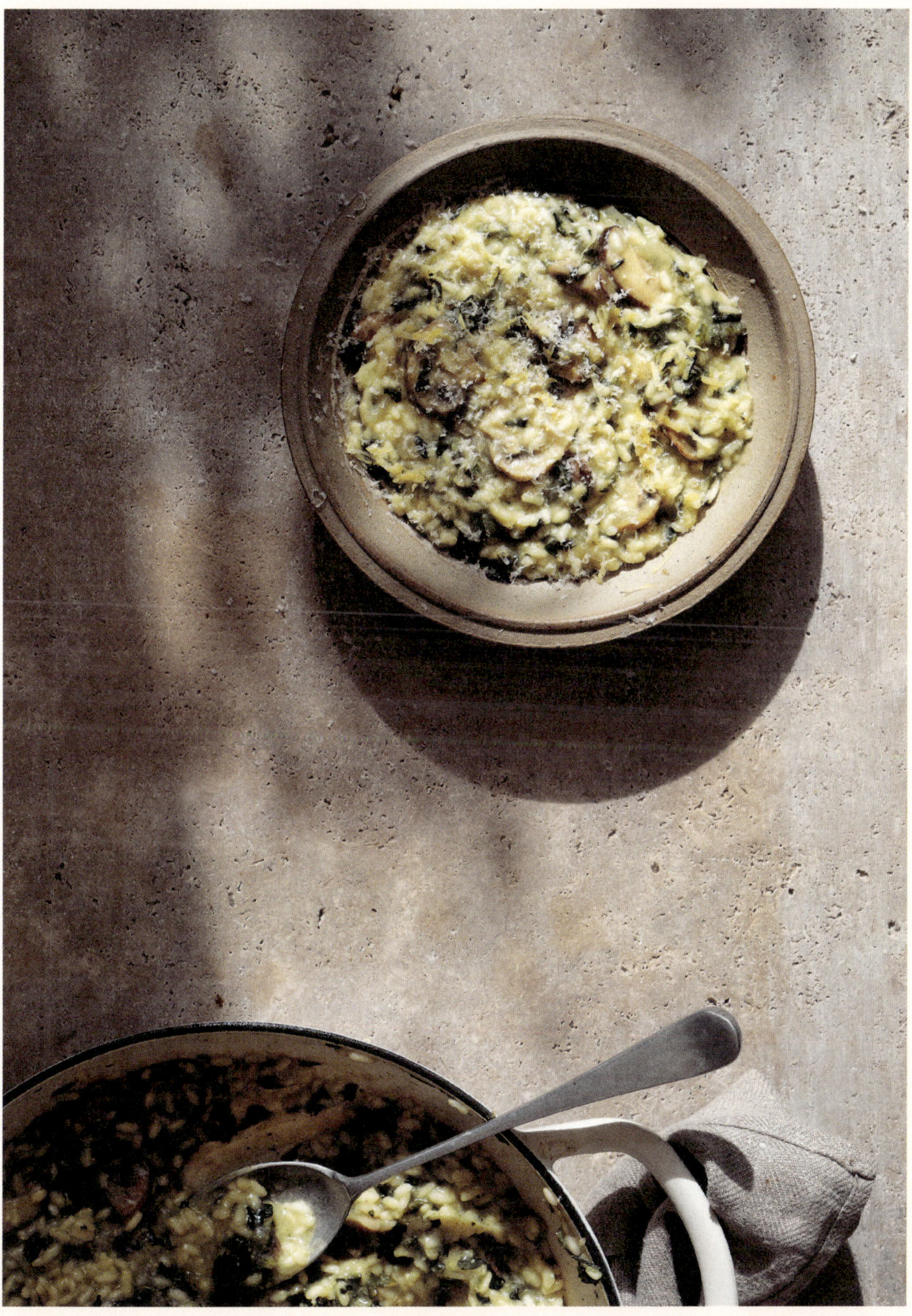

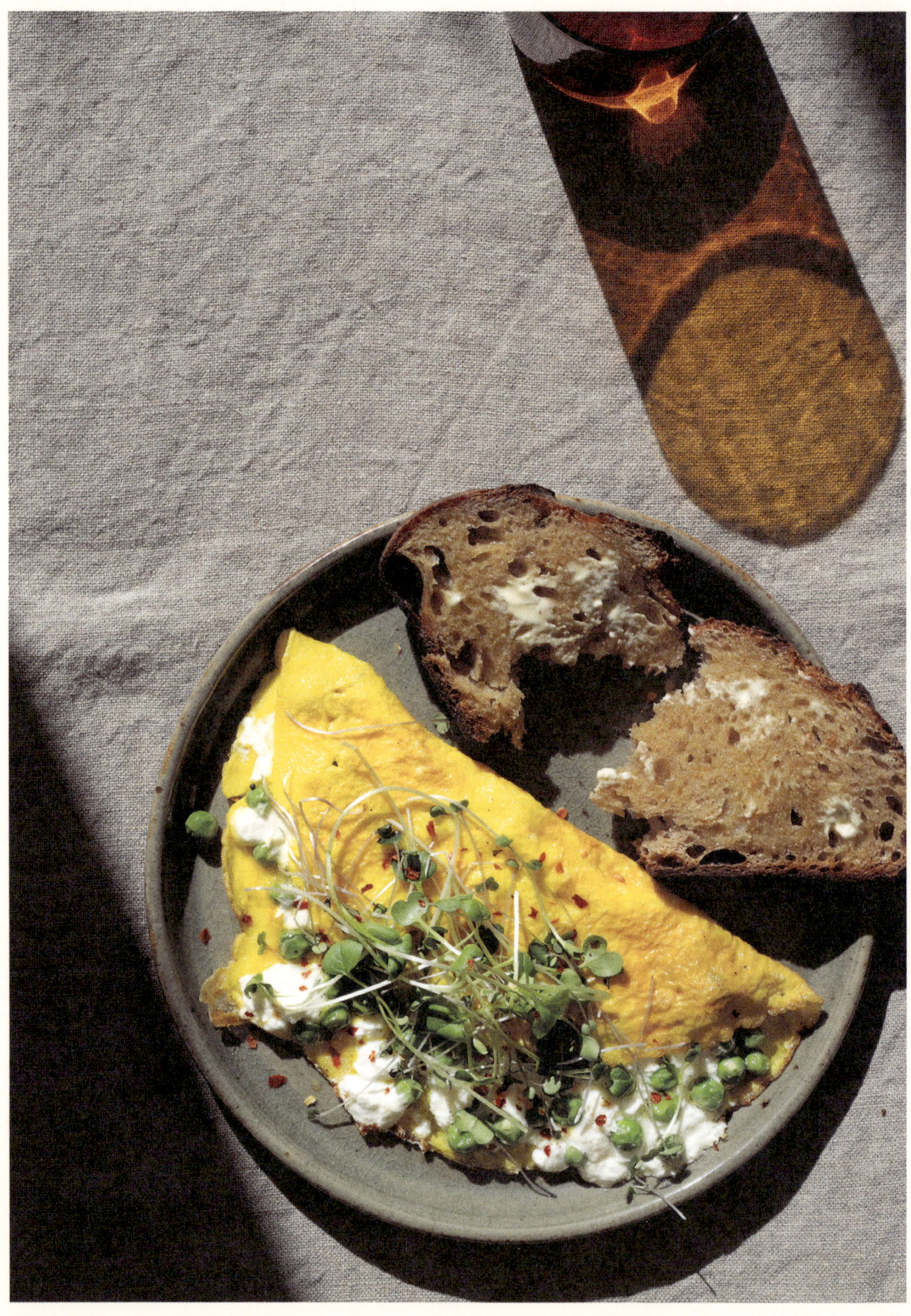

ERBSEN-ZIEGENFETA-OMELETTE

FÜR 1 PERSON

50 g gefrorene Erbsen
2 Eier
¼ TL Salz
1 TL Kokosöl oder Ghee
1–2 EL Ziegenfeta

Zum Servieren (optional):
Mikrokräuter
Chiliflocken
Salat
getoastetes Sauerteigbrot

Wir wollen hier bestimmt nicht das Rad neu erfinden und dir ein Frühstücksomelette auftischen – stattdessen möchten wir dich daran erinnern, dass ein Omelette mit viel Gemüse und einem Stück Vollkorn- oder Sauerteigbrot auch ein perfektes, nahrhaftes Mittag- oder Abendessen abgibt.

Außerdem möchten wir dich nochmal darauf aufmerksam machen, wie nährstoffreich Eier sind: Im Eiweiß steckt sehr viel Protein, und das Eigelb enthält die Vitamine A, D, E und K sowie Omega-3-, Cholin- und Aminosäuren. Das macht sie für körperlich erschöpfte neue Mütter zur wunderbar sättigenden Nahrung für den Körper und das Gehirn.

Der Ziegenkäse und die Erbsen sorgen für zusätzliches Protein und halten dich stundenlang satt, du kannst die Zutaten aber auch ganz nach Belieben variieren: Zu unseren eigenen Favoriten zählen gebratene Pilze oder Spargel, Rucola, Mais, Lachs, Röstgemüse, Mikrokräuter und Ricotta, und wenn du Lust hast, kannst du auch gehackte Kräuter unter die Eier mischen.

Kochendes Wasser über die Erbsen gießen und 5 Minuten auftauen lassen. Inzwischen die anderen Zutaten vorbereiten.

Die Eier in eine Tasse, Schüssel oder anderen Behälter aufschlagen. Das Salz und 1 EL Wasser hinzufügen und gut verquirlen.

Das Kokosöl oder Ghee in einer Pfanne auf mittlerer Stufe erhitzen und gleichmäßig verteilen.

Die Eier in die Pfanne gießen und schwenken, bis der Pfannenboden vollständig bedeckt ist. Eine Minute lang anbraten.

Die Erbsen abtropfen lassen und mit dem Ziegenfeta auf einer Hälfte des Omelettes verteilen. Weiterbraten, bis das Ei fast ganz fest geworden ist, dann die unbedeckte Hälfte vorsichtig über die bedeckte Seite legen.

Ein bis zwei Minuten weiterbraten, dann auf einen Teller gleiten lassen.

Nach Wunsch mit Mikrokräutern und Chiliflocken garnieren und/oder mit Salat und Sauerteigbrot servieren.

EIER MIT BLATTGEMÜSE

FÜR 1 PERSON

1 TL Kokosöl
150 g Grünkohl, die Stängel entfernt, gewaschen, in mundgerechte Stücke geschnitten
½ TL Salz
2 Eier
Zum Servieren: 1 EL Kimchi
Sesam-Algen-Streusel (S. 229) nach Belieben

Falls es dir bis jetzt noch nicht aufgefallen ist, wir lieben Grünzeug! Mit dieser schnell und einfach zubereiteten Mahlzeit kommst du mit minimalem Aufwand und maximaler Zufriedenheit auf deine Kosten.

Sie mag vielleicht sehr einfach erscheinen, aber gerade deshalb wirst du auf Mahlzeiten wie diese immer wieder zurückgreifen, denn du kannst sie sogar mit einem Baby auf dem Arm zubereiten. Auch für Menschen mit wenig Kocherfahrung, die sich dennoch gut ernähren wollen, sind Gerichte wie diese super geeignet.

Das Kokosöl in einer großen Pfanne auf mittlerer Stufe erhitzen. Die Grünkohlstücke und das Salz dazugeben und 5 Minuten anbraten, dabei häufig umrühren, bis der Grünkohl zusammengefallen ist und bräunlich wird.

Die Eier über den Grünkohl aufschlagen und 2–3 Minuten lang braten, dann wenden. Auf der anderen Seite für weitere 2–3 Minuten braten, bis das Eiweiß die gewünschte Festigkeit erreicht hat. Mit Salz und Pfeffer abschmecken.

In eine Schüssel geben und mit Kimchi, Sesam-Algen-Streuseln und anderen Gewürzen nach Belieben garnieren.

Tipp: Du kannst diese Mahlzeit vergrößern, indem du sie in einen mit Hummus bestrichenen Wrap packst und noch Avocado dazugibst.
Oder du kannst die Eier mit einer Scheibe Sauerteigbrot auch direkt aus der Pfanne essen.

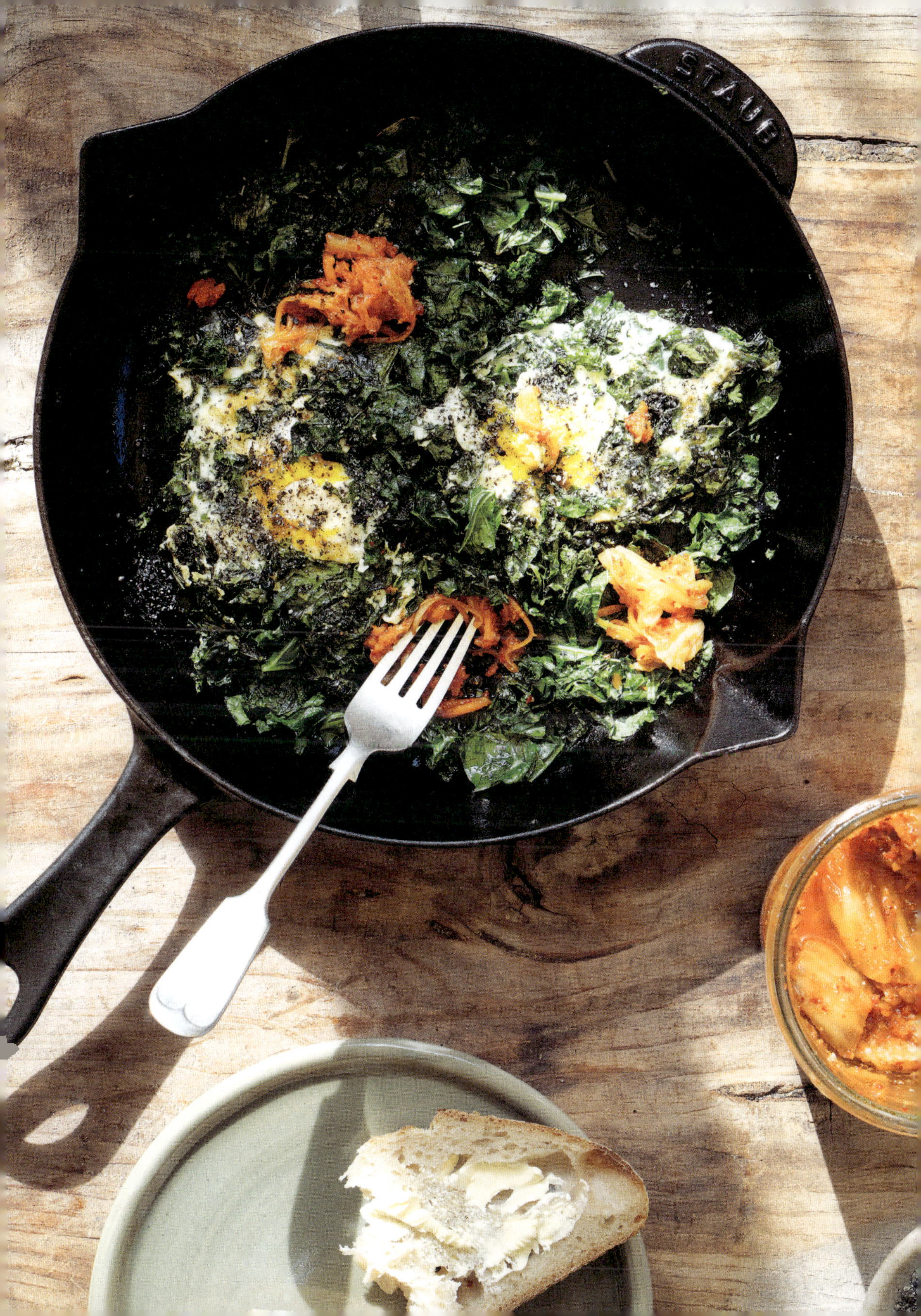
STAUB

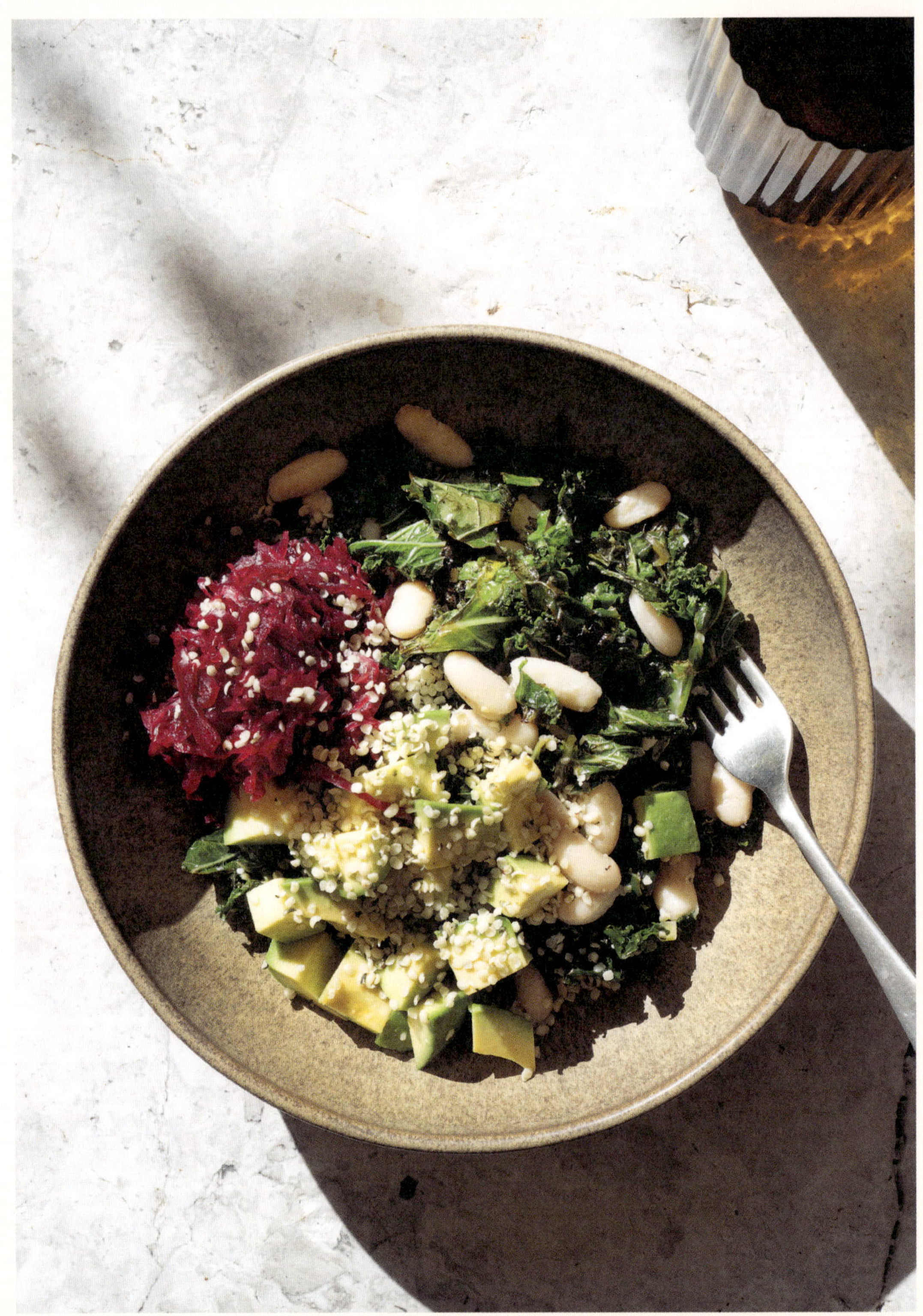

BLATTGEMÜSE MIT KNOBLAUCH UND BOHNEN

FÜR 1–2 PERSONEN

1 TL Kokosöl
½ Bund Grünkohl, Stängel entfernt, gewaschen, in mundgerechte Stücke geschnitten
1 Prise Salz
400 g Cannellini-Bohnen aus der Dose, abgetropft und gespült
Saft von ½ Zitrone
1 Knoblauchzehe, geschält und gehackt (oder du kannst sie auch mit einer Reibe direkt in die Pfanne reiben)

Zum Servieren:

½ Avocado
gehacktes Sauerkraut
1 EL Hanfsamen

Für alle, die keine Eier mögen: Hier ist eine weitere schnell und einfach zubereitete Mahlzeit für den großen Hunger. Die Zubereitung nimmt nicht mal 5 Minuten in Anspruch, dennoch hält dieses Gericht stundenlang satt – und das ist ziemlich wichtig, wenn man stillt oder einem lebhaften Kleinkind hinterherjagt. Diese Portion ist ziemlich groß – teile sie also entweder mit einem Familienmitglied oder stell den Rest beiseite und iss ihn im Laufe des Tages auf. Wenn dein Kind anfängt, feste Nahrung zu essen, wird es gerne an Bohnen, Avocado und Sauerkraut mitnaschen.

Das Kokosöl in einer großen Pfanne auf mittlerer bis hoher Stufe erhitzen. Den Grünkohl hinzugeben (keine Sorge, anfangs wird es nach sehr viel aussehen, aber wenn er einmal zusammengefallen ist, ist es gleich viel weniger), etwas salzen und ein paar Minuten lang anbraten. Dann die Bohnen, einen Spritzer Zitronensaft und den Knoblauch hinzufügen. Gut durchrühren, bis die Bohnen warm sind und der Knoblauch duftet, dann in eine Schüssel geben.

Mit Avocado, Sauerkraut und Hanfsamen sowie nach Belieben weiteren Kräutern oder Chiliöl servieren, mit Salz und Pfeffer abschmecken.

Tipps: Wenn du gerade in einer Phase bist, in der es ein Ding der Unmöglichkeit scheint, frisches Blattgemüse zu waschen und zu zerkleinern, kannst du den Grünkohl auch durch Baby-Spinat oder gefrorenen Spinat ersetzen. Wenn du gefrorenen Spinat verwendest, dann taue ihn zuerst in der Mikrowelle auf, um die Kochzeit zu verkürzen.

Wie auch bei unserem Eier-mit-Blattgemüse-Rezept kannst du auch dieses Gericht vergrößern, indem du es mit Hummus und/oder Avocado in einen Wrap packst.

BLATTGEMÜSE-PIE

FÜR 4–8 PERSONEN

150 g Mangold, ohne Stängel
150 g Grünkohl, ohne Stängel
100 g gefrorene Erbsen
Olivenöl zum Braten
1 rote Zwiebel, gewürfelt
½ TL Meersalz
6–8 Knoblauchzehen, geschält und gehackt
6 große Eier
250 g Ricotta
¼ TL Muskatnuss, gerieben
375 g Dinkelvollkorn-Blätterteig oder der beste Blätterteig, den du auftreiben kannst

Tipp: Im Kühlschrank bis zu 3 Tage, im Gefrierschrank bis zu 3 Monate lang haltbar.

Die meisten Doulas haben einen Blattgemüse-Pie in ihrem Repertoire, und das aus gutem Grund: Blattgemüse gehört zu den nährstoffreichsten Lebensmitteln überhaupt, und wenn sie mit proteinreichen Eiern und Ricotta kombiniert werden, sind sie der perfekte Kraftstoff für Mütter.

Wenn du Blätterteig einkaufst, dann suche einen aus, der mit Butter oder Olivenöl hergestellt ist und nicht mit raffinierten Pflanzenölen, denn diese enthalten viele entzündungsfördernde Transfette. Wenn du Bio-Dinkel-Blätterteig finden kannst, ist das die beste Wahl.

Den Backofen auf 210 °C vorheizen.

Das Blattgemüse in mundgerechte Stücke schneiden. In eine große Schüssel geben und mit Wasser übergießen. Umrühren und dann ein paar Minuten stehen lassen. Das Blattgemüse mit beiden Händen herausheben, ein wenig trocken schütteln, damit Sand oder anderer Schmutz in der Schüssel bleibt, und in ein Sieb geben. Die Schüssel ausspülen, die Erbsen hineingeben und mit heißem Wasser übergießen.

Einen guten Schuss Olivenöl in einer großen Pfanne erhitzen. Die gewürfelte Zwiebel und eine Prise Salz dazugeben. Etwa 5 Minuten lang braten, dabei regelmäßig umrühren, bis die Zwiebelstücke bräunlich werden. Die Hälfte des Blattgemüses dazugeben und für weitere 5 Minuten umrühren, bis es zusammenfällt.

In der Mitte der Pfanne Platz machen. Einen weiteren Schuss Olivenöl dazugeben, den Knoblauch und eine weitere Prise Salz hinzufügen und unter ständigem Rühren in der Mitte eine Minute lang anbraten, dann das restliche Blattgemüse und eine weitere Prise Salz hinzufügen. Für weitere 5 Minuten regelmäßig umrühren, bis das Blattgemüse gar ist. Mach den Geschmackstest – das Blattgemüse sollte so gut schmecken, dass du es auch so gerne aufessen würdest.

Die Eier, den Ricotta und die geriebene Muskatnuss in einer großen Schüssel vermengen, salzen. Die Erbsen abtropfen lassen und dann zusammen mit dem abgekühlten Blattgemüse zu dem Ricotta-Ei-Gemisch geben. Gut verrühren.

Eine Pie- oder Quiche-Form mit Blätterteig auslegen. Die Füllung hineingeben und mit dem restlichen Blätterteig ein Gitter darüberlegen.

Im vorgeheizten Backofen 45 Minuten backen. Mit einem Spieß anstechen, um zu überprüfen, ob das Ei gar ist. 10–15 Minuten auskühlen lassen, dann in Stücke schneiden und genießen.

Schmeckt am besten warm oder bei Raumtemperatur.

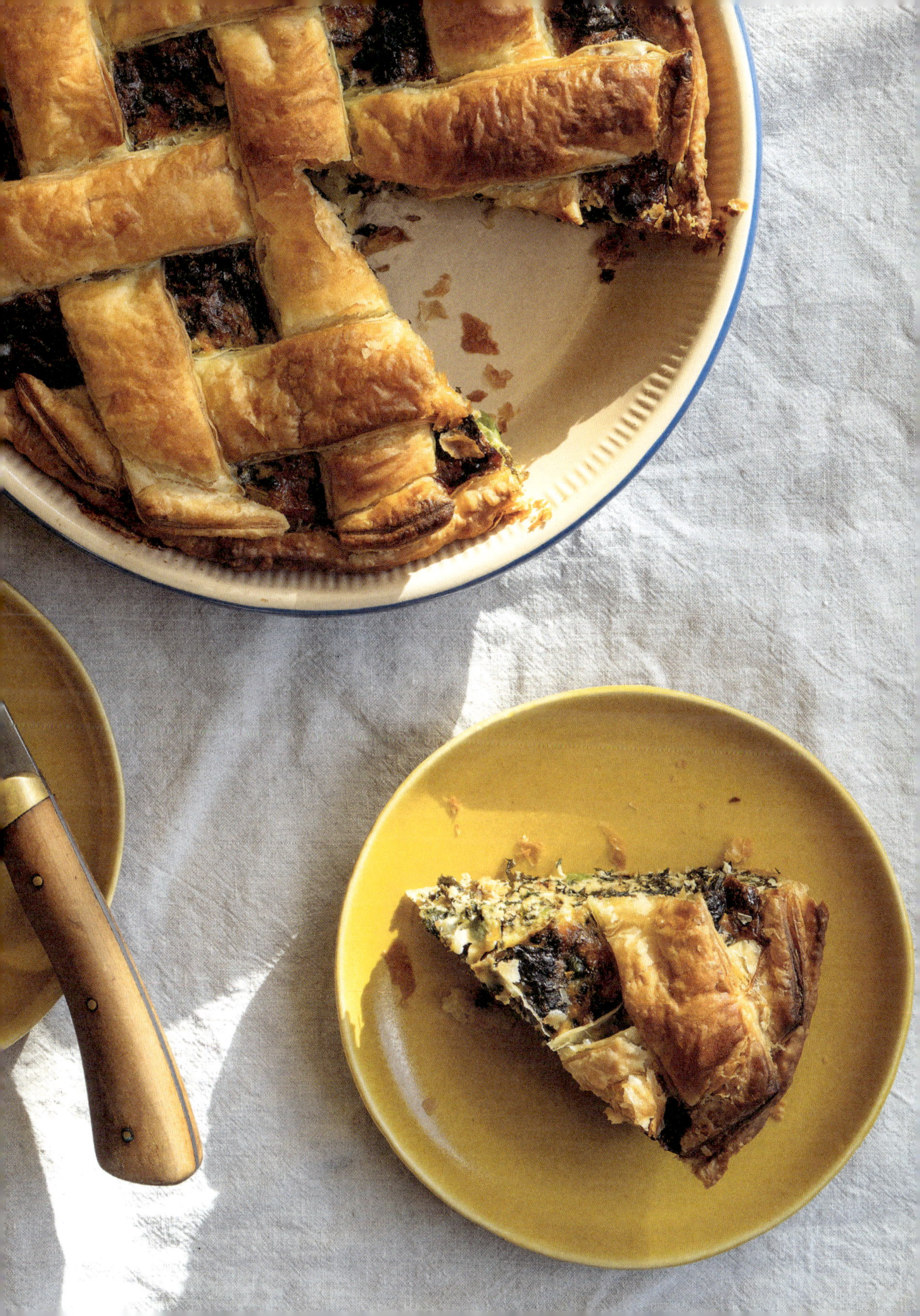

LINSEN-BLUMENKOHL-AUFLAUF

FÜR 4–6 PERSONEN

Für die Füllung:

10 g getrocknete Steinpilze, im Mixer grob pulverisiert
Olivenöl zum Anbraten
1 rote Zwiebel, gewürfelt
3 Stangen Sellerie, gewürfelt
2 Karotten (ca. 500 g), gewürfelt
6–8 Knoblauchzehen, geschält und gehackt
2–3 Zweige Rosmarin
1 geh. TL gemahlener Koriander
1 geh. TL Fenchelsamen
1 TL Salz
2 EL Weißweinessig
220 g schwarze Beluga- oder Grüne (Le Puy-)Linsen, über Nacht oder in kochendem Wasser mindestens eine Stunde eingeweicht
60 g Tomatenmark (Konzentrat)
400 g Kichererbsen aus der Dose
1 TL Zucker
1 TL geräuchertes Paprikapulver
250 g gefrorener Spinat

Für die Creme:

1 Blumenkohl, in mundgerechte Röschen geschnitten
80 g Cashewkerne
2 EL Olivenöl oder geschmolzene Butter
3 EL Nährhefe
½ TL Meersalz oder geriebene Muskatnuss

Ein echtes Wohlfühlessen: Die Kombination aus Steinpilzen, Paprikapulver und anderen Gewürzen ist ein Hochgenuss, und aus naturheilkundlicher Sicht erfüllt dieses Gericht in Sachen Proteine, Ballaststoffe, gesunde Fette, komplexe Kohlenhydrate, Eisen, Folsäure, Kalzium und zahlreiche Präbiotika alle Kriterien.

Die Idee, diesen Auflauf mit einer Blumenkohlcreme abzurunden, kommt von einer unserer liebsten Vollwert-Kochbuchautor:innen: Amy Chaplin. Blumenkohl ist ein ausgezeichnetes Lebensmittel für das Wochenbett, denn es unterstützt die Gesundheit der Leber und die Fähigkeit des Körpers, überschüssige Hormone zu verarbeiten.

Die getrockneten Steinpilze in 625 ml kochendem Wasser einweichen und beiseitestellen.

Einen guten Schuss Olivenöl in einem großen Topf auf mittlerer Stufe erhitzen. Die Zwiebelwürfel beigeben und 5–10 Minuten lang anbraten, bis sie bräunlich werden. Sellerie- und Karottenstücke dazugeben und weitere 10 Minuten braten, bis sie weich sind. Wenn das Gemüse kleben bleibt, etwas Wasser hinzufügen.

Knoblauch, Rosmarin, gemahlenen Koriander, Fenchelsamen und Salz hinzufügen und unter ständigem Rühren braten, bis der Knoblauch weich ist und duftet. Mit Essig ablöschen und gut verrühren.

Die Linsen abtropfen lassen und mit den Steinpilzen und dem Einweichwasser in den Topf geben. Zugedeckt 15 Minuten kochen, bis die Linsen weich sind.

Das Tomatenmark mit den gekochten Linsen vermengen und die Kichererbsen, den Zucker, das geräucherte Paprikapulver und den Spinat ebenfalls hinzufügen. Unter Rühren kochen, bis der Spinat aufgetaut und seine Flüssigkeit verdunstet ist.

Mit Salz und schwarzem Pfeffer abschmecken, dann in eine Pie- oder Quicheform füllen und zum Abkühlen beiseitestellen. Währenddessen den Backofen vorheizen (200 °C) und die Creme zubereiten.

Den Blumenkohl in einen Dampfgarer (oder ein Sieb über einem großen Topf mit etwas kochendem Wasser) geben und 20–30 Minuten lang dämpfen, bis er sich leicht mit einer Gabel zerteilen lässt.

Mit den übrigen Zutaten für die Creme sowie 125 ml Wasser in einen Mixer geben und cremig pürieren.

Über der Füllung verteilen und mit der Rückseite eines Löffels glätten. Eine halbe Stunde backen, bis die Oberseite leicht bräunlich ist.

Tipp: Wenn du keinen leistungsstarken Mixer hast, kannst du die Cashewkerne über Nacht in Wasser einweichen. Wenn du gar keinen Mixer hast, kannst du anstatt der Creme auch Kartoffelpüree verwenden.

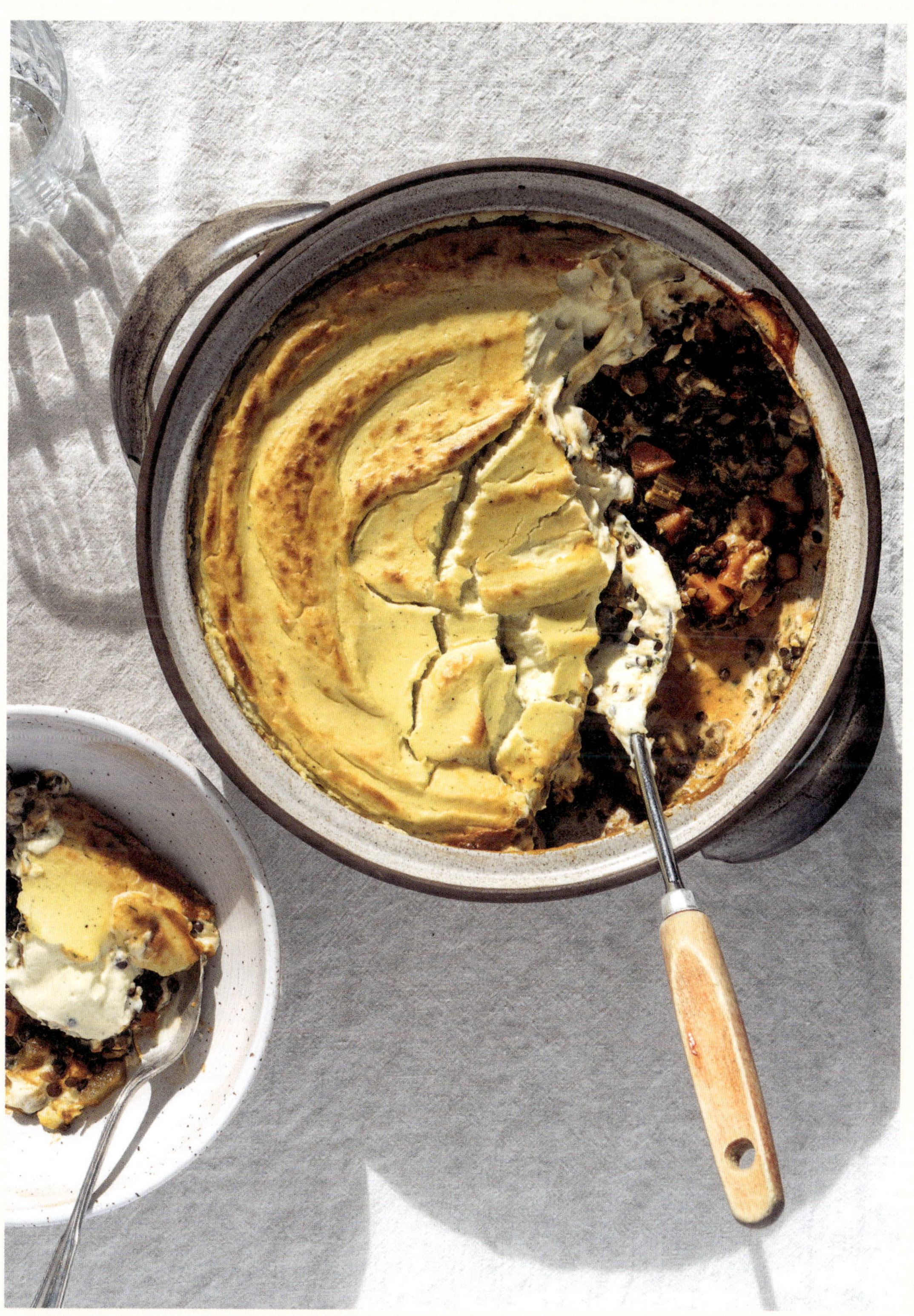

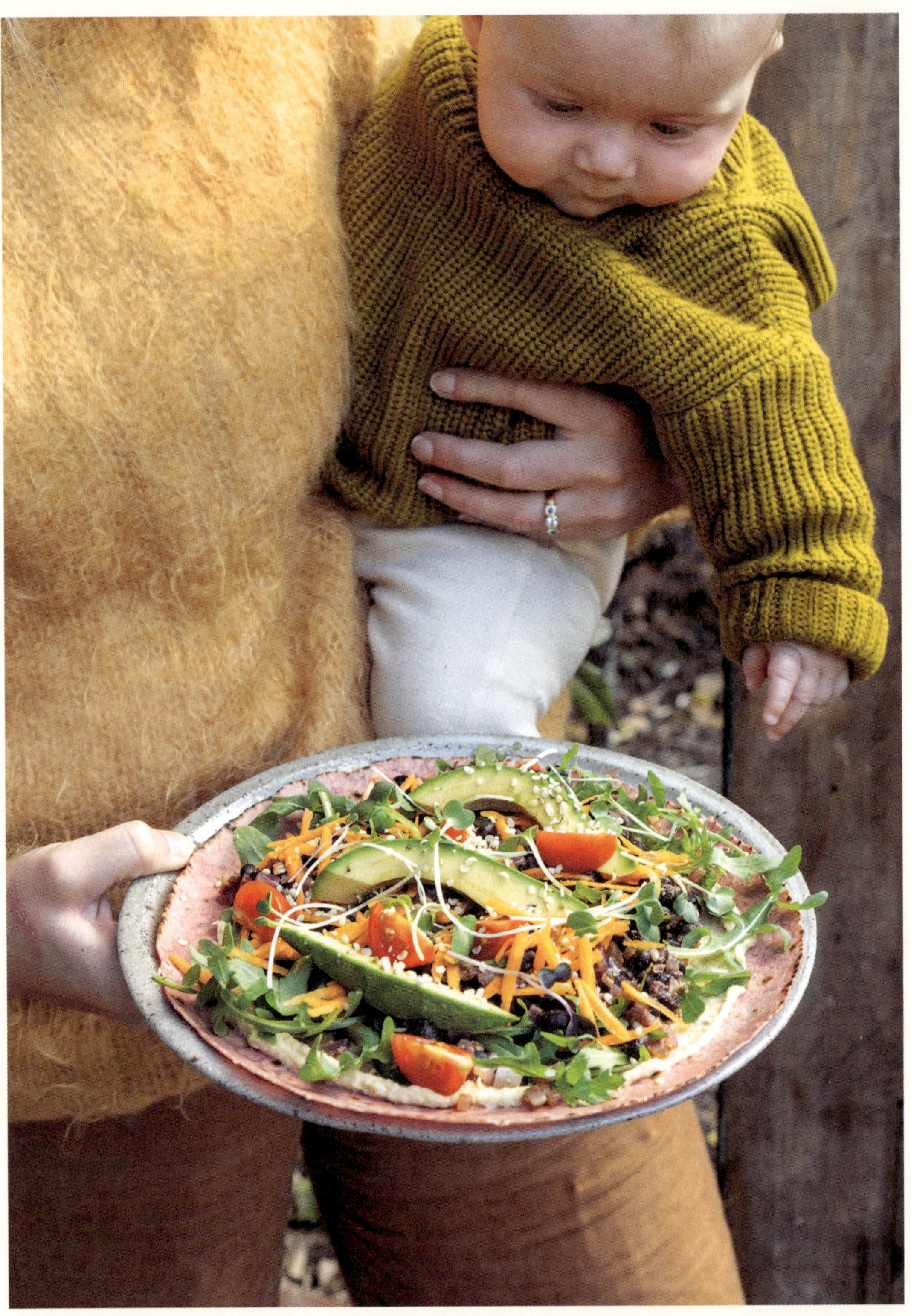

MACH'S ZU EINEM WRAP

FÜR 2 PERSONEN

etwas Olivenöl
1 kleine rote Zwiebel, geschält und gewürfelt
2 Knoblauchzehen, geschält und gehackt
1 TL gemahlener Kreuzkümmel
1 TL gemahlener Koriander
400 g schwarze Bohnen aus der Dose, abgetropft und gespült
1 TL geräuchertes Paprikapulver
½ TL Meersalz
Vollkorn-, Mehrkorn- oder glutenfreie Wraps
2 EL Hummus oder Tahin
2 Handvoll Rucola oder Baby-Spinat
1 Karotte, gerieben
eine Handvoll Kirschtomaten, gewürfelt
1 Avocado, in Scheiben geschnitten
zum Garnieren: Microgreens oder Koriandergrün (optional)
nach Belieben: Chiliflocken oder Hot Sauce (optional)

Das Tolle an Wraps ist, dass du sie mit viel mehr nahrhaften Zutaten befüllen kannst, als je zwischen zwei Scheiben Brot Platz hätten.

Die Zutaten, die wir hier vorschlagen, gehören zu unseren Favoriten, aber bei Wraps kannst du dich wirklich austoben. Anstatt Hummus oder Tahin zu verwenden, kannst du beim Aufwärmen des Wraps auch Käse darüberschmelzen. Statt Karotten kannst du auch geriebene Rote Bete verwenden, dünn geschnittenen Rotkohl anstelle von Blattgemüse, Cannellini-Bohnen, Hühnerfleischstücke oder Rinderhackfleisch anstelle von schwarzen Bohnen und sonnengetrocknete Tomaten anstelle von frischen Tomaten. Du kannst sogar das Anbraten von Zutaten überspringen und stattdessen Thunfisch aus der Dose verwenden. Finde deine eigene Lieblingskombination und lass sie dir schmecken. Körper und Geist werden dir dafür danken.

Das Öl in einer Pfanne auf mittlerer bis hoher Stufe erhitzen. Die Zwiebel hinzufügen und 5 Minuten lang anbraten.

Den gehackten Knoblauch, Kreuzkümmel und Koriander hinzufügen und unter Rühren etwa 2 Minuten weiterbraten, bis alles aromatisch duftet.

Die schwarzen Bohnen, 60 ml Wasser, geräuchertes Paprikapulver und Salz hinzugeben. Die Bohnen ein wenig zerstampfen und alles gut umrühren, bis die Bohnen das Wasser aufgesogen haben und ein cremig-stückiger Brei entstanden ist. Ein paar Minuten weiterbraten, bis die Bohnen gut durcherhitzt sind, dann vom Herd nehmen.

Die Wraps in einer Pfanne oder in der Mikrowelle aufwärmen. Je einen EL Hummus oder Tahin auf den Wraps verteilen, dann mit den Bohnen, dem Grünzeug, den Karotten, Tomaten- und Avocadostücken sowie den Kräutern belegen. Nach Belieben mit Chili würzen. Falten und genießen!

Tipp: Bei der Auswahl von Wraps solltest du dir die Zutatenliste gut ansehen, denn viele werden mit raffinierten Pflanzenölen, Emulgatoren, Zusatzstoffen, Verdickungs- und Konservierungsmitteln hergestellt, die du lieber vermeiden solltest. Wähle, wenn möglich, Vollkorn- oder glutenfreie Wraps aus, denn sie sind nahrhafter als solche aus raffiniertem Mehl.

NOURISH BOWL

Nichts ist einfacher, als eine Nourish Bowl auf den Tisch zu zaubern. Such dir für jede Woche eine bestimmte Zutaten-Kombination aus und bereite jeden Sonntag so viel davon vor, dass du etwa vier Tage damit auskommst – so ist das Mittag- oder Abendessen für die erste Wochenhälfte geritzt. Ein paar Tage hintereinander dasselbe zu essen, macht weniger Aufwand, und du kannst viel mit verschiedenen Kombinationen experimentieren, unterschiedliche Getreidearten ausprobieren und übrig gebliebenes Gemüse aufbrauchen.

Indem du aus jeder der unten stehenden Kategorien eine Zutat auswählst, versorgst du deinen Körper mit komplexen Kohlenhydraten, hältst den Blutzuckerspiegel mit wichtigem Protein im Gleichgewicht und sorgst mit gesunden Fetten für eine ausgeglichene Energie und Stimmung.

Zuerst die Grundlage	250–500 g Quinoa, brauner Reis oder ein anderes gekochtes Getreide nach Wahl.
Dann etwas Grünes	Zum Beispiel eine Handvoll kurz angebratener Grünkohl, Rucola oder Baby-Spinat.
Gemüse dazu	Zum Beispiel geröstetes Gemüse wie Süßkartoffeln, Kürbis, Blumenkohl, Rote Bete oder Karotten. **Tipp:** Vermenge das Gemüse vor dem Rösten mit deinem Lieblingsöl und würze es mit deinen Lieblingsgewürzen oder -kräutern. Wir greifen immer zu Kreuzkümmel und einer großen Prise Meersalz.
Etwas Cremiges	Wir geben gerne einen großen Klacks Hummus, Guacamole, Pesto oder unseren Green Goodness Dip (siehe Seite 229) darauf.
Jetzt ein Protein	Füge eine Proteinquelle wie Eier, gebratenen Lachs, Hühnerfleisch, gewürztes Rinderhackfleisch, Tempeh, Ziegenkäse, aufgewärmte Linsen oder Bohnen hinzu.
Gesunde Fette	Wir lieben Avocado, Mayonnaise mit ganzem Ei, etwas Tahin oder Olivenöl.
Etwas Saures	Gib etwas Fermentiertes, Würziges wie zum Beispiel Sauerkraut, eingelegtes Gemüse oder Kimchi dazu.
Würzen	Streu deine Lieblingsnüsse und -samen darauf. Uns schmecken Sesam, Kürbiskerne und Hanfsamen am besten, und wir sagen nie Nein zu gerösteten Mandeln.
Das Tüpfelchen auf dem i	Bestreue die Bowl mit Kelp-Flocken, unseren Sesam-Algen-Streuseln (siehe Seite 229) (beide sind ausgezeichnete Jodquellen) oder mit Chiliflocken, Oliven, Dukkah, Koriander- oder Petersilieblättern; gib Zaziki oder Chutney dazu oder beträufle alles mit etwas Zitronensaft. Die Welt steht dir offen!

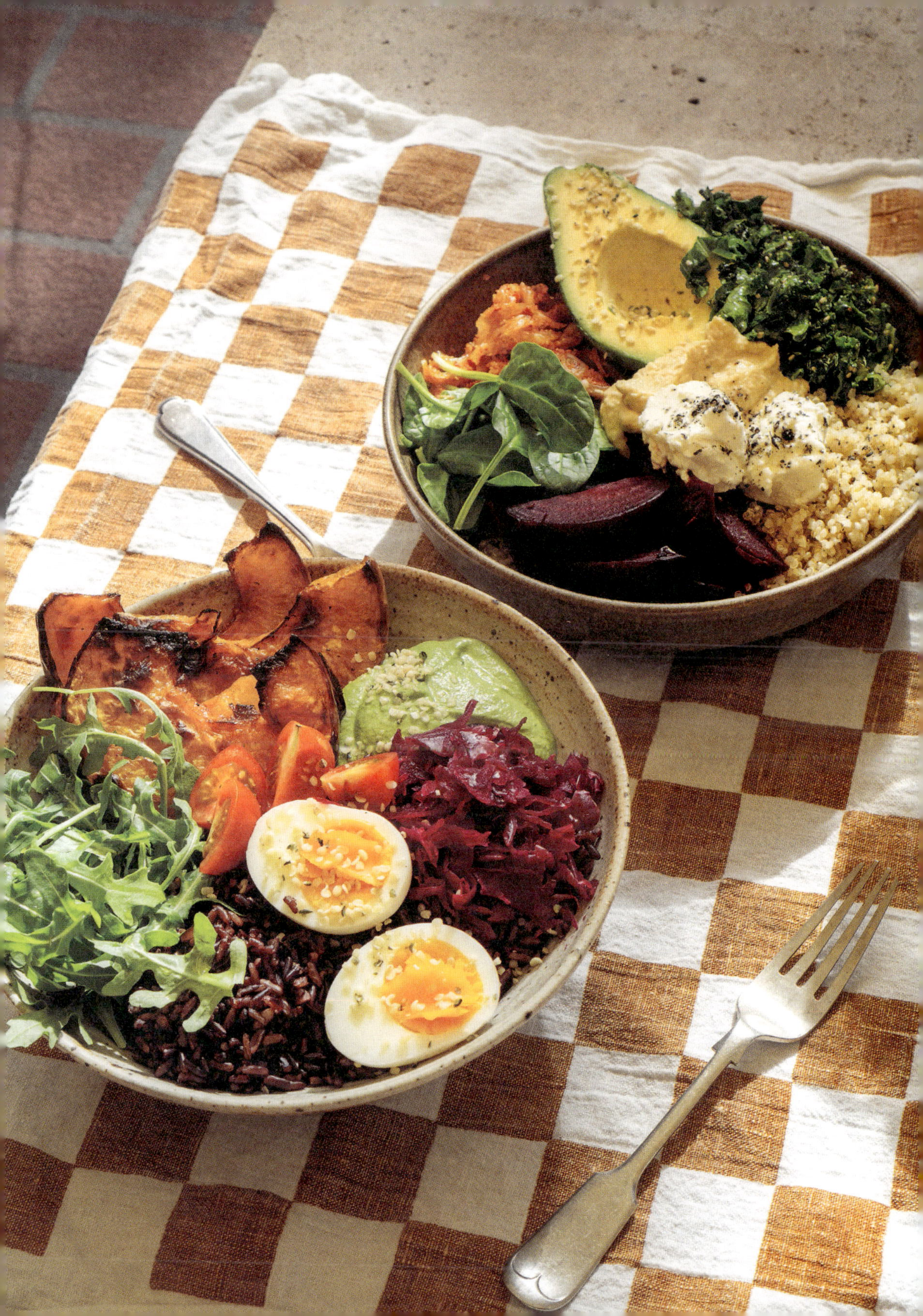

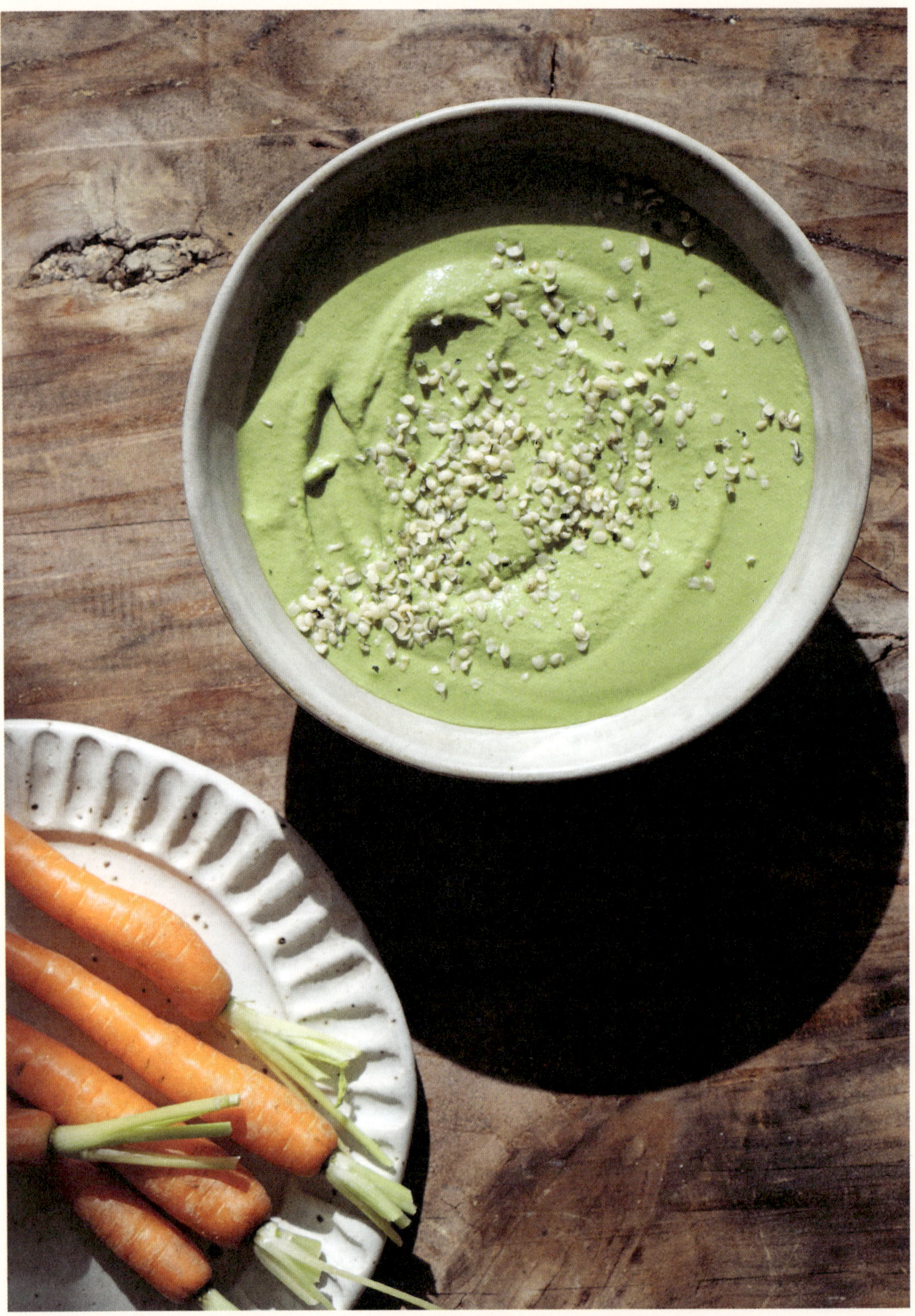

GREEN GOODNESS DIP

Dieser peppige Dip steckt voller mineralreicher Kräuter, gesunder Fette und pflanzlicher Proteine, die in Hanfsamen und Cashewkernen enthalten sind. Er passt perfekt zu Salaten, gegrilltem Fleisch und Gemüse oder kann als gesunder Snack mit Rohkost-Gemüse serviert werden. Variiere die Kräuter je nachdem, was du gerade im Kühlschrank hast oder was bei dir im Garten wächst.

150 g rohe Cashewkerne
50 g Basilikum
20 g Petersilie
1 EL Kapern
1 EL Sultaninen oder 1 Medjool-Dattel, entkernt
1 EL Hanfsamen
1 ½ EL Apfelessig
1 Knoblauchzehe
½ TL Salz

Alle Zutaten sowie 250 ml Wasser in einen leistungsstarken Mixer geben und cremig pürieren. In einem luftdicht verschlossenen Behälter bis zu 5 Tage haltbar.

Köstlich in einer Nourish Bowl, auf Toast, einem Omelette, als Dip mit Rohkost-Gemüse oder mit deinen Lieblingsnudeln verrührt.

SESAM-ALGEN-STREUSEL

Wir streuen diese Umami-Geschmacksbombe auf alles: vom Sauerteigbrot mit Avocado zum Frühstück bis hin zur dampfenden Nudelschüssel am Abend. Algen, wie zum Beispiel Nori, enthalten das für eine gesunde Schilddrüsenfunktion und einen gesunden Stoffwechsel wichtige Jod. Hochwertiges Meersalz ist reich an Spurenelementen, und Sesam trägt einen nussigen Geschmack sowie Kalzium und gesunde Fette bei. Es ist das perfekte Würzmittel für das Wochenbett.

10 g geröstete Nori-Flocken
100 g gerösteter, schwarzer Sesam
1 EL Meersalz

Alle Zutaten in einen leistungsstarken Mixer geben und für 5–10 Minuten mixen, bis die Algen klein geschnitten sind und alles gut vermischt ist. In einem luftdichten Behälter aufbewahren und auf buchstäblich alles streuen.

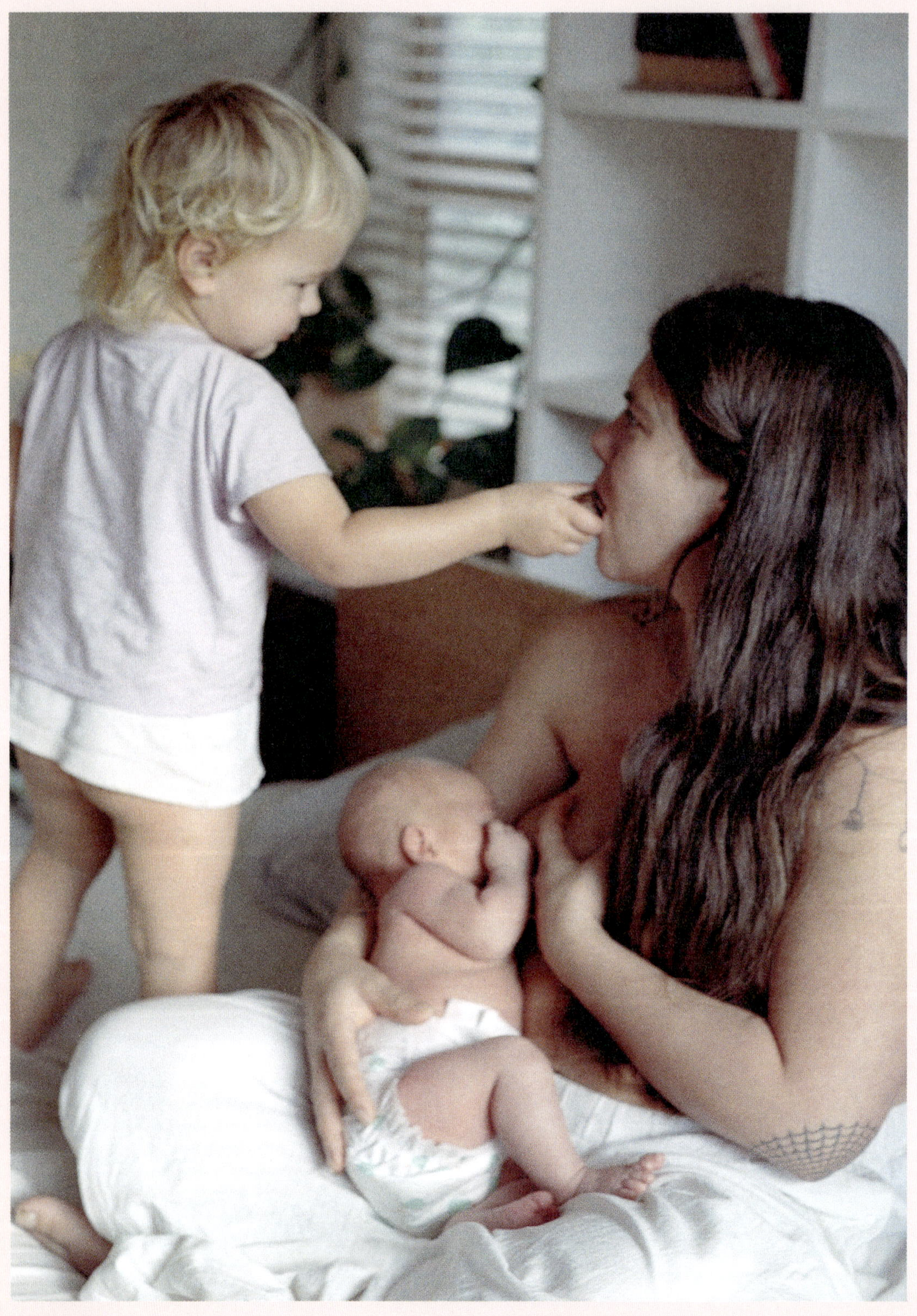

SNACK-IDEEN

Stelle eine Liste deiner Lieblingssnacks und -speisen zusammen und befestige sie an der Kühlschranktür, damit deine Helfer:innen wissen, was sie dir zu essen geben sollen, wenn die schlechte Hungerlaune zuschlägt. Hier sind ein paar einfache und nahrhafte Optionen:

- Cracker mit Hummus, Avocado und Sprossen
- Mit Nussbutter gefüllte und mit Hanfsamen garnierte Datteln
- Mit Hummus, geriebener Karotte, Rucola und Avocado gefüllter Wrap
- In Nori-Blätter gerollte Avocadospalten
- Gemüsesticks mit Hummus, Guacamole oder Baba-Ganoush
- Nüsse, gehackte Aprikosen und dunkle Schokoladenstücke
- Green Goodness Dip (S. 229) mit Sellerie-, Karotten- und Gurkensticks
- Gekochtes Ei mit Sesam-Algen-Streuseln (S. 229)
- Vollkorntoast mit Ei und Hummus
- Mit Kichererbsen, Sellerie, roter Zwiebel und zerdrückter Avocado gefüllte Salat-Schiffchen.

SMOOTHIE-IDEEN

Eine gute Faustregel für die Zubereitung von Smoothies ist: für 250 g Obst 250 ml Flüssigkeit verwenden und immer eine Proteinquelle hinzufügen, damit der Blutzuckerspiegel stabil und du länger satt bleibst. Wenn möglich, solltest du auch eine Handvoll Grünzeug für extra Antioxidantien und Ballaststoffe dazugeben.

- Banane, Blaubeere, Spinat, Mandelmilch und Mandelbutter
- Banane, Mango, Joghurt und Proteinpulver
- Himbeere, Banane, Kakao Nibs, Chiasamen und Kokosmilch
- Haferflocken, Erdbeeren, Proteinpulver, Joghurt und Hafermilch
- Ananas, Spinat, Avocado, Chiasamen und Kokoswasser
- Kiwi, gefrorener Blumenkohl, Ingwer, frischer Limettensaft, Kollagenpulver, Kokoswasser

Tipp: Friere deine Lieblingskombinationen in Gefrierdosen ein, dann kannst du sie im Nu in den Mixer werfen.

WEITERFÜHRENDE LITERATUR

WOCHENBETT

Nurturing Your New Life – Heidi Sze
The First Forty Days – Heng Ou, Amely Greeven & Marisa Belger
The Fourth Trimester – Kimberly Ann Johnson
Golden Month – Jenny Allison
The Postnatal Depletion Cure – Dr. Oscar Serrallach
Afterwards Postpartum – Tori Bowman Johnson
Zen Mamas – Teresa Palmer and Sarah Wright Olsen

STILLEN

Ina May's Guide to Breastfeeding – Ina May Gaskin
Boobin' All Day Boobin' All Night: A Gentle Approach to Sleep for Breastfeeding Families – Meg Nagle
The Breastfeeding Mother's Guide to Making More Milk – Diana West and Lisa Marasco
breastfeeding.asn.au
possumsonline.com
kinpostpartumservices.com – The Weaning Bible course

BABYS

The Discontented Little Baby – Dr. Pamela Douglas
Safe Infant Sleep – James J. McKenna
The Continuum Concept – Jean Liedloff
tinyheartseducation.com
heysleepybaby.com

PSYCHOLOGIE UND PSYCHISCHE GESUNDHEIT

The Dance of Anger – Harriet Lerner
How to Do the Work – Dr. Nicole LePera
The Body Keeps the Score – Bessel van der Kolk M.D.
The Pink Elephants – www.pinkelephants.org.au
SANDS – www.sands.org.au

BEZIEHUNGEN

Mating in Captivity – Esther Perel
Rekindling – Dr. Martien Snellen
Slow Pleasure – Euphemia Russell

KINDERERZIEHUNG

The Montessori Toddler – Simone Davies
No Bad Kids – Janet Lansbury
Milk to Meals – Luka McCabe & Carley Mendes
boobtofood.com
kidseatincolor.com
7daysofplay.com
biglittlefeelings.com

KOCHEN

Vegan One-Pot Wonders – Jessica Prescott
Village for Mama – Leila Armour

FRAUENGESUNDHEIT

Period Power – Maisie Hill
In the Flo – Alisa Vitti
The Fifth Vital Sign – Lisa Hendrickson-Jack
Period Repair Manual – Lara Briden
Hormone Intelligence – Aviva Romm
Botanical Medicine for Women's Health – Aviva Romm

TEXTE ÜBER DAS ELTERNSEIN

The Motherhood – Jamila Rizvi
Sad Mum Lady – Ashe Davenport
Little Labours – Rivka Galchen
The Course of Love – Alain de Botton
Early Motherhood Poetry & Prose Collection – Jessica Urlichs

PODCASTS

The Science of Motherhood
Where Should We Begin? With Esther Perel
Tales from the Fourth Trimester
Mother/Other
The Nurtured Village Podcast
Period Power with Maisie Hill
Sex Birth Trauma with Kimberly Ann Johnson
Beyond the Bump
Respectful Parenting: Janet Lansbury Unruffled
On Being with Krista Tippett
Hidden Brain
Huberman Lab
Newborn Mothers Podcast
The Little Yarrow Podcast
Authentic Sex with Juliet Allen
Australian Birth Stories

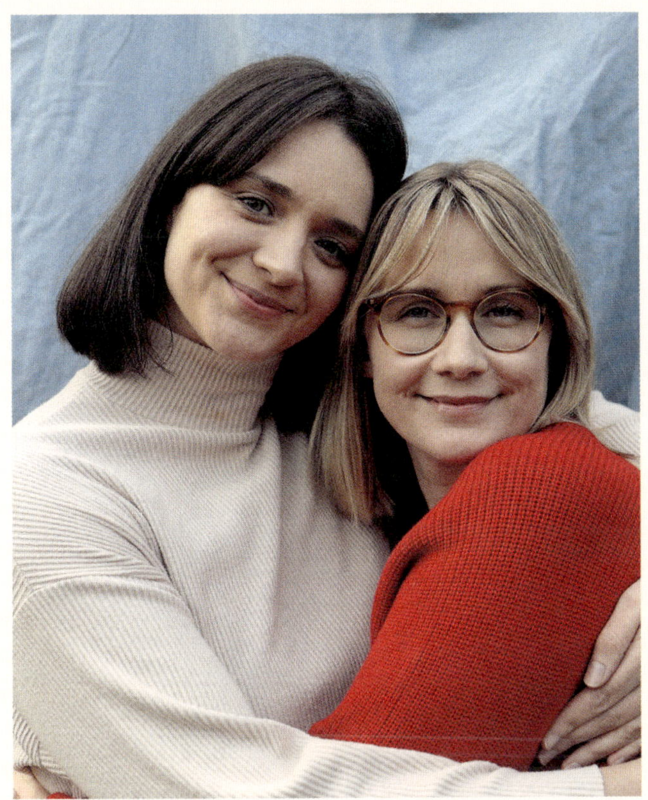

AUTORINNEN

Vaughne ist eine ausgebildete Heilpraktikerin und ganzheitliche Doula, die es sich zum Ziel gemacht hat, Frauen und deren Familien vom Kinderwunsch bis ins Wochenbett und darüber hinaus zu informieren und zu unterstützen. Jess ist Mutter zweier Kinder, Kochbuchautorin und Wochenbett-Doula. Sie hat drei Kochbücher geschrieben, die bei Hardie Grant London erschienen sind: *Vegan Goodness, Vegan Goodness Feasts* und *Vegan One-Pot Wonders*.

2019 haben Vaughne und Jess das Unternehmen Mama Goodness gegründet, das nahrhafte Speisen und pflanzliche Produkte für alle Phasen der Mutterschaft herstellt. Die beiden führen endlose Gespräche über Mütter, Herausforderungen, mit denen neue Eltern konfrontiert sind, Ernährung und darüber, wie sie auf so vielen Wegen gerne helfen würden – dieses Buch ist ihr Beitrag.

DANKSAGUNG

Unsere Mütter, unsere Wochenbett-Klient:innen und an die Familien in unserer Community, von denen wir so viel gelernt haben.

Alice, weil sie an uns geglaubt und dieses Buch möglich gemacht hat.

Antonietta, weil sie uns die ganze Zeit die Hand gehalten hat.

Hannah, Allison, Roxy und Amanda für ihre Kompetenz beim Korrigieren und Redigieren.

Kristin, für dein gutes Auge, und Vanessa, für deine unglaubliche Geduld, während wir endlos perfektionierten.

Lee und Meryl, weil sie unsere Rezepte schöner präsentiert haben, als wir je gekonnt hätten, und weil sie die Rezept-Shootings so angenehm und reibungslos gestaltet haben.

Alle unsere wunderschönen Mitwirkenden und Models, die wir auf S. 236 auflisten.

Und nicht zuletzt: unsere Leser:innen. Wir lieben euch!

QUELLEN

Australian Breastfeeding Association (2017). »Antenatal expressing of Colostrum.« Online: https://www.breastfeeding.asn.au/bfinfo/antenatal-expression-colostrum

Badr, H.A. & Zauszniewski, J.A. (2017). Kangaroo care and postpartum depression: The role of oxytocin. *International Journal of Nursing Sciences*, 4(2), 179–183, https://doi.org/10.1016/j.ijnss.2017.01.001.

Bergman, A., Heindel, J.J., Jobling, S., Kidd, K.A., & Zoeller, T.R. (2013). State of the science of endocrine disrupting chemicals 2012: summary for decision-makers. *World Health Organization, United Nations Environment Programme, Inter-Organization Programme for the Sound Management of Chemicals.* Online: https://apps.who.int/iris/handle/10665/78102

Beyond Blue (2015). »Healthy Dads.« Online: https://www.beyondblue.org.au/about-us/about-our-work/our-work-with-men/healthy-dads; https://www.beyondblue.org.au/docs/default-source/researchproject-files/bw0313-beyondblue-healthy-dads-full-report.pdf?sfvrsn=6f0243ea_0

Bilal, M., Mehmood, S., & Iqbal, H.M.N. (2020). The Beast of Beauty: Environmental and Health Concerns of Toxic Components in Cosmetics. *Cosmetics*, 7(1):13. https://doi.org/10.3390/cosmetics7010013

Bohren, M.A., Hofmeyr, G.J., Sakala, C., Fukuzawa, R.K., Cuthbert, A. (2017). Continuous support for women during childbirth. The Cochrane database of systematic reviews, 7(7), CD003766. https://doi.org/10.1002/14651858.CD003766.pub6

Burns E. (2014). More than clinical waste? Placenta rituals among Australian home-birthing women. *The Journal of perinatal education, 23*(1), 41–49. https://doi.org/10.1891/1058-1243.23.1.41

Centre of Perinatal Excellence (o.D.). »Postnatal Anxiety.« Online: https://www.cope.org.au/new-parents/postnatal-mental-health-conditions/postnatal-anxiety/

Centre of Perinatal Excellence (o.D.). »Postnatal Depression.« Online: https://www.cope.org.au/new-parents/postnatal-mental-health-conditions/postnatal-depression/

Chang, C.Y., Ke, D.S., Chen, J.Y. (2009). Essential fatty acids and the human brain. *Acta neurologica Taiwanica, 18*(4), 231–241.

Chapman, G.D. (2019). *Die fünf Sprachen der Liebe®: Wie Kommunikation in der Partnerschaft gelingt.* Francke-Buch.

Chekroud, S.R., Gueorguieva, R., Zheutlin, A.B., Paulus, M., Krumholz, H.M., Krystal, J.H. et al. (2018). Association between physical exercise and mental health in 1–2 million individuals in the USA between 2011 and 2015: a cross-sectional study. *The Lancet Psychiatry, 5*(9), 739–746. https://doi.org/10.1016/S2215-0366(18)30227-X

The Chemical Maze. https://chemicalmaze.com/

Dennis, C.-L., Fung, K., Grigoriadis, S., Robinson, G.E., Romans, S., Ross, L. (2007). Traditional Postpartum Practices and Rituals: A Qualitative Systematic Review. *Women's Health,* 487–502. https://doi.org/10.2217/17455057.3.4.487

DiNicolantonio, J.J., O'Keefe, J.H. (2018). Importance of maintaining a low omega-6/omega-3 ratio for reducing inflammation. *Open heart,* 5(2), e000946. https://doi.org/10.1136/openhrt-2018-000946

Douglas, P. (2014). *The Discontented Little Baby.* University of Queensland Press.

Endocrine Disruptors (2020). https://www.endocrine.org/-/media/endocrine/files/topics/edc_guide_2020_v1_6chqennew-version.pdf

Environmental Working Group (2022). Dirty Dozen: EWG's 2022 shoppers guide to pesticides in produce. https://www.ewg.org/foodnews/dirty-dozen.php

EWG's Skin Deep – Safe Skincare Products. https://www.ewg.org/skindeep/

Field, T., Diego, M. (2008). Vagal activity, early growth and emotional development. *Infant behavior & development,* 31(3), 361–373. https://doi.org/10.1016/j.infbeh.2007.12.008

Flaws, J., Damdimopoulou, P., Patisaul, H.B., Gore, A., Raetzman, L., Vandenberg, L.N. (2020). Plastic, EDCs & Health: A guide for public interest organizations and policy makers on endocrine disrupting chemicals and plastics.

Forman, J., Silverstein, J. (2012). Organic Foods: Environmental Advantages and Disadvantages. *American Academy of Pediatrics,* 130 (5), 1406–1415. https://doi.org/10.1542/peds.2012-2579

Gridneva, Z., Rea, A., Tie, W.J., Lai, C.T., Kugananthan, S., Ward, L.C., Murray, K., Hartmann, P.E., Geddes, D.T. (2019). Carbohydrates in Human Milk and Body Composition of Term Infants during the First 12 Months of Lactation. *Nutrients,* 11(7), 1472. https://doi.org/10.3390/nu11071472

Gotman, J. (o.D.). Online: https://www.gottman.com/blog/turn-toward-instead-of-away/

Hansford, L. (o.D.). »What's the big deal with skin to skin?« Online: https://www.laleche.org.uk/whats-big-deal-skin-skin/

Hardwicke-Collings, J. (o.D.). Minmia blog series 2: getting the birth ceremony right. Online: https://janehardwickecollings.com/minmia-blog-series-2-getting-the-birth-ceremony-right/

Harrington, C.T., Al Hafid, N., Waters, K.A. (2022). Butyrylcholinesterase is a potential biomarker for Sudden Infant Death Syndrome**,** *eBioMedicine, 80.* https://doi.org/10.1016/j.ebiom.2022.104041.

Hassiotou, F., Hepworth, A.R., Williams, T.M., Twigger, A.-J., Perrella, S., Lai, C.T., et al. (2013). Breastmilk Cell and Fat Contents Respond Similarly to Removal of Breastmilk by the Infant. *PLoS ONE 8*(11): e78232. https://doi.org/10.1371/journal.pone.0078232

Health.vic (o.D.). »Implementing Evidence based practice.« Online: https://www2.health.vic.gov.au/hospitals-and-health-services/patient-care/older-people/resources/improving-access/ia-evidence

Hoekzema, E., Barba-Müller, E., Pozzobon, C., Picado, M., Lucco, F., García-García, D., Soliva, J.C., Tobeña, A., Desco, M., Crone, E.A., Ballesteros, A., Carmona, S., Vilarroya, O. (2017). Pregnancy leads to long-lasting changes in human brain structure. *Nature neuroscience, 20*(2), 287–296. https://doi.org/10.1038/nn.4458

Jamieson, D.J., Theiler, R.N., Rasmussen, S.A. (2006). Emerging infections and pregnancy. *Emerging infectious diseases, 12*(11), 1638–1643. https://doi.org/10.3201/eid1211.060152

Johnson, K.A. (2017). *The Fourth Trimester: A Postpartum Guide to Healing Your Body, Balancing Your Emotions, and Restoring Your Vitality.* Shambahla.

Keikha, M., Shayan-Moghadam, R., Bahreynian, M., Kelishadi, R. (2021). Nutritional supplements and mother's milk composition: a systematic review of interventional studies. *International breastfeeding journal, 16*(1), 1. https://doi.org/10.1186/s13006-020-00354-0

Kent, J.C., Mitoulas, L.R., Cregan, M.D., Ramsay, D.T., Doherty, D.A., Hartman, P.E. (2006). Volume and Frequency of Breastfeedings and Fat Content of Breast Milk Throughout the Day. *Pediatrics,* 117(3), e387–e395. https://doi.org/10.1542/Peds.2005-1417

Kim P. (2016). Human Maternal Brain Plasticity: Adaptation to Parenting. *New directions for child and adolescent development, 2016*(153), 47–58. https://doi.org/10.1002/cad.20168

Korsmo, H.W., Jiang, X., Caudill, M.A. (2019). Choline: Exploring the Growing Science on Its Benefits for Moms and Babies. *Nutrients,* 11(8), 1823. https://doi.org/10.3390/nu11081823

Macpherson, A.J., de Agüero, M.G., Ganal-Vonarburg, S.C. (2017). How nutrition and the maternal microbiota shape the neonatal immune system. *Nature reviews. Immunology,* 17(8), 508–517. https://doi.org/10.1038/nri.2017.58

Martínez-García, M., Paternina-Die, M., Desco, M., Vilarroya, O., Carmona, S. (2021). Characterizing the Brain Structural Adaptations Across the Motherhood Transition. *Frontiers in global women's health, 2,* 742775. https://doi.org/10.3389/fgwh.2021.742775

Mead, M.N. (2008). Benefits of sunlight: a bright spot for human health. *Environmental health perspectives, 116*(4), A160–A167. https://doi.org/10.1289/ehp.116-a160

The Milk Meg (2019). Conflicting Breastfeeding Advice: Who should I listen to? Online: https://themilkmeg.com/conflicting-breastfeeding-advice-whoshould-i-listen-to/

Moberg, K.U., Handlin, L., Petersson, M. (2020). Neuroendocrine mechanisms involved in the physiological effects caused by skin-to- skin contact – With a particular focus on the oxytocinergic system, *Infant Behavior and Development, 61.* https://doi.org/10.1016/j.infbeh.2020.101482

Nourmoradi, H., Foroghi, M., Farhadkhani, M., Vahid Dastjerdi, M. (2013). Assessment of lead and cadmium levels in frequently used cosmetic products in Iran. *Journal of environmental and public health,* 2013, 962727. https://doi.org/10.1155/2013/962727

Olff, M., Frijling, J.L., Kubzansky, L.D., Bradley, B., Ellenbogen, M.A., Cardoso, C., Bartz, J.A., Yee, J.R., van Zuiden, M. (2013). The role of oxytocin in social bonding, stress regulation and mental health: An update on the moderating effects of context and interindividual differences. *Psychoneuroendocrinology,* 38(9), 1883–1894. https://doi.org/10.1016/j.psyneuen.2013.06.019

Patterson, E., Wall, R., Fitzgerald, G.F., Ross, R.P., Stanton, C. (2012). Health implications of high dietary omega-6 polyunsaturated Fatty acids. *Journal of nutrition and metabolism,* 2012, 539426. https://doi.org/10.1155/2012/539426

Pickett, E. (2011). The Dangerous Game of the Feeding Interval Obsession. Online: https://www.emmapickettbreastfeeding support.com/twitter-andblog/the dangerous-game-of-the-feeding-interval-obsession

Ramirez, J., Guarner, F., Bustos Fernandez, L., Maruy, A., Sdepanian, V.L., Cohen, H. (2020). Antibiotics as Major Disruptors of Gut Microbiota. *Frontiers in cellular and infection microbiology,* 10, 572912. https://doi.org/10.3389/fcimb.2020.572912

Rasmussen, B., Ennis, M., Pencharz, P., Ball, R., Courtney-Martin, G., Elango, R. (2020). Protein Requirements of Healthy Lactating Women Are Higher Than the Current Recommendations. *Current Developments in Nutrition, 4*(2), 653. https://doi.org/10.1093/cdn/nzaa049_046

Restorative Rest – Huberman https://www.youtube.com/watch?v=nm1TxQj9lsQ&ab_ channel=AndrewHuberman

Riley, M. (2022). *The First Year of Parenthood: New Parents and Their Sleep Patterns.* Online: https://www.sleepjunkie.com/new-parents-and-sleep/

Serrallach, O. (2018). »The Goop: Are you still recovering from pregnancy years later?« Online: Apple Podcasts.

Serrallach, O. (2018). *The Postnatal Depletion Cure: A Complete Guide to Rebuilding Your Health and Reclaiming Your Energy for Mothers of Newborns, Toddlers, and Young Children.* Grand Central Publishing.

Shannon, S., Lewis, N., Lee, H., Hughes, S. (2019). Cannabidiol in Anxiety and Sleep: A Large Case Series. *The Permanente journal,* 23, 18–041. https://doi.org/10.7812/TPP/18-041

Simpson, J.L., Bailey, L.B., Pietrzik, K., Shane, B., Holzgreve, W. (2010). Micronutrients and women of reproductive potential: required dietary intake and consequences of dietary deficiency or excess. Part I–Folate, Vitamin B12, Vitamin B6. *The journal of maternal-fetal & neonatal medicine: the official journal of the European Association of Perinatal Medicine, the Federation of Asia and Oceania Perinatal Societies, the International Society of Perinatal Obstetricians, 23*(12), 1323–1343. https://doi.org/10.3109/14767051003678234

Stanford University. (2020). »Breastfeeding: Hand expression of breastmilk.« Online: https://med.stanford.edu/newborns/professional-education/breastfeeding/handexpressing-Milk.html

Taft, A.J., Shankar, M., Black, K.I., Mazza, D., Hussainy, S., Lucke, J.C. (2018). Unintended and unwanted pregnancy in Australia: a cross-sectional, national random telephone survey of prevalence and outcomes. *The Medical Journal of Australia*, 209(9), 407–408. https://doi.org/10.5694/mja17.01094

Tähkämö, L., Partonen, T., Pesonen, A.K. (2019). Systematic review of light exposure impact on human circadian rhythm. *Chronobiology international*, 36(2), 151–170. https://doi.org/10.1080/07420528.2018.1527773

Thomas, P.A., Kim, S. (2021). Lost Touch? Implications of Physical Touch for Physical Health. The journals of gerontology. *Series B, Psychological sciences and socia*l sciences, 76(3), e111–e115. https://doi.org/10.1093/geronb/gbaa134

Thurston, R.C., Luther, J.F., Wisniewski, S.R., Eng, H., Wisner, K.L. (2013). Prospective evaluation of nighttime hot flashes during pregnancy and postpartum. *Fertility and sterility, 100*(6), 1667–1672. https://doi.org/10.1016/j.fertnstert.2013.08.020

Trickey, Ruth. (2011). Women, hormones & the menstrual cycle. Fairfield, Vic: Melbourne Holistic Health Group

UNICEF (o.D.). BFHI Resources. »Skin-to-skin contact.« Online: https://www.unicef.org.uk/babyfriendly/baby-friendly-resources/implementingstandards-resources/skin-to-skin-contact/

Vaglio, S. (2009). Chemical communication and mother-infant recognition. *Communicative & integrative biology, 2*(3), 279–281. https://doi.org/10.4161/cib.2.3.8227

Vitti, A. (2021). Infradian Rhythm: Your Guide to a Perfect Cycle. *Flo Living*. Online: https://www.floliving.com/infradian-rhythm/

Wastyk, H.C., Fragiadakis, G.K., Perelman, D., Dahan, D., Merrill, B.D., Yu, F.B., Topf, M., Gonzalez, C.G., Van Treuren, W., Han, S., Robinson, J.L., Elias, J.E., Sonnenburg, E.D., Gardner, C.D., Sonnenburg, J.L. (2021). Gut-microbiota-targeted diets modulate human immune status. *Cell, 184*(16), 4137–4153.e14. https://doi.org/10.1016/j.cell.2021.06.019

MITARBEITER:INNEN & MITWIRKENDE

- Renee White
- Amy Sherer
- Aimee Anderson
- Catie Gett
- Lilly Lowrey
- Hannah Clark
- Kaitlin Bywater
- Dr. Sophie Brock
- Euphemia Russell

MODELS

- Sonia Gill und Ilya Lee
- Rangi und Amrith De Silva
- Raffaella Kaiser Grove, Alva und Zsa Zsa Kaiser Johnson, Will Johnson
- Nina Lake und Michael Longton
- Carol Onopaka Yema und Sylvia Mado Makonda
- Alice und Billie Hardie-Grant
- Roberta Nelson und Sophia Nelson-Marks
- Yahna Fookes und Sunday Kucyk
- Laura und Archie Bloom
- Leah Harris und Rosie Challinor
- Cat Webb und August Webb Kerr
- Sara Watts und Laurence Huxley Watts
- Claire, Hannah und Goldie Eden
- Anna, Bec und Quinn McLay
- Tania Rahman und Eztli Rahman Kirk
- Elise Brain, Toby und Frank Mackisack
- Andrew Ketteridge, Louie Ketteridge, Jude Ketteridge

REGISTER

Anmerkung: In diesem Index sind im Buch besprochene Themen und Stichworte enthalten. Eine Liste der Rezepte findest du auf Seite 177.

TITELNENNUNGEN

Ausschnitt von *Golden Month* auf Seite 7 © Jenny Allison 2021, abgedruckt mit Genehmigung von Beatnik Publishing.

Ausschnitt von *Ten Moons* auf Seite 21 © Jane Hardwicke Collings 2016, abgedruckt mit Genehmigung.

Ausschnitt von *The 5 Love Languages®: The Secret to Love That Lasts* auf Seite 32–33 © Gary Chapman 2015, abgedruckt mit Genehmigung von Moody Publishers.

Ausschnitt von *The Dangerous Game of the Feeding Interval Obsession* auf Seite 52 © Emma Pickett 2011, abgedruckt mit Genehmigung.

Ausschnitt auf Seite 70 Original abgedruckt in *clarity & connection* © 2021 von Diego Perez Lacera, herausgegeben von Andrews McMeel Publishing, abgedruckt mit Genehmigung.

Ausschnitt von *Commentary: Does ›Cry It Out‹ Really Have No Adverse Effects on Attachment? Reflections on Bilgin and Wolke* auf Seite 79 © Abi Davis und Robin Kramer 2020, abgedruckt mit Genehmigung.

Ausschnitt von *The Fourth Trimester* auf Seite 85 © Kimberly Ann Johnson 2018, abgedruckt mit Genehmigung.

Ausschnitt von *Blood Rites* auf Seite 35 © Jane Hardwicke Collings 2022, abgedruckt mit Genehmigung.

Ausschnitt von *The Dangers of ›Crying It Out‹* auf Seite 143 © Darcia Navarez, PhD 2011, abgedruckt mit Genehmigung.

Ausschnitt auf Seite 150 © Martien Snellen, von *Rekindling: Your Relationship After Childbirth*, herausgegeben von The Text Publishing Company, 2010, abgedruckt mit Genehmigung.

Text auf Seite 170–171 © Dr. Sophie Brock 2022, abgedruckt mit Genehmigung.

Zitat auf Seite 14 © Naomi Chrisoulakis 2021, abgedruckt mit Genehmigung.

Zitat auf Seite 14 © Christine Devlin Eck, abgedruckt mit Genehmigung.

Zitat auf Seite 20 © Nikki McMahon 2021, abgedruckt mit Genehmigung.

Zitat auf Seite 55 © Carley Mendes 2021, abgedruckt mit Genehmigung.

Zitat auf Seite 71 © Joy Kusek 2013, abgedruckt mit Genehmigung.

Zitat auf Seite 78 © Aviva Romm 2019, abgedruckt mit Genehmigung.

Zitat auf Seite 149 © Emily Hehir 2022, abgedruckt mit Genehmigung.

Zitat auf Seite 149 © Amy Pearson 2022, abgedruckt mit Genehmigung.

Zitat auf Seite 149 © Rowie Cooke 2022, abgedruckt mit Genehmigung.

Zitat auf Seite 169 © Daphne Delvaux, Esq. 2021, abgedruckt mit Genehmigung.

Titel der Originalausgabe: *Life After Birth.*
A guide to prepare, support and nourish you through motherhood.
Erschienen bei Hardie Grant Books,
einem Imprint von Hardie Grant Publishing

Dieses Buch ist auf dem Land der Wurundjeri entstanden,
das diesen gestohlen wurde. Wir achten und respektieren
die Stammesältesten der Aborigines und Torres-Strait-Insulaner
von heute und gestern sowie deren tiefe Verbundenheit
mit dem Land, auf dem wir leben und arbeiten.

Deutsche Erstausgabe

Ein Unternehmen der Média-Participations

Projektleitung: Anja Sommerfeld und Pia Clemente, Knesebeck Verlag
Übersetzung: Albine Straube, Wien
Lektorat: Janine Malz, München
Umschlagadaption: Leonore Höfer, Knesebeck Verlag
Satz: Gunnar Musan, Neumünster
Korrektorat: Asta Machat, München
Druck: Leo Paper Products Ltd.
Printed in China

ISBN 978-3-95728-761-8

www.knesebeck-verlag.de

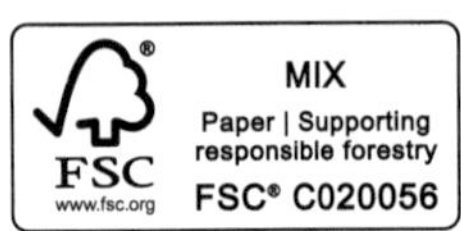